上海市高校体育和健康教育精品课程教材

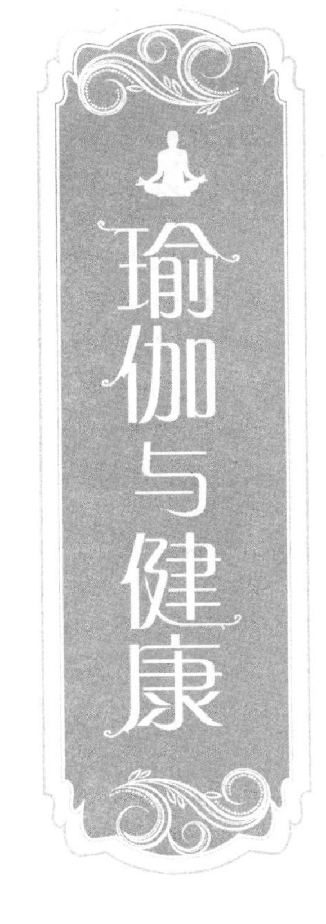

王会儒　张云崖　编著

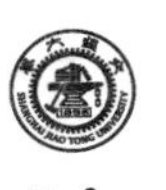

上海交通大学出版社
SHANGHAI JIAO TONG UNIVERSITY PRESS

内容提要

现代社会中人们生活节奏加快，压力增大，逐渐出现更多的亚健康。瑜伽与中国传统养生有异曲同工之妙，不仅强调身心、调息和调身，而且也有道德规范和饮食调理。练习瑜伽不但可以预防疾病，也有可助于保持形体，改善精神状态。本书包括上篇基础知识和下篇基本实践，以实用性为目的，本着强调基础理论、基本知识和基本技能的原则，在阐述相关理论的基础上，介绍了瑜伽在人体6个系统的实践应用，既有基础练习，又有提高练习。本书不仅适合高校学生，也适合普通大众健身。

图书在版编目（CIP）数据

瑜伽与健康 / 王会儒，张云崖编著. —上海：上海交通大学出版社，2015
ISBN 978-7-313-13088-4

Ⅰ.①瑜…　Ⅱ.①王…　②张…　Ⅲ.①瑜伽—基本知识　Ⅳ.①R247.4

中国版本图书馆CIP数据核字（2015）第117412号

瑜伽与健康

编　　著：王会儒　张云崖
出版发行：上海交通大学出版社　　地　　址：上海市番禺路951号
邮政编码：200030　　电　　话：021-64071208
出 版 人：韩建民
印　　制：上海宝山译文印刷厂　　经　　销：全国新华书店
开　　本：787mm×960mm　1/16　　印　　张：11
字　　数：173千字
版　　次：2015年6月第1版　　印　　次：2015年6月第1次印刷
书　　号：ISBN 978-7-313-13088-4/R
定　　价：36.00元

瑜伽箴言

世界的苦难不能单靠物质力量来治疗，除非人性得以改变，否则，这种物质需要将会不断提高，从而苦难也将会不断地感受。因为，不管有多大的物质帮助，也不能彻底地救治人们的苦难，这个问题的唯一解决方法是要使人类变得纯洁。而修习瑜伽就是一条有效的途径。

——斯瓦米·维帷卡南达（Swami Vivekananda，法号辩喜）

献给所有的瑜伽爱好者

瑜伽是我们关爱自己的礼物。

瑜伽使我们关注到自己的呼吸，引领我们体会当下的生命状态。

瑜伽帮助我们打开心扉，令我们烦乱的心变得宁静，带领我们认清生命的本源，把握当下的幸福。

坚持练习瑜伽，哪怕每天只有20分钟，只要养成习惯，身心状态也会改观。

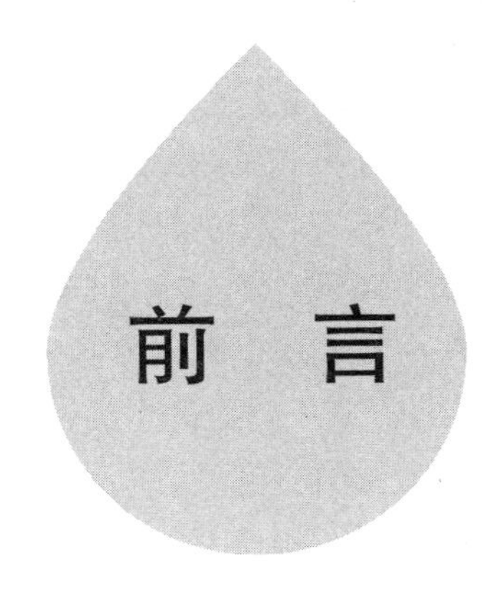

前 言

健康是我们每一个人的基本目标，人人都希望自己健康、长寿、高质量地生活。

现代社会中人们愈来愈依靠科技，手机、电脑、电视、汽车、电梯等通信、娱乐和交通工具在日常生活中的地位日益增加，影响我们的睡眠，影响着我们的身体健康。因此，人们需要进行更有效的体育锻炼，需要健康的生活方式，以保持身体的基本功能和健康。

瑜伽是印度古代留下的一件瑰宝。古印度人发现自然中动物天生具有治疗、放松、保持清醒或者睡眠的自我调整方法，他们观察动物的姿势，模仿并进行亲自体验，创立出一系列有益身心的锻炼系统，开始了瑜伽修行。瑜伽体现了精神与身体、思想与行动、克制与满足、人类与自然的和谐统一，是对健康与幸福的一种全面诠释。

2014年12月11日，联合国大会通过了将每年6月21日设为国际瑜伽日的协议，对这一古老的健身项目表示敬意。联合国秘书长潘基文表示，国际瑜伽日将使瑜伽更受重视。瑜伽有助于抵御非传染性疾病，以包容的方式让不同社会群体联合起来，彼此尊重。瑜伽是一项有助于促进和平发展的运动，可以帮助人们在紧张状态和压力中解脱出来。

许多人认为瑜伽就是一种伸展练习。事实上，瑜伽与中国传统养生有异曲同工之妙。瑜伽不仅强调“调心、调息和调身”，而且还包含道德规范和饮食调理。练习瑜伽既可以预防疾病，起到“治未病”的作用，而且对于某些常见疾病也有康复的效果。此外，瑜伽练习还有助于保持体形，改善精神状态，养成健康的生活习惯。瑜伽的健康观是综合的，既包括身体层面，也涵盖了内心世界。瑜伽促进健康的方法是立体的、多途径的。

本书以实用性为目的，本着强调基础理论、基本知识和基本技能的原则，在阐述相关理论的基础上，介绍了瑜伽在人体6个系统的实践应用，动作技术既有基础练习，还有提高练习，最后配合饮食调理。

本书编写的目标是将瑜伽作为以一个整体，依据瑜伽经典，结合现代生理学和解剖学原理，使古老的印度瑜伽简单化。同时借助了一些中医的理论，把瑜伽与我国养生学理论有机结合，将基础知识与热点问题相互渗透，使读者更好地理解和认识瑜伽运动，做到学以致用。

学好瑜伽的关键是实践，要把练习变成生活的一部分。为了便于大家日常锻炼，我们特地把人体6个系统的瑜伽实践导引图附在书后。大家既可以做完整练习，也可以根据自身情况做针对性的练习。导引图中瑜伽体式的具体方法和要领，可参照对应章节的动作讲解。

上海交通大学体育科学研究所所长、国家级教学名师孙麒麟教授对高校瑜伽课程建设给予了大力支持，上海星之健身俱乐部瑜伽教练刘婕和张闯为本书示范动作，在此一并致谢。

由于个人知识的局限性，加之在一本书中难以全部凝练瑜伽与健康促进的精华内容，书中存在的缺点和错误，恳切希望读者在阅读和使用本书的过程中，提出宝贵的意见和建议，以便我们修改和更正。

王会儒

2015年2月23日

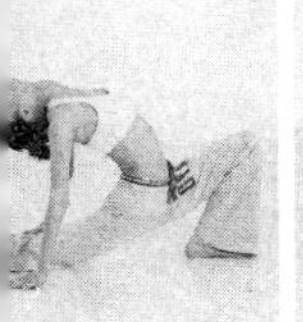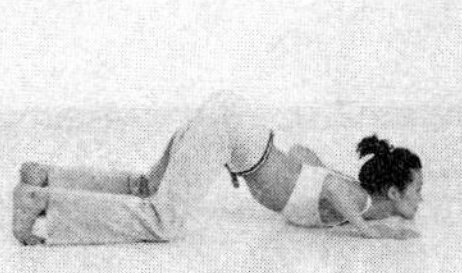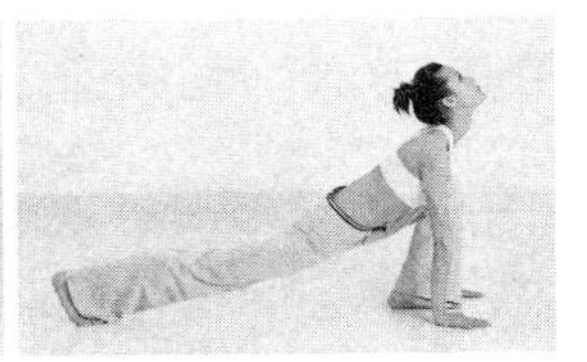

目 录

CONTENTS

上篇　基础知识

上　篇

基础知识

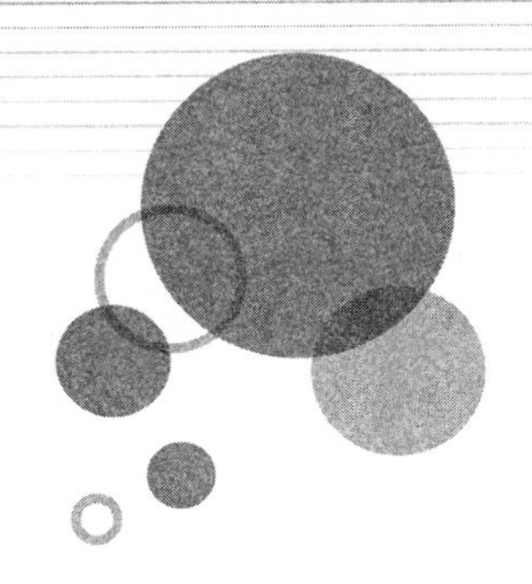

第一章 瑜伽与健康概述

瑜伽的健康观是整体的，既包括身体、思想和情感，也涵盖了人与社会、自然环境的适应等方面。瑜伽所追求的理念，不仅把身体和心理调整到最佳状态，而且还包括人与动物、植物等生态环境的和睦相处。早期的瑜伽是传统哲学六大体系之一，瑜伽的发展经历了原始发展、吠陀、前经典、经典、后经典和近现代共六个时期。古老瑜伽的哲学与修炼主要分为四大流派，现代瑜伽的流派和分类随着时代的发展发生了许多变化，瑜伽成为一种减肥塑身、缓解压力的健身项目，也是补充替代医学的一部分。

第一节 瑜伽的概念

瑜伽是印度优秀的民族文化遗产，历史悠久，流派繁多。关于瑜伽起源的具体时间及原因，有多种说法。根据印度恒河流域出土的石刻印章推断，瑜伽最早的历史可以追溯到公元3000年以前。一群修行者在印度喜马拉雅山麓的原始森林里冥想静修，思索人类的痛苦和烦恼的根源。他们认为只有回到真实的自我，才会获得永恒的安宁。在漫长的冥想过程中他们意外地发现，动物在患病时能自然痊愈，因而模仿各种动物的姿势防治疾病，这些动作就是瑜伽各种体式的起源。同时，他们发现控制呼吸，能够安静神经系统、净化身体，于是瑜伽呼吸法也随之产生。

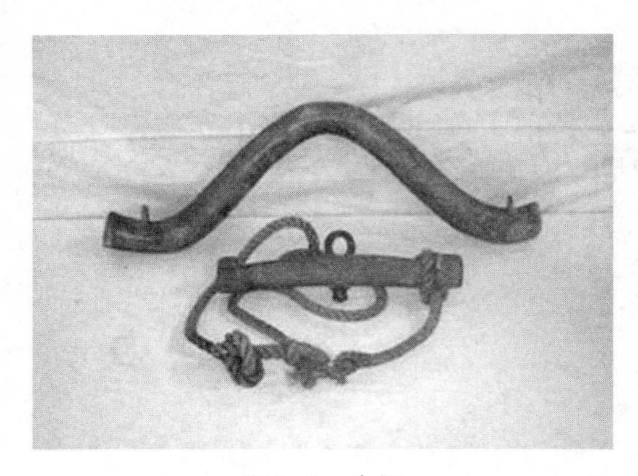

图1–1 牛轭

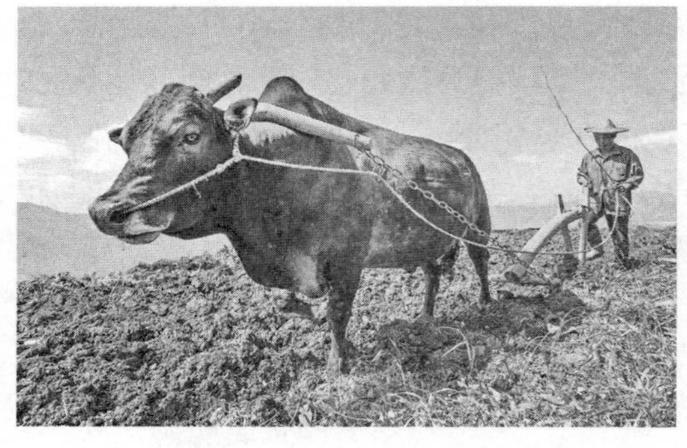

图 1–2 使用牛轭的牛

"瑜伽"一词是从印度梵语"yug"[1]或"yuj"而来，其含意为"相应"、"结合"或"连接"。瑜伽原意为"Yoke——牛轭"，指穿过牛鼻子、套在牛身上的绳具(见图1–1)。古印度人认为，人的欲望发动，犹如骛马难以控制，征服它必须有高超的技巧。因此，原本用于驾驭牛马的牛轭，乃转为制服欲望的方法。通过牛轭可以使脾气倔强的牛耕地(见图1–2)，听人使唤，而瑜伽修习的最初动机是"身心的调伏"，即通过瑜伽可以使我们的身体柔软、内心平和。原始的瑜伽意味着对身体的驾驭及对自然力量的尊崇，也意味着对人类的情感、意志的规范和对精神世界的平衡，进而使一个人不仅健康长寿，而且能与自然和谐相处。

印度古代哲学中瑜伽派的最早经典《瑜伽经》中，瑜伽的定义为："瑜伽是控制心的意识波动"[2]。

现代使用的"瑜伽"一词是唐玄奘的通译，意为"Union"，是"结合、连接、相应"的意思。瑜伽是连接身体与内心世界的载体，是身心相应的渠道。

现代瑜伽的定义为：

Yoga=Personality (physical, emotion, mental, social) Integrate[3],

Yoga=Union → Body+Mind+Sprite。

---

[1] 书中不少瑜伽名词用的是印度梵语。——作者注

[2] 李建欣.印度古典瑜伽哲学思想研究[M].北京：北京大学出版社，2000.

[3] Dr. M. S. K. Ganguly. Teaching Methods for Yogic Practices. India: Scientific research department Kaivalyadhama. 2001.

瑜伽，是身体、思想、情感、社会环境等方面的整合，不仅把身体和心理调整到最佳状态，而且还包括人与动物、植物、矿物等自然生态环境的和睦相处（见图1–3）。

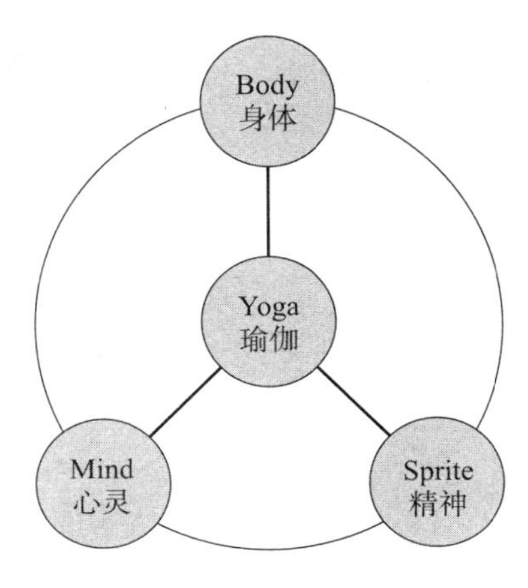

图1–3　瑜伽的含义

传统瑜伽在印度既不是体育，也不是宗教，而是传统哲学六大体系之一（数论派、瑜伽派、胜论派、正理派、弥曼差派、吠檀多派，合称古印度哲学“正统六派”）。

早期瑜伽的“结合、连接”的含义，是把精神、智慧和肉体完美地结合起来，使内心平和与身体健康更为和谐统一，从而把生命和自然结合到最完美的境界。现代的瑜伽健身运动，是减肥塑身、缓解压力的一个分支，以及补充替代医学的一部分。

如今的瑜伽运动，已是印度人民几千年总结出的人体科学的修炼法，不再是仅限于少数隐士的修持方式。它不是只属于哲学和宗教的范畴，还有着更广泛的含义。21世纪以来，瑜伽在欧美国家逐渐形成潮流。瑜伽不仅能促进身体健康，更是一个帮助人类充分发挥潜能的体系。瑜伽也被人们当成了一种修身养性、辅助医疗的手段。许多人都把闲暇时进行瑜伽练习作为放松身心、安神养气的方式，并沉醉其中。

瑜伽从最初的意识控制，逐渐发展到觉悟与解脱，再到塑体健美和健康促进，是一个随着社会发展和人类需求的改变而不断变化的过程，体现了瑜伽的社会适应性和包容性。

瑜伽与健康，就是在瑜伽理论及实践的指导下，探索瑜伽对健康促进的作用，研究瑜伽颐养身心、增强体质、预防疾病、延年益寿的途径和方法，从而达到身心保健、健康长寿的目的。

瑜伽箴言

瑜伽是一个通过提升意识，帮助人类充分发挥潜能的体系。瑜伽通过道德规范、呼吸控制练习和冥想等技巧，改善人们生理、心理、情感和精

神方面的能力，是一种达到身体、心灵与精神和谐统一的运动方式。

——《瑜伽之路》

第二节　瑜伽运动发展简史

根据瑜伽主要经典的出现时间，以及瑜伽体系的建立情况，瑜伽的发展史一般分为原始发展、韦达、前经典、经典、后经典和近现代共6个时期。

原始实践期（萌芽状态，约公元前3000年—公元前15世纪）

在瑜伽发展原始时期瑜伽以静坐、冥想以及苦行的形式出现，文字记载较少。

吠陀时期（有文字记载，约公元前15世纪—公元前8世纪）

公元前15世纪，在婆罗门教的宗教经典《吠陀经》中提出了瑜伽的概念，瑜伽开始有了系统的文字记载。

前经典时期（观念形成期，公元前8世纪—公元前5世纪）

在《奥义书》中指出瑜伽是“梵我相连”，是一种可以彻底摆脱痛苦的具体修行方法，形成瑜伽哲学的根基。

经典时期（理论系统化，公元前5世纪—公元2世纪）

在这一时期，出现了瑜伽历史上最重要的两本经典著作：《博伽梵歌》和《瑜伽经》。公元前5世纪，《薄伽梵歌》的出现，完成了瑜伽行法与韦达哲学的合一，从强调修行方法发展到行为、信仰、知识三者并行不悖。约公元2世纪，印度圣哲帕谭佳里创作了《瑜伽经》，阐述瑜伽的理论，意在传播瑜伽的智慧精髓，成为第一本系统阐述瑜伽的专著。

后经典时期（接受现实期，公元2世纪—19世纪）

这个时期瑜伽得到蓬勃发展，并在它的基础上发展形成哈他瑜伽（也有译为“哈塔瑜伽”或“哈达瑜伽”的）。《奥义书》是此时期的代表，共有21部。这个时期瑜伽练习者不再渴求从现实中解脱，而是接受现实；瑜伽练习从重视冥想到重视体位法的转变，对现代瑜伽的发展影响较大。

近现代瑜伽（多元化和广泛传播，19世纪至今）

一、现代瑜伽先驱室利·罗摩克里希那

19世纪初，室利·罗摩克里希那（Ramakrishna Paramaham，1836—1886）创立了现代瑜伽（见图1-4），传统的瑜伽思想得到了新的发展，因而他被称为“现代瑜伽先驱”。他的主要著作《罗摩克里希那福音》，是其弟子玛哈扎根据他的谈话记录而辑成的。

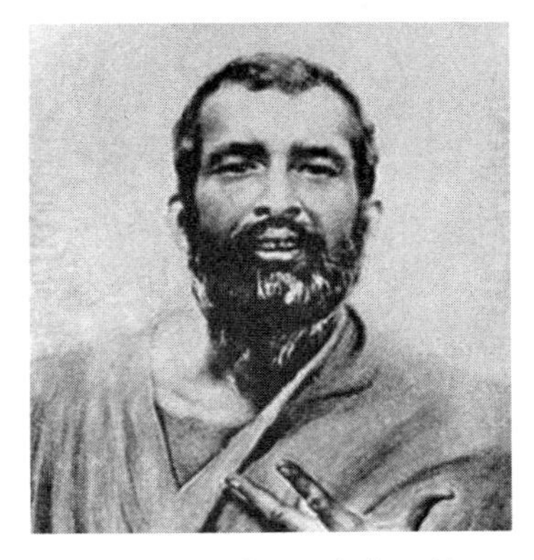

图1-4　室利·罗摩克里希那（Ramakrishna Paramaham）

二、把瑜伽带到西方世界第一人斯瓦米·维帷卡南达（辩喜）

室利·罗摩克里希那的弟子、印度教哲学家斯瓦米·维帷卡南达（Swami Vivekananda，1863—1902），法号辩喜，最早把瑜伽哲学介绍到西方世界。1893年5月31日辨喜离开祖国印度，开始了载入史册的赴美之行。辨喜对现代印度思想的贡献是多方面的，他认为四种瑜伽（智慧瑜伽Jnana Yoga、胜王在瑜伽Raja Yoga、巴克蒂瑜伽Bhakti Yoga和业报瑜伽Karma Yoga）不是相互排斥的，而是实现同一目的的不同方式而已。他倡导每个人都有充分的自由去选择和实践自己喜欢并适应的瑜伽道路（见图1-5）。

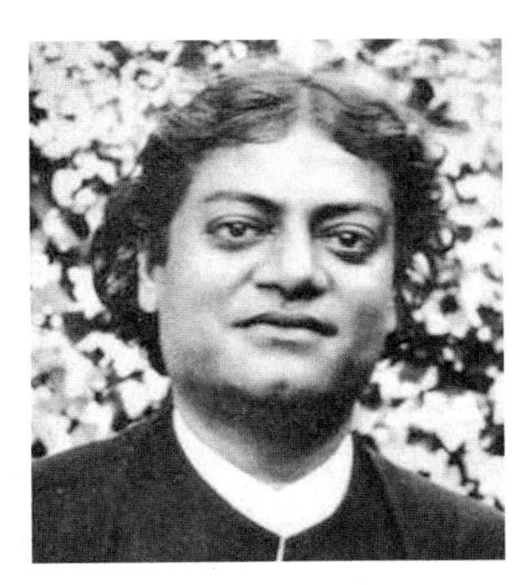

图1-5　斯瓦米·辩喜（Swami Vivekananda）

三、“现代瑜伽之父”克利师那玛查

克利师那玛查（Tirumalai Krishnamacharya，1888—1989）一生充满了传奇，他是阿育吠陀医生和学者，被称为“现代瑜伽之父”，是公认的20世纪最有影响力的瑜伽老师，是他复兴了哈他瑜伽。Krishnamacharya青年时便修习并精通了印度正统六派理论。他越过喜马拉雅山，在西藏境内的冈底斯雪山脚下追随罗

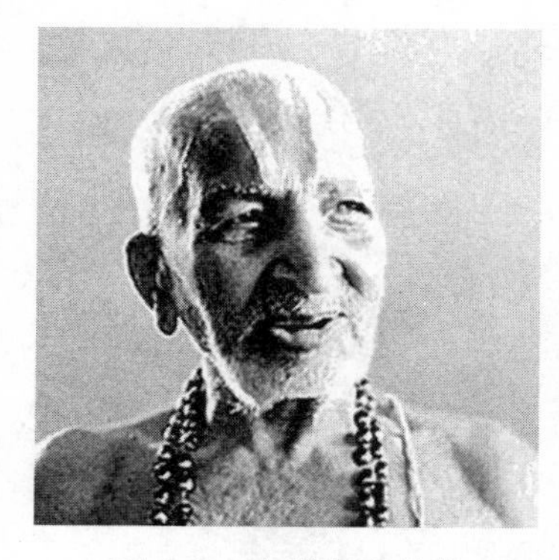
图 1-6　克利师那玛查
（Tirumalai Krishnamacharya）

摩莫罕（Yogeswara Ramamohan Brahmacari）修习瑜伽，得大成就。结束在喜马拉雅山上的学习之后，Krishnamacharya回到印度南部城市迈索尔（Mysore），开始推广瑜伽。他感到瑜伽不得不适应现代世界，否则便会消亡，于是做了大胆的革新。结合自己的经验和文献学习，他创造了一系列不同体式的序列。他充分结合了瑜伽传统体位、呼吸、印度摔跤和英式健身，形成新的哈他瑜伽体系，打破了瑜伽自奥义书年代以来的传统练习方法，复兴了哈他瑜伽。他将毕生奉献给了瑜伽，带出了数名高徒，包括K. Pattabhi Jois和B. K. S Iyengar等，后来他们都形成了自己的瑜伽风格，在全世界享有盛名（见图1–6）。

四、把阿育吠陀与瑜伽结合的斯瓦米·悉瓦南达

斯瓦米·悉瓦南达（Swami Sivananda，1887—1963）是20世纪最伟大的瑜伽导师之一，著有200多本富有深刻洞察力和影响力的瑜伽书籍。他出生于喜马拉雅山地区，早年行医，后献身瑜伽事业。在印度建立了瑜伽训练学校和瑜伽自然疗法医院，将阿育吠陀与瑜伽结合，倡导理疗瑜伽，使无数人受益终身。作为一名医生，斯瓦米·悉瓦南达从众多的瑜伽体位法中，精选出了12个最具治疗效果的动作，形成了悉瓦南达瑜伽练习体系。他还提炼出练习瑜伽的五个原则，影响至今。他的教育思想概括为六个词：服务（Serve）、慈爱（Love）、奉献（Give）、净化（Purify）、冥想（Meditate）和觉悟（Realize）（见图1–7）。

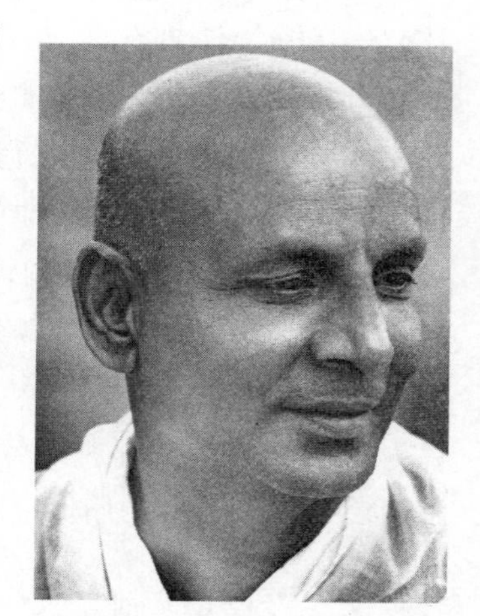
图 1–7　斯瓦米·悉瓦南达
（Swami Sivananda）

五、科学瑜伽的开拓者斯瓦米·库瓦雷阳南达

斯瓦米·库瓦雷阳南达（Swami Kuvalayananda）出生于1883年，被誉为

“科学瑜伽第一人”，他用毕生的精力在全世界传播瑜伽科学知识。在伟大的瑜伽修行者Madhavdasji的指引下，他尝试着研究瑜伽练习对人体的影响。他提出了科学的瑜伽习练方法及指导方针，使瑜伽更适合现代社会的特点。另外，他将瑜伽作为行之有效的康复练习应用在康复医学上，给古老的瑜伽赋予了新的生命。1924年，库瓦雷阳南达创办了印度卡瓦拉亚达翰慕瑜伽研究学院（Kaivalyadhama G.S），从事瑜伽科学研究。该研究院因瑜伽科学研究闻名于世，其研究成果一直处于瑜伽领域的领先地位。同时，该学院还是印度政府唯一指定的培训瑜伽教师的高等学府（见图1-8）。

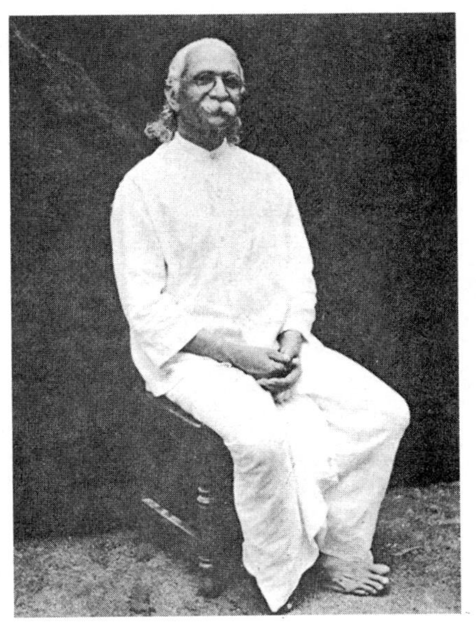

图1-8 斯瓦米·库瓦雷阳南达（Swami Kuvalayananda）

六、阿斯汤嘎瑜伽传人和主要推广者帕塔比·乔伊斯

帕塔比·乔伊斯（Pattabhi Jois，1915—2009）跟随克利师那玛查学习了很多年。他完善了来自经典著作《瑜伽经》、《薄伽梵歌》、《哈达瑜伽之光》和其他典籍的阿斯汤嘎瑜伽体系，还传授一系列为了产生热能和净化身体的（用呼吸连接的）姿势，从而可以达到洁净和排毒的目的。他的著名箴言是：练习！一切随之而来！阿斯汤嘎类型的课程每一系列的难度差别很大，所有的序列都包括向太阳致敬式（Surya Namaskar）和串联体位法（Vinyasa）的连接。阿斯汤嘎瑜伽均衡地锻炼了身体的力量、柔韧度和耐力。欧美国家很多健身爱好者都热衷于此，这种瑜伽也被称为“力量瑜伽”（见图1-9）。

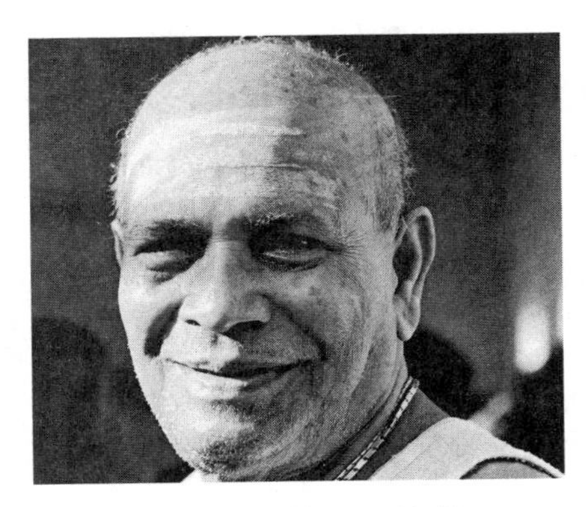

图1-9 帕塔比·乔伊斯（Pattabhi Jois）

七、当代最负盛名瑜伽导师艾扬格

B.K.S.Iyengar艾扬格（1918—2014）被看做是当代最伟大的瑜伽导师，享有国际盛誉。1966年，其著作《瑜伽之光》全面介绍瑜伽的练习方法，在西方国家引起轰动，被评价为"西方人通往东方古老健康艺术的捷径"。他获得了大量的荣誉：1991年获得印度政府颁发的莲花士勋章，2002年获得莲花装勋章，2014年获得莲花赐勋章。2004年美国《时代》周刊将他评为"全世界最有影响力的100人"之一，赞扬由于他"不遗余力地教授和推广，才使瑜伽成为全球的健身运动"。他的多种创新已成为今日瑜伽之典范，以他的名字命名的艾扬格瑜伽以成为当今最广泛练习的瑜伽体系之一（见图1-10）。

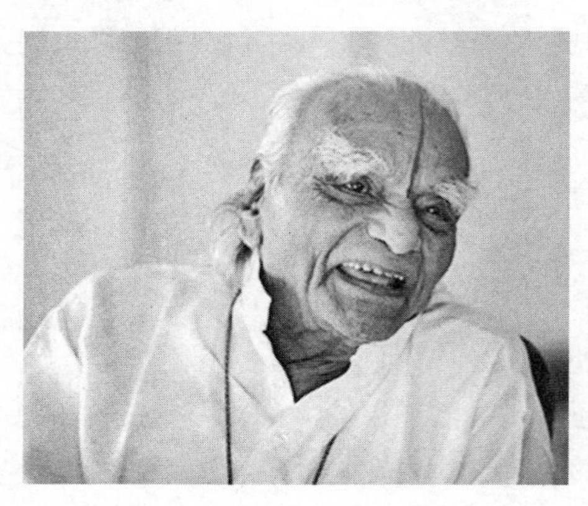

图1-10　B.K.S.艾扬格（1918—2014）

八、瑜伽大学与国际瑜伽日

1956年，印度政府在"印度的硅谷"班加罗尔市（Bangalore）设立了一所瑜伽大学——辨喜瑜伽大学（SVYASA，Vivekananda Yoga Anusandhana Samsthana），设有印度医学研究理事会、瑜伽和神经生理学研究中心、瑜伽医院等。通过多年对瑜伽练习者的调查跟踪和科学实验，辨喜瑜伽学院在瑜伽理疗领域研发出了多种瑜伽治疗技术，如CM（瑜伽循环冥想技术），PET（能量流提升技术），MSRT（心灵声音共振技术），MEMT（情绪升华技术），MIRT（心灵意象技术）等；已经发表70多篇被世界医学或者生理学界经常索引的科研论文，尤其采用瑜伽疗法对糖尿病的治疗，有较好的成果。辨喜瑜伽大学设有硕士学位和博士学位，在瑜伽科学研究和瑜伽健康理疗领域处于领先地位。

20世纪80年代，时值我国的气功热，中央电视台及《气功》杂志对瑜伽的宣传，得到了民众的认可，当时瑜伽被认为是气功的一种。"气功"这个词概括了静坐、吐纳、导引、内功等修炼方法，是一种带有中国民族文化特色的自我心身疗法。《气功》杂志是以“气功在国外”专栏介绍瑜伽,《气功与体育》杂志以“异域同天”专栏介绍瑜伽,《中华气功》是以“在国外”专栏报道瑜伽。多位作者认为气功与瑜伽本质上是相同的,都是通过呼吸、意念、身体姿势达到内界与外界相连通的境界,对人体能量的开发与利用,而且功效也相近。瑜伽的外在表象及内在修习方法体位、调息、调心、禅定与气功有一定的共同点。

美籍华人张蕙兰被认为是中国瑜伽之母。自1984年起,《气功》杂志开始介绍张蕙兰示范的瑜伽。1985年,张蕙兰主持的电视片《瑜伽——自我身心锻炼方法》在中央电视台播放。1986年,张蕙兰和柏忠言编著的《瑜伽——气功与冥想》一书由人民体育出版社出版。与此同时,张蕙兰还录制瑜伽音乐,通过书籍、录像带、录音带等方式,张蕙兰将瑜伽全面地展示在中国人民面前,为瑜伽的推广做出了积极的贡献。

2014年12月11日,联合国大会通过了将每年6月21日设为国际瑜伽日的协议,对这一古老的健身项目表示敬意。联合国秘书长潘基文表示,国际瑜伽日将使瑜伽更受重视。瑜伽是一项有助于促进和平发展的运动,可以帮助人们在紧张状态下从压力中解脱出来,以包容的方式让不同社会群体联合起来,彼此尊重。

瑜伽箴言

练习,不断地练习,由练习去体验瑜伽的每个层次。

——Pattabbi Jois

第三节　瑜伽的主要流派和分类

一、传统瑜伽主要流派

古老瑜伽的哲学与修炼主要分为四大流派:业瑜伽(Karma Yoga)、奉爱瑜伽(Bhakti Yoga)、智瑜伽(Jnana Yoga)以及王瑜伽(Raja Yoga)。

1. 业瑜伽(Karma Yoga)

“业(Karma)”是印度文化中产生最早,也是最基本的一个哲学、道德和宗教概念。“业”相当于“行为”,以及这些行为在当时或过后产生的相应的惯性力量和对这些行为产生的自动记忆。业力这种惯性力量就像是影子,如影随形地跟随着做此事的这个人。同时,业力不仅会如紧紧跟随着这个作者,而且时刻会对这个作者产生相应的作用力。如做的是好事,就会产生好的作用力,简称为“善报”;如做的是坏事,则会产生坏的作用力,简称为“恶报”。业瑜伽(行为瑜伽)将人和一切生命存在的行为划分为身体行为、语言行为和心理(意识)行为三大范畴。这三种行为均可形成三种相关的持续不灭的力量,即“业力”。身体行为形成的业力,称为“身业(Bodily Karma)”;语言行为形成的业力,称为“口业(Verbal Karma)”;心理(意识)行为形成的业力,称为“意业(Mental Karma)”。

Karma Yoga(业瑜伽/行为瑜伽)没有具体的修行方式,她不要求人们做一些具体的姿势、动作或呼吸方法等,而是把整个人生、整个生活、整个人类活动过程(身体的、语言的和精神的),以及整个自然界和宇宙的活动过程,一律视为修行的过程,也即觉知的过程。提倡苦行或对社会、人生的积极参与,以及时刻保持着对参与过程中身、语、意的深度而超然的觉知(观照)等,是Karma Yoga派瑜伽的特色和要领。

2. 奉爱瑜伽(Bhakti Yoga)

印度哲学认为,人类有两种基本激情:一种是对内、对自身;另一种是对外、对他人。“对内的激情”的过程和结果是不断地加深自我,强化自私;“对外的激情”的过程和结果是不断地加深无我,强化无私。“自我”和“理性”都是人类先天既有的。但它们却是一对水火不容的矛盾双方。自我的强度和理性的弱度是成正比的。反之亦然。自我来自人的生物本能;理性来自人的精神本能,或叫生命本能。如果用西方观点来看,“自我”来自地上,来自魔鬼;“理性”来自天上,来自上帝。如果用儒家观点来看,“自我”来自物欲,来自动物;“理性”来自天性(天命之谓性),来自天道(天行健)。

Bhakti Yoga(巴克提瑜伽,又名奉爱瑜伽或虔诚瑜伽)认为,只有在真正的无我、无私中,才能开启我们先天既有的理性,这个理性的开启将会为我们带来真正的智慧和解脱。修行者的原动力来自自己心灵中那些涌动的激情和对神

（或神性）的无我之爱。通过祈祷、礼拜和各种象征性仪式以及大量的社会慈善活动，奉爱瑜伽的追随者们将自己奉献给神，奉献给爱，奉献给一切人类真善美的事业。

奉爱瑜伽本身不是一门宗教。奉爱瑜伽可以不需要援引任何宗教教义，完全可以在没有任何宗教教义的前提下，来实践自己奉爱的宗旨，将自己的一切行为和动机建立在大爱之上，自觉地把自己融入大爱之中，从而获得力量和智慧，达到生命最终的解脱与开悟。

3. 哲理派瑜伽（Jnana Yoga）

古印度人将神启的知识或神的智慧，命名为“Veda”。记载这些知识或智慧的书，就叫“吠陀经（Veda Sutras）”。吠陀经有很多本，最早的吠陀经，如梨俱吠陀（Rig Veda）、夜柔吠陀（Ayur Veda）和娑摩吠陀（Sama Veda）等，构成了印度文明的源头。印度各大哲学体系，宗教体系，以及丰富多彩的印度传统文艺与习俗等，基本都是建立在对吠陀经不同角度的理解和发挥之上。Jnana Yoga又称为智慧瑜伽，或者思辨瑜伽，就是以吠陀经为依据的。

在过去的历史长河中，无论是在印度传统里，还是在佛家、儒家、道家、西方基督教和穆斯林传统里，通过对圣者的经典和风范进行不断深入的研究，与这些古圣先贤们始终保持着不断深入的心灵相印、生命相通，依此来体悟人生和宇宙哲理的求道者可谓数不胜数。Jnana Yoga瑜伽的修行就是不断地研习这些古圣先贤们的知识和言行，并身体力行之，直到将这些知识和言行完全融入自己的身心之中，并在自己的身心中再现出来。Jnana Yoga瑜伽的实践者们为了真正用生命来理解和证实这些经典里的智慧和洞见，他们时常废寝忘食，忘记寒暑侵袭，甚至忘记今朝何年、身在何处。这样一种生命实践途径，被称为“知识瑜伽”或“智慧瑜伽”。

4. 胜王瑜伽（Raja Yoga）

Raja一词在梵语中的意思是“国王”或“酋长”。胜王瑜伽的创始人是帕坦迦利（Patanjali）。大约在公元前2世纪，圣者帕坦迦利将上古流传的所有瑜伽修行方法进行全面整理，使其更加系统化。同时在瑜伽的理论学说上进行了大量的创新，概括出瑜伽实践过程的相辅相成的八个部分，又称八支分瑜伽（Ashtanga Yoga），包括持戒（Yamas）、精进（Niyamas）、体位练习（Asana）、调息（Pranayama）、制感（Pratyahara）、专注（Dharana）、禅定（Dhyana）和三摩地

(Samadhi)。帕坦迦利的弟子将他所阐述的内容记录下来，形成了印度瑜伽文明发展史上最早的瑜伽经典。通过胜王瑜伽八个方面的实践，瑜伽修行者就可以获得生命的开悟和解脱。胜王瑜伽被认为是瑜伽修行者最先采用的修行方式。

二、现代瑜伽主要流派

1. 哈他瑜伽(Hatha Yoga)

Hatha(哈他)一词分为两个词根，Ha(哈)的含义是太阳，Tha(他)的含义为月亮。哈他瑜伽的理论认为，当阴阳两种能量达到调和时，身体便充满活跃的能量，于是就更健康。哈他瑜伽体系从体位姿势开始练习，这一点与传统的“八分支法”不同，因此也被称为“六分支法瑜伽”。哈他瑜伽主要练习如何控制身体和呼吸，更深一层的效果是使身体各机能有序运转，从而使心灵获得宁静，变得祥和。目前，国内的哈他瑜伽主要以姿势和呼吸的练习为主，以冥想与收束法为辅。哈他瑜伽的经典著作是印度瑜伽大师斯瓦特玛拉玛撰写的《哈他瑜伽之光》(Hatha Yoga Pradipika)。当代大部分的瑜伽流派都是从哈他瑜伽中派生出来的。

2. 阿斯汤嘎瑜伽(Astangha Vinyasa Yoga)

阿斯汤嘎瑜伽(Ashtanga yoga)源于圣哲瓦玛塔瑞斯记录的一份古老的手稿《瑜伽合集》中的一种瑜伽体系。《瑜伽合集》是有关哈他瑜伽(Hatha yoga)的韵文的选集。它包含一系列许多不同体式的组合，是原始的有关串联体位(vinyasa)，凝视法(drishti)，收束法(bandhas)，契合法(mudras)和哲理的学说。1948年开始，印度瑜伽士Pattabbi Jois一直致力于阿斯汤嘎瑜伽的教学，之后由他传到欧美，衍生出了流瑜伽(flow yoga)、力量瑜伽(power yoga)等瑜伽练习风格。阿斯汤嘎瑜伽分为基础级、中级、高级三种级别。每种级别的动作编排是固定不变的，都以五遍太阳礼拜式A和B开始，中间有大量的体位姿势练习，体位和呼吸紧密相连，最后以倒立和休息术作为结束。阿斯汤嘎瑜伽均衡地锻炼了身体的力量、柔韧度和耐力，也被称作“力量瑜伽”，深受欧美国家健身爱好者的喜爱，是动作难度最大的瑜伽种类。

3. 流瑜伽(Flow Yoga)

Flow Yoga中的Flow意为“流水”，所以称为“流瑜伽”，动作像流水一样，缓慢流畅。当流水遇到岩石时，会激起浪花，流瑜伽也穿插有快速的节拍性动作组合。瑜伽是一种很流行的瑜伽练习风格，在练习的过程中以行云流水般流畅的动作组合来强健身体，它比较侧重伸展性、力量性、柔韧性、耐力、平衡性、专注力的全面锻炼。流瑜伽是哈他瑜伽与阿斯汤嘎瑜伽的结合体，难度介于两者之间，动作连贯流畅，富于舞蹈的美感，是练习阿斯汤嘎瑜伽的基础。

4. 艾扬格瑜伽（Iyengar Yoga）

由当代印度瑜伽大师B.K.S Iyengar（艾扬格）大师创立，并以他自己的名字命名。艾扬格从小体弱多病，患有严重的哮喘，在不得已的情况下只好通过瑜伽锻炼获取健康。在几十年的系统练习后，艾扬格逐渐形成了自己的风格，强调关注身体各部位的细节，手脚、盆骨、脊椎骨等身体部分的位置以及用力必须准确，特别重视“站立体式”的锻炼。他善于利用木块、长凳、沙袋、毯子、垫枕、布带等辅助工具来帮助完成动作，从而使不同健康程度的学员同样受益，因此又称为辅助瑜伽。

5. 高温瑜伽（Hot Yoga）

印度人比克若姆（Bikram）创立了热瑜伽体系，也称作“高温瑜伽”。热瑜伽对场地和温度的要求十分严格，练习者要在38~42℃的高温环境下练习26个基本姿势。热瑜伽一经推出便轰动了整个瑜伽界。虽然这种练习方式被一些古典瑜伽师反对，认为热瑜伽不符合传统观念和规范，但热瑜伽拥有许多忠诚的追随者，对于减肥、排毒、塑身有较好的效果，是目前比较流行的瑜伽课程之一。

6. 阴瑜伽（Yin Yoga）

阴瑜伽（Yin yoga）是美国瑜伽导师Paul Grilley在20世纪80年代创立的一个流派。Paul是医学博士，他将自己瑜伽修习经验和在医学方面的优势结合，与日本数位学者精心研究了人体的组织，糅合中国道教和武术的精粹，形成了一个新颖的流派。每个动作静止一段时间，3~5分钟，有时甚至是10分钟，主要锻炼的部位是骨盆及下背部。阴瑜伽强调整个身体的放松，清空一切杂念并结合缓慢自然的呼吸，长时间地保持动作，在肌肉完全放松的状态下锻炼骨骼及其连接的组织、调节神经系统、增强耐力以达到“身心合一”的境界。

7. 昆达利尼瑜伽（Kundalini Yoga）

Kundalini意为“冬眠的蛇”。瑜伽的三脉七轮理论认为，人体内部（生殖轮附近）有一个能量中心，蕴含巨大的能量，但从未被唤醒，而是像蛇一样，处于冬眠状态。通过特殊的呼吸法、观想和唱诵，可以把能量激活，沿中脉上升，开发人体的潜力。昆达利尼瑜伽（Kundalini）包括唱声（Mantra）、呼吸法（Pranayama）、动作练习（Kriya）、深层放松（Deep Relaxation）和冥想（Meditation）。Kriya是由一个或几个体位法(Asana)组成。昆达利尼瑜伽主要的呼吸方式是“喷火式的呼吸”(Breath of Fire),同时配合一种收束法(Mulbandh 或者 Root Lock)。昆达利尼瑜伽不以体位法为主,对身体的柔韧性要求不高,受到中年女性们的推崇。其代表人物是Yogi Bhajan。

第四节　瑜伽运动的主要健身价值

近年来,欧美等发达国家以及印度的多项研究表明,印度瑜伽和中国太极拳一样,不仅是一项流行的健身运动,是一种修身养性的手段,而且是补充替代医学的重要组成部分,广泛应用于生理、心理以及身心类疾病的辅助治疗与康复。随着瑜伽运动的蓬勃开展,瑜伽健身作用的研究逐渐增加,心理生理学领域中通过脑电图(EEG)、肌电图(EMG)及呼吸方面等方面的实验,探讨瑜伽练习对人体的影响。

研究资料显示,瑜伽可以改善神经系统、内分泌系统、心血管系统、呼吸系统和运动系统的功能,增强免疫功能及调节心理状态等。长期坚持瑜伽练习还可以显著地减轻体重、改善身体形态,能降低血脂、血压和血糖水平,提高身体机能,从而有效地预防和治疗心脑血管疾病、糖尿病等慢性病。

(1) 规律地练习瑜伽,能增进健康,预防和缓解失眠、消化不良、脊椎问题等久坐族常见的亚健康状态。

(2) 瑜伽呼吸法能缓解机体疲劳,促进新陈代谢,旺盛精力,提高工作效率。

(3) 瑜伽冥想有助于缓解压力,平和心境,培养意识的专注力,提升幸福感。

(4) 瑜伽体位法能增强柔韧性、力量和平衡等运动能力,使身体各部位协调发展。

(5) 瑜伽体位法可作为其他运动的补充,灵活关节,锻炼一般运动较少能涉及的小关节和肌肉群。

(6) 瑜伽体位法有益于塑造形体,预防和纠正早期的弓背、脊椎侧弯等身体形态问题。

(7) 瑜伽呼吸法和冥想练习有助于美容养颜,培养优雅气质,调节、改善血液循环系统和内分泌系统的机能。

（8）瑜伽强调合理饮食和积极思维，有利于形成良好的生活习惯，养成健康的生活方式。

（9）理疗瑜伽可辅助治疗某些慢性疾病，有利于病后康复、孕妇产后恢复、运动后体能修复等。特定的瑜伽练习有助于缓解女性生理期的痛经问题。

（10）亲子瑜伽、情侣瑜伽、高温瑜伽、水中瑜伽等多种锻炼方式，有助于增进家庭友谊，创造和谐氛围，提高生活情趣。

第五节　瑜伽与健康促进的主要途径和特点

瑜伽促进健康的途径是全方位的，包括各种体位法、呼吸法、冥想、饮食调理、清洁法、自然疗法、色彩疗法、唱诵、按摩以及健康生活方式的培养（见图1-11）。可以说，瑜伽就是一种健康的生活方式。

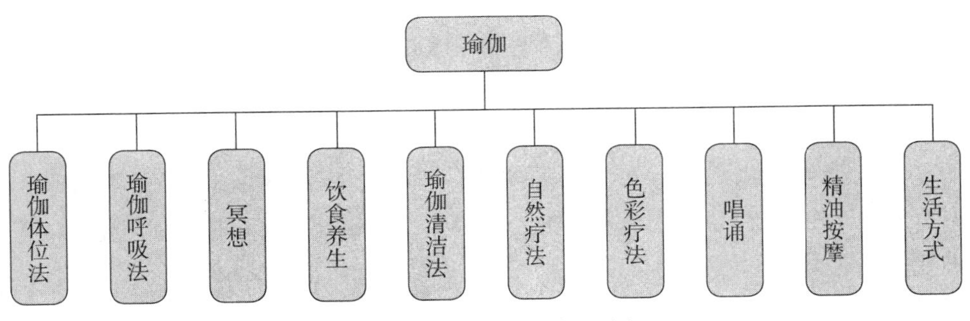

图1-11　瑜伽促进健康的途径

瑜伽与中国传统养生学在促进健康的方法和理论上既相似又有不同。瑜伽主要建立在印度古老的阿育韦达理论（《吠陀经》）之上，主要依据的经典是《瑜伽经》和《哈他瑜伽之光》，核心理论是“生命之气Prana”和“三脉七轮”，主要方法是瑜伽动作练习、呼吸法、冥想、健康饮食、生活规范训练等。中国传统养生学主要依据的经典是《黄帝内经》，理论基础是中医的“阴阳”、“五行”、“辩证施治”等，主要方法包括太极拳、五禽戏、健身气功、饮食调理、合理作息等。

瑜伽的体位法多以动物的名字命名，与中国传统养生中的“五禽戏”、“易筋经”等相近，瑜伽的呼吸法与中国传统养生中的健身气功类似，瑜伽的冥想与中国传统养生中的静坐接近，瑜伽的生活规范内容与中国传统养生中的“修德”、“培养心性”有共同点。而且两者皆注重身心的相互影响，强调预防为主，遵循自然，倡导健康的生活方式。

瑜伽与健康促进的主要特点：

1. 整体调理

传统瑜伽理论认为人的身体有五个层面，疾病的根本原因不仅在于身体的层面，而且还在于内在的更深层面以及五个层面之间不平衡的状态，瑜伽健身方法是身体的练习、呼吸法、饮食、内心的净化等途径的综合运用。瑜伽的健康观重视生命的整体调整，类似中国传统医学的整体观。

2. 身心相互作用

瑜伽哲学认为外在的身体和内心世界犹如一个硬币的两面，相互依赖，密不可分。身体健康与否直接影响到心理活动，而内心的情志活动同时也影响身体的状况。通过身体练习，可以畅通体内的能量中心和能量通道（Chakras/Nadis），而体内气脉的畅通能带来内心的喜悦。内心的祥和与喜悦，又能解开体内的气脉阻塞，预防和缓解疾病。反过来，内心的烦恼会使体内得气脉阻塞，影响身体的健康，进而产生疾病。

3. 辨别体质

传统瑜伽理论认为每个人的身体都由“三种能量”（Tri-Doshas，分别为善良形态Sattva Guna、情欲形态Raja Guna和愚昧形态Tama Guna）构成，依据个人三种能量的强弱，分为三种体型（风型Vata、火型Pita和土型Kapha），又派生出七种“体质”（Prakrti）。瑜伽养生要求根据自己的体质制订针对性的解决方案。

4. 重视饮食

瑜伽理论认为“吃什么，你就是什么（You are what you eat）”。瑜伽饮食理论把食物分为“悦性食物”、“惰性食物”和“刺激性食物”三种属性，惰性食物和刺激性食物带来身体的疾病和内心的烦躁不安，健康的生活方式应该以摄取悦性食物为主。

5. 强调脊椎的重要性

瑜伽理论认为“We are as young as our spine”，我们的实际年龄和脊椎成正比，瑜伽动作练习的重点围绕脊椎的前屈、后弯、扭转、侧伸展等，瑜伽养生注重脊椎的保养。

6. 注重呼吸

瑜伽传统理论认为，人的寿命和呼吸密切相关，呼吸越快的动物寿命越短，呼吸越慢的动物寿命越长，而且呼吸的状态直接影响到内在的心理状态。在瑜伽养生中，有左右鼻孔交换呼吸法、停顿式呼吸法等多种专门的呼吸训练方法。

7. 主动增进健康与积极预防

瑜伽理论认为人体内部潜在的能量处于沉睡状态，犹如冬眠的蛇，人的潜力需要开发和挖掘，人体具有自然的自愈功能，健康长寿要主动争取，而不是患病后再去医治，这与中医"治未病"的观点不谋而合。

思考题

1. 如何正确理解瑜伽的概念？
2. 简述瑜伽运动发展各个历史阶段的特点。
3. 古老的瑜伽运动是怎样成为现代流行健身项目的？
4. 传统瑜伽流派与现代瑜伽流派有何区别？
5. 瑜伽运动主要有哪些健身价值？
6. 瑜伽与健康促进的主要途径有哪些？
7. 瑜伽与健康促进的主要特点是什么？

瑜伽箴言

瑜伽不是为那些暴食的人所准备的，也不是为那些禁食的人所准备的。它不是为那些贪睡的人准备的，也不是为那些总是熬夜的人准备的。通过适度的饮食和休息，有规律地工作、协调地起居，瑜伽能消除一切痛苦和悲伤。

——斯瓦米·维帷卡南达（Swami Vivekananda，法号辩喜）

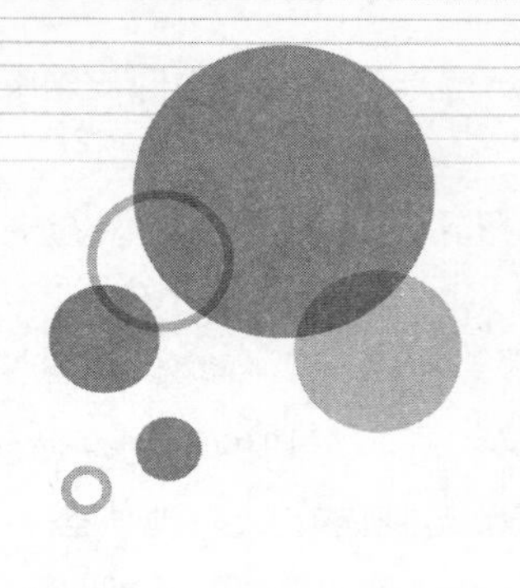

第二章 传统瑜伽主要典籍与核心理论

瑜伽建立在印度传统哲学和气、脉学说的基础上。早期的瑜伽和《吠陀经》、《薄伽梵歌》等哲学经典联系紧密，帕坦伽利（Patanjali）的《瑜伽经》（*Yoga Sutra*）是瑜伽形成体系的标志。《哈他瑜伽之光》（*Hatha Yoga Pradipika*）详细介绍了瑜伽练习的方法，成为广大瑜伽练习者的实践指南。瑜伽理论对人体的认识主要体现在五大元素（Five Elements）、七个功能（Seven Dhatas）、五层身体（Pancha Kosha）和三脉七轮（Nadi & Chakras）等学说。

第一节　传统瑜伽主要典籍

一、瑜伽经

《瑜伽经》纲领性地阐述瑜伽哲学。《瑜伽经》（*Yoga Sutra*）是瑜伽形成体系的标志，帕坦伽利（Patanjali）被认为是《瑜伽经》的作者。从著作的语言风格推测，《瑜伽经》的出现最有可能是在公元前四世纪到公元前二世纪之间。

《瑜伽经》由四个篇章组成，共195节格言（箴言）：

（1）三昧篇 Samadhi Pada（51节）；

（2）实践篇 Sadhana Pada（55节）；

（3）禅定 Vibhuti Pada（55节）；

（4）解脱篇 Kaivalya Pada（34节）。

《瑜伽经》提出了著名的Ashtanga Yoga（八支分瑜伽），练习瑜伽的8个步骤是（见图2-1）：

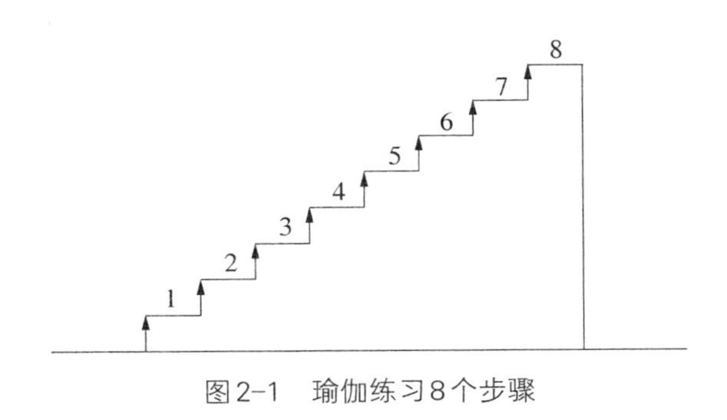

图2-1　瑜伽练习8个步骤

（1）Yamas——制戒：10条人与人以及人与自然环境和谐相处的原则。

（2）Niyamas——劝戒：10条养成个人良好生活习惯的原则。

（3）Asanas——体位法：即瑜伽的动作姿势，柔韧、力量、协调、平衡等身体练习。

（4）Pranayama——呼吸练习：通过控制呼吸，来控制生命本体能量（Prana），进而达到心境的平和。

（5）Pratyahara——摄心：把散乱的心收回来，重新认识自己的心理，自己的身体感受。因为我们的心习惯了向外驰骋，很少观察自己。

（6）Dharana——制感：练习注意力的集中、专注，培养“活在当下”的习惯。

（7）Dhyana——冥想：深层次地观想，引发内心的喜悦。

（8）Samadhi——三摩地：超越情感、烦恼的束缚，实现真正的身心和谐与心灵解脱。

二、哈他瑜伽之光

《哈他瑜伽之光》（*Hatha Yoga Pradipika*）的作者是斯瓦特玛拉玛（Yogi Swatmarama），编著时间约在15世纪，由梵语编写，是众多梵文哈达瑜伽经典中最完整、最系统的著作。《哈他瑜伽之光》侧重于阐述瑜伽的实践练习，详细、清晰地注释了哈达瑜伽的“体位法”、“调息法”、“身印”、“三摩地”四部分，共114节。书中详细描述了八种呼吸控制法，成为广大瑜伽练习者的实践指南。

"Hatha"一词有两个梵语词根组成，分别意为太阳的"ha"和月亮的"tha"，象征对应的能量：热和冷，正和负，水和火，雌和雄等。两个词组成"Hatha"时，意为充满力量的对立统一体。因此"Hatha Yoga"指结合我们阳性的能量和阴性的能量，以使个体净化、平衡，同时产生强大的力量。

哈他瑜伽之光（*Hatha Yoga Pradeepika*）论述了哈他瑜伽体系的5个方面：

（1）体位法（Asana）。

（2）六种清洁法（Kriyas）。

（3）八种呼吸控制法（Kumbhaka）。

（4）收束法和契合法（Bandha & Mudra）。

（5）经脉（Nadas）、气轮（Pingala）、脉（Ida）及昆达利尼（Kundalini）。

三、阿育韦达（吠陀经）

阿育韦达（*Ayurveda*）由两个字组成：Ayur指生命，Veda为知识、科学之意，因此阿育韦达一词的意思为生命的科学。阿育韦达是印度最古老的医学体系之一，同时也代表一种健康的生活方式。阿育韦达养生学利用自然界的植物和矿物，恢复人类与自然界和谐共存的平衡，这种观念贯穿于疾病预防和治疗病痛的整个过程（见图2–2）。

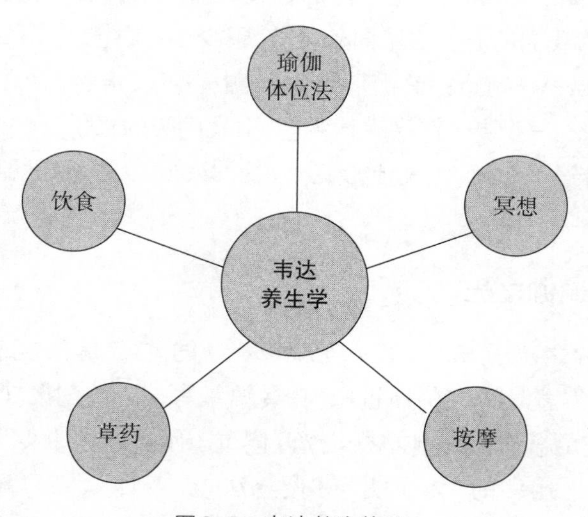

图2–2 韦达养生体系

瑜伽养生中的饮食疗法，主要源于阿育韦达，而阿育韦达作为自然整体疗法，也运用了瑜伽的体位法和冥想。瑜伽与阿育韦达的结合运用，是古代瑜伽练习者们维持身体健康、消除疾病的途径，也是现代瑜伽理疗的基础。

在阿育韦达养生学的观点中，生命由身体、感觉、精神和灵魂构成。人有三种体液（气、胆汁、黏液）、七种基本组织（血液、原生质、肌肉、脂肪、骨、骨髓和精液）以及身体产生的废弃物。人体的发育与衰老，以及人体各要素的循环与我们所吃的食物有关。

治疗方法通常包括：通过调节饮食而使身心系统恢复平衡，纠正不良生活习惯和行为，药物治疗以及采取预防性疗法。

在阿育韦达养生学中，调节饮食是一项重要的治疗方法。因为人体被认为是食物的产物，食物是一切新陈代谢和生命活动的基础，个体的精神状况及其性情受其所吃食物的影响。食物缺乏营养或者没被有效转化，都会导致各种各样的疾病。

有一句著名的谚语："你吃了什么，你就是什么。"（You are what you eat）然而韦达养生学的看法是："你的身心状态是由你已消化吸收，加上你不能消化吸收的东西组合而成的。"换言之，不见得你吃了什么就一定会得到它的益处，因为有可能你根本无法消化吸收某种食物。身心无法消化的"食粮"在身体、精微体当中累积形成"食垢"，成为一切身心疾病的根源。

阿育韦达描述了食物的三种属性如表2-1所示。

表2-1　食物的三种属性与作用

分　类	悦性食物	惰性食物	刺激性食物
特　征	富于营养，新鲜可口，易于消化和吸收	不新鲜、放置过久、腐烂、发臭，难以消化	太过酸、辣、苦、咸；太过刺激、干燥，太烫等
举　例	新鲜水果、谷物类、蔬菜类、坚果类	肉类、海产类、蛋类，方便面，罐头，饼干等	咖啡、茶，辣椒，香烟，酒，榴梿；腌制咸菜等
对人体的作用	产生愉悦、善良、清醒理智等积极作用	容易产生饱胀感但缺少营养，引起懒惰、嫉妒、好斗等不良习气	引起沮丧、亢奋、激动、失眠等反应

按照阿育韦达养生理论，治疗疾病的方法大致可以分为以下几类：

（1）净化治疗（Shodhana），包括内部净化和外部净化，通过催吐、致泻、沐浴、发汗等手段，祛除身体和精神疾病的诱发因素。

(2) 缓解治疗(Shamana)，抑制人体内的有害体液。

(3) 饮食和运动处方(Pathya Vyavastha)，包括对饮食、运动、生活习惯和心理状态等方面进行指导并指明禁忌情况。

(4) 消除致病因素治疗(Nidan Parivarjan)，消除病人在饮食和生活方式方面存在的致病因素。

(5) 心理疗法(Satvavajaya)，主要涉及心理疾病领域，包括如何戒除不健康的心理欲望和如何培养勇气、增强记忆力和集中精神。

(6) 利用免疫和强身健体药物的治疗(Rasayana)，用来增强机体的力量和活力。通过这种治疗可以产生许多积极效果，包括全面强身健体，加强记忆力和智力，提高对疾病的免疫力，保持年轻，改善肤色以及保持身心的最佳状态。

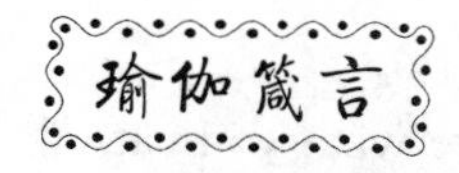

吃纯净的食物，你的内心也会随之变得纯净起来。

——《吠陀经》

第二节　传统瑜伽核心理论

瑜伽理论体系中，对人体的认识主要体现在五大元素(Five Elements)、七个功能(Seven Dhatas)、三个身体(Three body)及身体的五个层面(Five Pancha Kosha)和三脉七轮(Nadi & Chakras)理论。

一、五大元素理论(Five Elements)

瑜伽理论认为，人体由五大元素组成：土、水、火、风、以太(空)，这五大元素是组成物质世界的基础。土代表物质的固态，特征是稳定性，包括身体中的皮肤、肌肉、骨骼、头发等；水代表物质的液态，特征是流动性，包括唾液、消化液、血液、各种体液；火是一种力量，有形而无质，特征是能将固态转变成液态和气态，火控制体内新陈代谢和各种酶、激素的转化；风代表物质的气态，特征是行动力和爆发力，引发行动，如肌肉的运动、胃肠的蠕动、神经传导等；以太就是空间，在人体中，口腔、消化道、肺泡、微血管等空腔结构都包括在内。

五大元素是物质世界的原始形态。在圣典《博伽歌》中清楚地说明了先有以太，再依序展现空气（风）、火、水、土的过程。所有生命体小至细胞、水族、动植物、人类、山川百岳，自然界、大至各行星皆有五大元素；而且每一个生命体，不论其体型大小、不论其结构简单或复杂，都需要摄取营养，消化吸收，也都需要排除废物。

因此可以说身心健康的道理很简单，是放之四海皆准的原则，是身心都需要有它能消化吸收的食粮来滋养，也需要能彻底清除身心垃圾的通畅管道。更进一步说：身体需要的是它能消化的五谷、豆类、蔬菜、水果、坚果等，然后要注意自己的排泄情况，它能帮助我们了解自己的消化系统是否正常。

在心理的层次上亦是如此。

心也需要“吃”东西。甜蜜的情感交流是心的食物之一，而且心也需要有适当的“排泄”管道，否则囤积在心中的未消化完全的渣滓，同样会形成心的“食垢”（Ama）。如果累积得太厚，心无法处理持续涌进的情绪刺激，就会引发心理上的种种问题。

五大元素不仅建构了大自然，也形成所有生命体（living entities）的物质躯体部分。人体当然也由五大元素组成，若不调和平衡，就会招致疼痛、疾病。

根据五大元素的比例组合，人的体质由三种力（Tri-Doshas）的作用不同而分成三种：风型（Vata）、火型（Pitta）、土型（Kapha）。

二、三力（Tri-Doshas）平衡理论

梵文Doshas指会失去平衡的能量或者力量，因此风型、火型、土型也解释为“风力”、“火力”、“土力”。造成“风型”、“火型”、“土型”三种体型失去平衡的原因是三种“力”（Doshas）不平衡。所以风型并非气体本身，而是“风力”不平衡。相同的道理，火型也非“火”本身，而是说“火力”不平衡。当然“土力”太强，便会引发体内有黏液过多的不平衡状况，并非土型等同于土。

各体型有各自容易造成的身心问题。然而，由于诸多外力的影响，也有可能带来其他体型较常见的问题。譬如说，火型、土型人有可能因为无法消化过大的

压力而产生风型人常见的睡眠失调问题；风型、火型人也有可能失衡而发生土型人最容易发生的肥胖问题。

虽然，各种体型均有其特定的失衡倾向，但也有其独特的优点。譬如说“风型”为人行事虽飘忽不定，但却是点子王；“火型人”行事虽易冲动，但是做事效率高；而“土型人”虽习于常规，执着心重，但老实可靠。

其实身心的活动运作需要三种能量（Tri-Doshas）平衡和谐，三种力是缺一不可的。譬如说三种力在消化过程中扮演着不可或缺的角色：“风力”促成食物的咀嚼和吞咽、营养素的吸收和废物的排除，“火力”会制造并管控体液的分泌，进行消化，“土力”则保护并润泽体内脏腑。

健康的身心需要三种能量相互平衡的作用。人体中的三大生命能量分别是瓦塔（Vata）、皮塔（Pitta）和卡法（Kapha）。阿育吠陀医学认为，自然界和人体由以太、空气、火、水、土五种元素构成。人体内的三大能量也是由这五种元素构成：以太和空气结合形成瓦塔（Vata），火和水结合形成皮塔（Pitta），水和土结合形成卡法（Kapha）。一旦这三大生命能量太多或是不足够都会导致人们生病。

瓦塔（Vata）是最轻的能量，由风与空气所组成，主要的特质与特征为：

（1）体型纤瘦，体重不易增加。

（2）消化系统不好，经常觉得肚子饿。

（3）皮肤较易干燥、龟裂。

（4）手脚易冰冷，畏寒。

（5）吃的很快且不定时。

（6）浅眠或失眠。

（7）性格热情，充满活力与想象力。

（8）吸收新知很快。

皮塔（Pitta）是中等能量，由火与水组成，主要的特质与特征为：

（1）身材中等，不胖不瘦。

（2）皮肤光滑，可能有痣或雀斑。

（3）三餐都要吃，胃口好。

（4）非常聪明，但易生气，好批评。

（5）讨厌夏天，很容易流汗。

（6）果断，有领导力。

（7）喜欢吃冰的东西，偏爱凉爽气候。

（8）表达能力佳，为人犀利，口齿清晰。

卡法（Kapha）是最重的能量，由水与土所组成，主要的特质与特征为：

（1）身材壮硕，容易发胖。

（2）头发和皮肤较易出油也较粗厚。

（3）骨架较粗大。

（4）情绪不易受影响，较平静，容易满足现状。

（5）行动缓慢，不喜欢活动。

（6）对于新知不太容易吸收。

（7）可以睡很久，很沉。

（8）安静寡言，性格随和。

（9）精力旺盛，体力耐力都不错。

三力（Tri-Doshas）平衡时，身体健康；失衡时，首先在身体的七个功能（Seven Dhatas）上反映出来。这七个功能是：

（1）淋巴液（kapha）：保持肌肤健康。

（2）血液（pitta）：给身体输送新鲜氧气。

（3）肌肉组织（kapha）：完成动作的功能。

（4）脂肪组织（pitta）：保持体温，储存能量。

（5）骨骼（vata）：支撑功能。

（6）骨髓（kapha）：造血功能。

（7）新陈代谢组织（kapha）：维持生命。

三、五层身体理论（Five Kosha）

瑜伽体系认为每个人都有三个身体。这三个身体分别是肉体、意识体和因果体。

物质的身体是三个身体的最外层表现，是我们最直观的肉体，它由五个元素组成：地，水，火，风和以太。我们的肉身经历出生、成长、变化、衰老和死亡的过程。

意识体是我们经历快乐和痛苦的感觉，也是我们经历辨别，决定（智慧层），思考，疑惑，愤怒，欲望，快感，消沉，错觉（心理层），饥饿，干渴，热和冷（生命力层)的地方。

因果身体是三个身体中最微细的,据说是因果报应的所在地。正是因果体让我们经历纯粹的快乐和极乐。

根据瑜伽哲学,这三个身体嵌在五个不同的层面之中,必须各个超越,才能不受身体的束缚,使得人能够知道并认识真正的自我。

身体的五个层面,与瑜伽练习的具体内容一一对应,分别是:

第一层被称作物质层(Annamaya Kosha),由我们吃的食物组成。可以通过规律地练习瑜伽体位法(Asanas)、清洁法(Kriya)、健康合理的饮食(Diet)和放松(Nidra)来调整,使身体的生理层次处于健康状态。

第二层以能量(Prana)为特征,能量在身体经脉(Nadi)中流动,被称为能量层(Pranamaya Kosha),通过瑜伽呼吸控制法练习(Pranayama)来调整。

第三层是意识的层面,被称作心理层(Manomaya Kosha),用来控制能量(Prana)流动的过程,可以通过规律地练习冥想(Meditation)和慈善行为,让我们的心智得以净化。

第四层被称作智慧层(Vijnanamaya Kosha),包括人的知识、智力、分辨力、记忆力等,用来判断意识的正确与否,可由学习、辩论和唱诵(Chanting)来提升。

第五层是喜乐层(Anandamaya Kosha),是人的最深层次,可由自我暗示、慈善行为等进行升华。

依据Five Kosha理论,疾病的根本原因不仅在于身体的层面,而且还在于内在的更深层面以及五个层面之间不平衡的状态。现代医学治愈疾病的方法只是在于用药物干预身体层面,从而减轻相应症状,而瑜伽提供各种方法和技巧,重建这五个层面的平衡状态。

四、三脉七轮理论

1. 三脉(Three Nadis)

1)左脉(Ida Nadi,或 Left channel)

左脉呈灰白色,又称水脉、阴脉或月亮脉,代表阴性。左脉位于中脉的左侧,从左鼻孔上行入脑,循中脉左侧下行,至脐下四指处与中脉汇合。

左脉会影响人们的判断力。当左脉活跃时,人的思维活跃;当左脉枯竭时,生命也面临死亡;当左脉不通畅时,人容易出现情绪化,表现得喜怒无常。

左脉对应与过去、昏沉、感性和超我（社会制约），亦掌管愿望的力量。左脉强盛的人比较内向，他们感情丰富，却怯于表达出来，往往多愁善感，顾影自怜。他们的优点是较有艺术气质，比较容易相处，不喜欢去主宰别人，不会无事生非。缺点是性格怠惰，做事优柔寡断，缺乏系统，很容易受别人的支配，在现今竞争激烈的社会，他们的领袖气质较弱，可以成为某方面的专家、学者。

2）右脉（Pingala Nadi，或 Right channel）

右脉为深红色，又称火脉、阳脉或太阳脉 ，代表阳性。右脉位于中脉的右侧，从右鼻孔上行入脑，循中脉右侧下行，至脐下四指处与中脉汇合。

右脉掌管行动的力量。当右脉能量充足时，人的积极进取意识强，注意力容易集中；当右脉不畅谈时，人会缺乏行动力，注意力难以集中。

右脉对应着未来、理性逻辑、控制和自我。右脉强盛的人性格外向好动，喜欢思考，制订计划，勇于表现自己，但缺乏情感及艺术方面的发展，喜欢支配他人，适合做领导和主管。

3）中脉（Sushumna Nadi，或 Central channel）

中脉位于脊柱处中部，从海底轮（会阴部）开始，直接通到顶轮（相当于中医的百会穴）。根据瑜伽经典的记载，少数瑜伽行者能内观到自己的中脉，“中脉呈红色，带有光明，在人体中间，像芭蕉心那样直，而且中间是空的，犹如一根管子，粗细像箭杆一样。”

中脉是人生命能量的主干道，左右两脉是辅道。瑜伽理论认为，普通人的中脉并没有打通。只有经过系统的修行，使体内潜藏的昆达利尼能量觉醒，沿着中脉逐渐上升，最后才能打开顶轮的梵穴，使中脉贯通。

中脉对应于当下的能量进化和灵性提升，是人类与宇宙能量合一的唯一通道，是人体小宇宙与外界大宇宙融合的通道。中脉贯通的人，心智卓越，情商很高，就像电影《超体》中的女主角一样，能量非凡，而且内心充满喜悦与宁静。

左右两脉分别与左右交感神经有关，但在视觉神经床的位置相互交叉，连通到左右脑。中脉与副交感神经有关。现在医学尤其对副交感神经（中脉）的认识甚少，却十分肯定其重要性。若左右两脉过分活跃或有阻塞，人的注意力便被牵引离开中道（中脉），导致不平衡，身心疾病因而产生，灵性提升受阻。

2. 七轮（Seven Chakras）

人体内部的能量中心，称做查克瑞（Chakrs）。“查克瑞” 意思是“轮” 或者

“圆”。主要有7个能量中心，位于“苏舒姆管道（Sushumu）——中脉”的中间，脊椎骨的沿线。中脉在头顶和会阴之间，贯穿整个身体（见图2-3）。如同神经系统的神经、循环系统的血管一样。人体内部有“脉络（Nadis）”，类似于中医讲的经络，但是nadis非常细小，肉眼看不见。脉轮的形状像莲花一样，7个脉轮的花瓣和颜色各不相同，这些莲花象征着精神觉醒的三个层面：无知、渴望和明了。它代表精神意识从最低到最高的成长过程。

不同能量中心，是内在的生命能量——“元气（Prana）”集中的地方，控制着prana在整个人体内部的循环，每一个“查克瑞”像开关一样，可以打开或关闭大脑的特定区域。对大多数人而言，这些体内的能量中心处于冬眠和休息状态，称为“昆达利尼（Kundalini，意为冬眠的灵蛇）”。瑜伽练习者通过专门的技巧，可以激活这些脉轮，使处于冬眠状态的能量苏醒过来，使生理的身体和思想整合，控制意识的体验，但并不是每一个人都可以达到的。

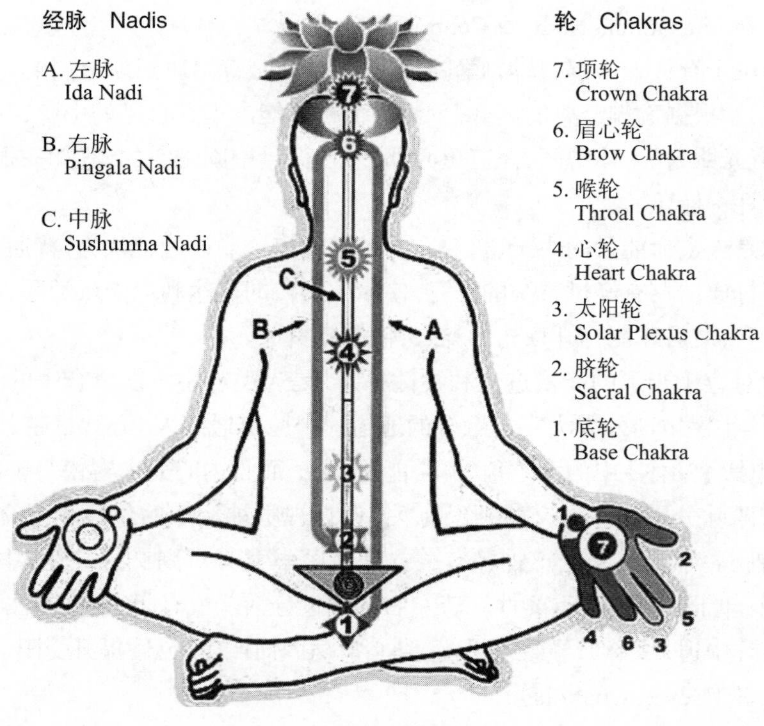

图2-3 三脉七轮

七轮及其主要功能是：

1）海底轮（Moodadhara Chakra）

对应下腹神经丛（Pelvic Plexus）、生殖腺，控制人体的排泄系统和生殖器官、腿部。海底轮是位置最低的能量中心，位于男子的会阴和女子的宫颈，意思是“根的位置”。它像树的根一样，是人体的根基，也叫根轮。海底轮连接着感官的味道，象征为深红色的四瓣莲花。中间是一个黄色的区域，中心是一个红色的三角形，象征创造力能量的源泉。

2）生殖轮（Swadisthan Chakra）

对应主动脉神经丛（Aortic Plexus）、肾上腺，控制人体的脾脏、胰脏、肝脏下部和下腹部。生殖轮位于海底轮上方约2指宽的脊柱上，女性在子宫区域，其象征是一个六瓣的莲花，花蕊是白色的月牙形，象征水的元素。这个脉轮在生殖区域，代表愉悦、快乐的源泉以及感官的冲动，与饮食、饥渴和性的冲动有关。生殖轮一旦被激活，就会产生很多反应。从浅层来讲，是根本的冲动、知觉、生命得以延续的源泉。从深层看，它是记载一切记忆、印象的根源。

3）脐轮（Nabhi Chakra）

对应腹腔神经丛（Solar Plexus）、胰腺，控制部分肝及脾、胰、肾、胃与部分子宫和中腹部。脐轮位于肚脐里面中脉横向的区域，也称做火的中心。Nabhi的意思是“充满珠宝的城市”。它是一个十瓣的明亮的黄色莲花，中间是火红色的三角形，代表火的元素。它主宰雄心、意志和能力。从生理角度看，脐轮区域聚集着人体重要的内脏器官，特别是消化系统和新陈代谢系统。

4）心轮（Anahata Chakra）

对应心丛（Cardiac Plexus）、胸腺，控制人体的心脏和呼吸系统，以及胸部。心轮位于心脏水平、脊柱上中脉的区域。Anahata的意思是“不受打击”。心轮是宇宙声音源泉的显现，心轮由十二瓣蓝色的莲花象征，代表“气”的元素，表示无条件的爱。这种爱是平等的，就像对待自己一样，无条件地关爱宇宙的一切生命。从生理角度看，心轮连接心脏、肺和血液循环系统、呼吸系统，与生命息息相关。

5）喉轮（Vishuddhi Chakra）

对应颈部神经丛（Cervical Plexus）、甲状腺、副甲状腺，控制颈、面部、耳、鼻、喉、口、上下颚、牙齿、舌、眼前部和手部。喉轮位于喉咙后面的中脉里，是净化的中心。Vishuddhi意思是“净化和提高品质”。它是16花瓣的紫罗兰色莲花，象征“地”的元素。从生理角度看，甲状腺和甲状旁腺位于这个区域，专注于喉轮可以治疗腺体失调的疾病。

6）眉心轮（Agnya 或 Ajana Chakra）

对应松果腺（pineal gland）及下丘脑、视网膜、视神经丛、视叶。位于眉毛中间、脊柱顶端的中脉区域，称做智慧的中心。Ajana的意思是“命令”。深层次的冥想、遵循上师的指导、严格的自律、把个体和无限结合，都需要通过这个脉轮。眉心轮是银色的、2个花瓣的莲花，象征太阳和月亮，代表“心”的元素。眉心轮开启知觉和智慧。当眉心轮被激活时，心变得稳定、强壮，可以完全权控制内在的生命之气——Prana。

7）顶轮（Sahasrara Chakra）

这里是所有能量中心与三条脉络会合的地方。顶轮像头上的王冠，它不仅是一个能量中心，而且还是最高的意识中心。Sahasrara的意思是一千。顶轮是闪光的一千瓣莲花，象征着纯净的意识。当昆达利尼灵蛇觉醒时，能量从海底轮沿中脉逐渐上升，最后到达顶轮。身体和能量融入纯粹的意识，享受极大的快乐，获得超越世间的知识，超越生和死的对立。

思考题

1.《瑜伽经》(*Yoga Sutra*)的主要内容是什么？
2. 简述《哈他瑜伽之光》(*Hatha Yoga Pradipika*)。
3. 简述传统瑜伽的三脉七轮理论。
4. 食物的三种属性是什么？举例说明。
5. 根据阿育韦达理论，疾病的治疗有哪些途径？

瑜伽箴言

瑜伽士是按照瑜伽的教诲身体力量的实践者。如果身体的柔韧性是唯一的瑜伽的话，那马戏团的小丑就是最优秀的瑜伽士了。

——B.K.S.Iyengar

第三章 瑜伽哲学简介

瑜伽是印度传统六大哲学流派之一。究竟什么是瑜伽哲学?

在印度哲学史传统上,凡承认吠陀圣典权威性的婆罗门教哲学都称为正统派哲学,凡否认吠陀圣典权威性的哲学流派被称为异端派。前者共有六派,即:弥曼差、吠檀多、数论、瑜伽、胜论、正理论,所以又被称为“六派哲学”,兴起于印度孔雀王朝时期,约在公元前4世纪。实际上六派哲学的形成是一个较长历史过程的。六派哲学同为印度婆罗门教的宗教哲学,其宗教派系和思想渊源各不相同,但大致可以分为以下三系:弥曼差和吠檀多;数论与瑜伽;胜论与正理论。三系是以其教义理论的性质来加以划分的,如果从其理论的起源来看的话,又可以将六派分为两大系统,即分为吠檀多系和弥曼差系。从吠檀多系来讲,这一系是以奥义书作为其思想理论的来源,吠檀多派为本系的主干,数论与瑜伽则属于末枝。吠檀多派不但以奥义书作为思想理论的来源,数论与瑜伽最初也是起源于奥义书的。弥曼差系则是由梵书发展而来,以祭式学为主;弥曼差派是本系的主干,胜论与正理论则是本系的末枝。

作为东方最古老的健身方法之一,瑜伽本身不是宗教。任何人都可以在这个不平静的世界里用她来寻求内心的安宁。

第一节　瑜伽哲学的三个核心问题

无常（Anica）、无明（Avidya）和苦（Duhkha）这三个观念构成了印度哲学思想的基础，并且渗透到了相应的修行中。各种印度哲学的共同目标是：把自我与宇宙的永恒联合，把自身有限的肉体生命投入到永恒的真实体，超越束缚，超越时间，超越痛苦，进而达到类似中国哲学追求的天人合一的境界。

一、无常

如果仔细观察客观世界，就会发现一切都在变化之中。从时间上看，一天中有早上、中午、下午、晚上和深夜的变化，一年中有春、夏、秋、冬季节的变化，而国家更是历经改朝换代、风云变幻，所谓“三十年河东，三十年河西”、“合久必分，分久必合”的格局。

在时间的作用下，外界环境中始终在不断变化之中。花开花谢，潮起潮落，大海可以变为高山，高山也可能会沉入海底。时间会改变一切。

而人的一生，是从精子和卵子结合的单细胞开始，逐渐发育成一个胚胎。母亲十月怀胎，婴儿诞生，童年，少年，青年，中年，老年，死亡，生老病死是人生的基本过程，秦始皇没有找到长生不老的灵丹妙药，没有人的肉体可以永远年轻。

实际上，每时每刻，呼吸的吸进呼出，食物的吸收和排泄，人体的组织、细胞都在新陈代谢之中。120天后，人体的血细胞将会全部更新。人的爱好、兴趣、计划等，都会改变。人的思想、意识、念头，更是不停地变化着。

在时间的作用下，穷人通过不断努力，可以功成名就。而达官富豪，也可能沦为阶下囚。地位，财富，声望，不是一成不变的。

“变化”是大自然的驱动力，没有一样东西能够永远保持不变。千年文物，终会毁灭。世间万物“不停地变化”，就是“无常”。

对于大多数人来说，这种无常和变化，是一把双刃剑。一方面，我们的容貌、财富、爱人，可能会向不好的方面发展，我们不愿、害怕失去已经拥有的美好事物。另一方面，我们的坏运气，平庸和挫折，包括疾病、贫穷等，有机会时来运转，有走出低谷、再次成功的机会。

“无常”对生命的启示是：生命是短暂的，一切都不是定数，富贵穷通是会变化的。我们要居安思危，珍惜拥有，把握当下。同时，我们要满怀信心和希望，积极努力，拥抱美好的未来。

二、无明

生死问题是一切宗教的问题，更是人生的大问题。我们因何而生？为何会死？在生之前，在死之后，我们是以其他形式存在呢，还是根本不存在？这些问题并不是只有宗教家或者宗教信徒才会追问的，一般人类都贪生怕死，在人们内心的深处，都或多或少地关心这个生死问题。

为何我们的生命是不完美的？瑜伽哲学认为这是因为生命与轮回的动力，即来自众生的意念与欲望所展现的行为，这些行动和欲望所造成的一切影响，不论是肉眼可见或不可见，就叫做业（karma）。众生的欲望大多是盲目的、自私的。以盲目的、贪婪的欲望指导行动，甚至为达到目的不择手段，因此造成了许多痛苦，这种盲目的、无止境的、身不由己的欲望，就是无明（avidya），就是愚昧，与光明和智慧相对立。无明就是原始生命的盲目冲动，也是导致痛苦的根本原因。

瑜伽哲学相信，每个生命的灵魂——自我（Atman），来自梵（Brahman），梵是宇宙的本体。因此所谓“解脱”（moksa），就是打破无明，明白宇宙的本体，自我能回到生命的本体，达到梵我合一。

三、苦

由于无明的驱动，我们的意识始终处于无法止息和永不满足的状态，就导致了各种各样的痛苦。

人的欲望像个无底洞，满足一个后，很快就会产生下一个。金钱、地位、名誉、面子等，我们似乎从来不满足现有的东西，总想要最好的，“青草总是栏杆那边的比较绿”。我们总会和别人比较，对别人的成就、美貌、幸运眼红，而且身不由己，这就是苦（Duhkha）。

此外还有来自疾病的苦，以及自然灾害、战争等个人不可控制的灾难。

所以，瑜伽的修行，第一条是制戒，就是要学会适当控制自己的欲望，对原始冲动有所节制，遵守非暴力、诚实、不偷盗、节欲和不贪婪的行为规范，以此控制苦的根源。

第二节 万物的品质

品质(Gunas)。瑜伽哲学认为,世间的万事万物都有三种内在的品性或特质,它们是:

(1) Sattva——萨埵(纯质,善良型),指光明、生机、真实、善良、美好、贤能等品性。

(2) Tamas——塔玛(翳质,愚昧型),指黑暗、沉重、僵化、迟钝、无知等品性。

(3) Rajas——瑞嘉(激质,激进型),指激动、兴奋、活跃、有吸引力等品性。

所有的现象都是这三种能量品性的显现,不仅是有形状的物质,而且还包括肉眼看不见的能量。瑜伽哲学认为,思想和情绪也是有能量的。这三种品质相互交错,互相影响,构成了原始的DNA,世界犹如这三种不同颜色的毛线编织而成的巨大的网。

它们的特质是:

(1) 纯质/Sattva:通往平静和本质之路。Sattva的品性是和谐,可爱,平静,专心,明亮,表现为白色或淡黄色。它净化了身体和意念。Sattva理念产生了瑜伽的健康饮食观念,倡导多应用悦性食物,使人们通过平衡身心和饮食获得健康。

(2) 翳质/Tamas:通往黑暗和惰性之路。Tamas的品性是黑暗的,非常的迟钝,充满幻想和无知。它被懒惰、嗜睡和漠不关心所束缚。从生理上讲,翳质品性会造成毒素和垃圾堆积,从而引起负面情绪和思维。

(3) 激质/Rajas:通往行动和兴奋之路。Rajas的品性是丰富多彩的、感动的、兴奋的和激进的。Rajas品性在以事业利益为目标的驱动下产生了束缚。

Rajas的品性介于Tamas和Sattva之间,它是改变、创新的根源。瑜伽行者要智慧地使用Rajas的能量,要能够控制它。Rajas能带来行动的力量和激情,但是也容易因失去自制而兴奋过头。比如在瑜伽的实践中,我们要充满活力和激情来练习瑜伽,逐渐通往祥和平静的状态(Sattva),但如果过分练习或兴奋过度,就会导致尽力疲惫、迟钝甚至伤害(Tamas)。

大部分的瑜伽行者会首先达到Sattvic的境界,他们专注于:

（1）实践瑜伽的基本行为规范和仁慈。

（2）镇定和稳定意识。

（3）净化身体。

Sattvic的状态是瑜伽修行的重要过程，是一个重要的基石，但不是最终的目标。瑜伽的最终目标是：超越所有的Gunas，超越所有的对立，达到一元的无碍状态。

一般的瑜伽行者都在朝着Sattvic的平衡而努力。瑜伽行者要不断地投入精力和体力，使自己稳固在Sattva之中，但不要迷失自己，要牢记最终的目标是超越所有的痛苦。

印度有一个美丽的谚语：

如果你有一千次的生命，
可以用来修炼，
去完成你的精神之旅，
但你也不要浪费一步。

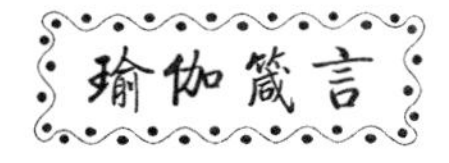

瑜伽不是一天可以练成的，也不是几年可以练成的，而是终生的修炼。习练瑜伽者需要有信心、记忆力、勇气、专注，以及不间断的觉知这五种品质。

——B. K. S. Iyengar

第三节　人生的基本目标和四个阶段

印度某些哲学流派，是否定自我、否定世界的，进而主张通过苦行、摒弃世间欲望，把世俗生活看成一种枷锁，把身体看做是不洁净的，认为人生的真谛就是追求全然的解脱。瑜伽哲学并不建议自我否定和纯粹苦行的人生，而是致力于追求平衡和圆满的生活，既要关注身体，又要追求灵性的解脱。

一、人生的四个目标

在瑜伽哲学观中，身体是庙宇，是殿堂，是神灵居住的地方。所以，一定要把身体这座庙宇打扫干净。按照吠陀经中的人生观，每个人都应该努力在一生中达到以下四个主要目标。

1. 美德（Dharma）

不断培养人性的真、善、美的品德，依照宇宙法则来生活。

Dharma类似于中国道家讲的"道"，以及儒家讲的"仁、义、礼、智、信"，是人性的真实召唤。由于人类容易受到无明的影响，产生无尽的欲望和负面情绪，Dharma是人们日常生活的指导准则，以此来维持世俗事务的正常运转和个人的善良品性。Dharma特别强调生命的圣洁，以及尊重他人的财产。

2. 财产（Artha）

满足对于基本物质财富的需要。Artha意为"财富"或"价值"。吠陀经典认可物质财富对于世间快乐和个人健康的重要性。一位家长需要财富，因为他必须承担起基本的责任，确保家庭和社会福利的发展。尽管吠陀经典提倡朴素和超然，但不赞扬贫穷。一位瑜伽尊者曾说："信仰不是只给肚子空空（忍饥挨饿）的人"。

3. 愉悦（Kama）

从广义上讲，Kama是"感觉性"；从狭义上讲，Kama是"性欲"。

吠陀经强调，性爱的目的是繁衍子孙以及维护家族和社会的延续，但不可沉湎性欲。

瑜伽行者应探索直觉性和觉知力，对于我们被赋予的形体充满感激，不盲目地顺从欲望的驱动，而是有所节制，不断培养内心世界的愉悦感。

4. 解脱（Moksha）

进一步了解我们的真实的本性，超越所有的痛苦，追求彻底的解脱。吠陀经典认为，人类的生命是非常宝贵的，因为在所有的生命体中，只有人类才具有破除无明、获得解脱的能力。

二、人生的四个阶段（Ashramas）

吠陀经典认为，人的一生在不同的阶段应该有不同的"成果"和优先考虑的事情。人生可分为四个阶段,每个阶段约20年左右。

1. 学习阶段(Brahmacharya)

生命的第一阶段称是学习技能和做人。这个阶段约从出生到25岁左右,是独身时期,是专门留给教育的。一个人必须在导师的指导下学习,把自己培养成为一个好人,要通过反复的灌输,养成良好的习惯。几千年来,情况发生了变化。私塾被学院和大学取代。然而,这种需要并没有改变,教育的目的也没有改变。人在这个阶段需要做好准备,学习知识和技术,去赢得生计,支撑自己的未来和家庭。

2. 成家立业阶段(Grihasth)

这个阶段从25岁到50岁。该阶段主要任务是职业、家庭和社会活动。青年男女结婚和抚养家庭,作为家庭主人的生活阶段,也许是最困难和重要的阶段,需要与各种人打交道,处理各种事务。抚养一个良好的幸福家庭,本身就是一项艰巨的挑战。一方面需要与配偶建立一种终身的关系,而其配偶可能是从一个完全不同的背景下长大的。另一方面要面对抚养下一代。同时,事业上的挑战丝毫没有减少。一个人既要应对上级,也要应对下级,还要发展社会关系,服务他人。这些都会影响到一个人的地位和尊严,以及生活质量。一般的西方社会,这个阶段可以一直维持到退休,甚至死亡,不再有后面的其他阶段。

3. 内省阶段(Vanaprashta)

生命的第三阶段从50岁到65岁,也称为森林居住者阶段。在这个阶段,自己的子女已经长大,并在社会上立足,自己也逐渐减少了作为一家之主的责任,有时间准备自己新的生活。他(她)应该从逐渐摆脱家庭和身外之物做起。为了实现这个目的,需要建一个森林小屋,减少外界的干扰,缓慢丢弃世俗的责任与义务,为自己的未来做准备。

4. 出离阶段(Sannyasin)

生命的第四阶段被认为是一种新生。这个阶段从65岁直到生命的终结。如果第三阶段是要逐渐脱离世俗生活,那么这个阶段就是要完全抛弃世俗利益,切断世俗关系,全然投入修行。如果一个人在这个阶段能够心平气和地对待自己,他就是在重生中为最终找到自由做了最后的努力。

虽然吠陀经典传统上描述出人生的四个阶段,但每个阶段并不是孤立于其他阶段,也不是下一个阶段自动地跟随着上一个阶段。在每个阶段人都需要通过努力才能实现每个阶段的目标。只有在一个阶段生活得很好，才能在下一个阶段取得同样的成功。由于生活必然是要与许多人和事打交道，如果一个人在某个阶段没有得到完全的成功，还可以继续努力改正，并确保不会重犯错误。

瑜伽哲学追求的是平衡的人生，不仅仅是事业和家庭，名誉和财富，更重要的是内心灵性的不断提升。

第四节 瑜伽之树

瑜伽是个体的自我（Ego）与外在世界（Universe）连接的艺术，正如中国传统哲学追求的“天人合一”境界一样。古代印度的瑜伽智者将瑜伽比喻为一棵树（见图3-1）。从一粒种子开始，在适当环境中发芽、生根，逐渐破土而出，长出枝叶和树干。树根吸收地面的营养，通过树干传给树叶。树叶再把光合作用产生的能量带给整棵树木。随着时间的推移，小树苗壮成长，绽放出美丽的花朵，结出甘美的果实。整棵树木的根茎叶花果，相互滋养与作用，树木展现旺盛的生命力。瑜伽之树也是如此，简要示意如下：

种树前的准备——Sanyama：练习瑜伽的前期准备；

树根——Yamas/Niyamas：基本的生活规范和个人品质；

树干——Asanas：体位法（也叫体式）；

树枝——Pranayama：呼吸的控制练习；

树叶——Pratyahara/Dharana：专注和摄心；

花——Dhyana/Meditation：冥想和禅定；

果——Samadhi：三摩地；

雨水——Kriya Yoga：瑜伽洁净法；

肥料——Environment and partners：环境和伙伴；

阳光——Guru：上师。

瑜伽的练习内容不是单一的，而是一个完整的体系。从开始前的准备工作，健康生活方式的培养，到持续的、规律的身体锻炼，呼吸的控制，冥想以及清洁练

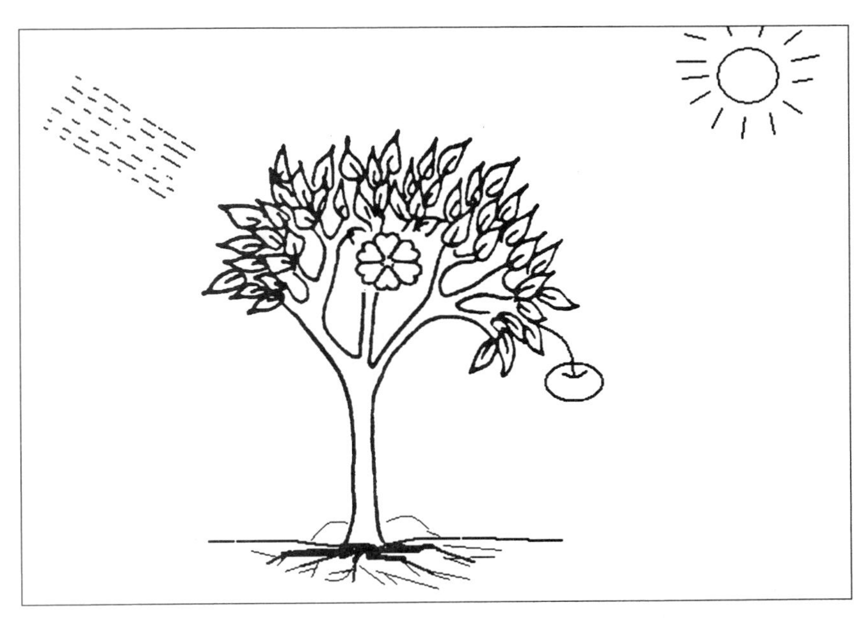

图3-1　瑜伽之树

习，一步接着一步，最后进入三摩地状态，实现自我和外界宇宙的融合。如同从一粒种子到大树，需要时间，需要雨水、肥料、阳光和空气，需要园丁呵护一样，瑜伽之树同样需要老师的指导，需要适当的环境，需要同伴一起相互鼓励。

瑜伽之树的成长，以耐心和毅力为基础，以长期地规律练习为营养，以良好的练习氛围为土地，需要好的老师的指导与呵护。如果能够持之以恒地每天练习瑜伽，你将能够以平稳成熟的心智面对生活中的起起落落，收获身体健康和内在喜悦的丰厚果实。

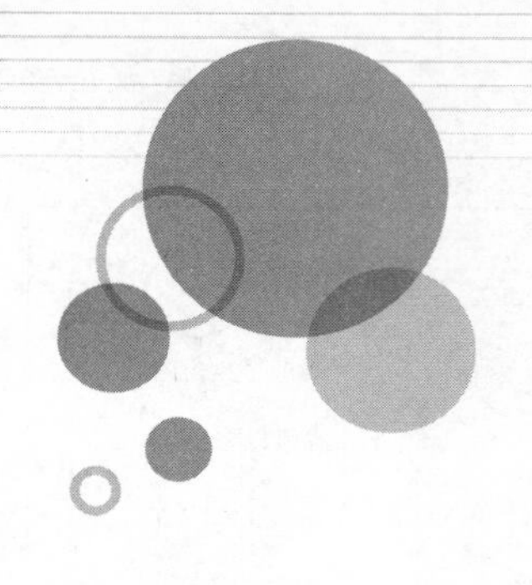

第四章 瑜伽练习的基本原则和原理

在正式开始瑜伽实践之前，首先要了解瑜伽的七个基本元素，包括体式、呼吸法、收束法、冥想、洁净法、唱诵和生活规范的实践。它们既具有层次性、动态性、系统性，又相互联系、相互作用、相互转换，这七项基本元素构成了完整的瑜伽练习。

第一节　瑜伽练习的七个基本元素

一、体位法(Asana)

各种各样的瑜伽动作，叫做“体位法(Asana)”，简称为“体式”，意为“稳定、舒适地保持某个姿势”。从功能上讲，体位法主要包括伸展、扭转、力量、协调、平衡和放松等六个方面的内容；从练习的形式上看，包括了坐姿、跪姿、站立、仰卧、俯卧和倒立等姿势(见图4-1)。

多数瑜伽体式是模仿动物的姿态，一些挤压、扭转的动作针对人体内脏进行练习。不同的瑜伽姿势功效各有不同，但它们相辅相成，都能帮助伸展和调理身体，使身体更健壮、更具灵活性。瑜伽体式特别重视脊柱的锻炼，因为三十一对自主神经(植物神经)的中枢在脊柱上，通过强健脊椎可以平衡人体自主神经系统。

根据现代医学研究发现，瑜伽体位法可以平衡人体的内分泌系统，进而促进人体的健康。所有的瑜伽体位法练习，都需要注意力的专注，提升自我觉察能

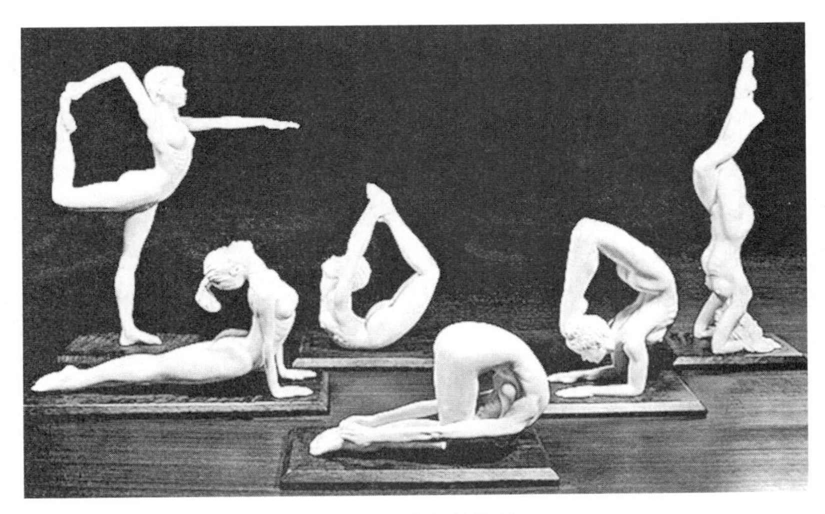

图4-1　瑜伽体位法

力。体位法不仅是身体的练习，而且也是心理的练习。有规律地练习瑜伽体位法可以健美形体，灵活关节，滋养心灵。

二、呼吸控制法（Pranayama）

Prana是“生命之气”，yama是“控制”。Pranayama全称是瑜伽呼吸控制法，也称调息。Pranayama不是“Breathing exercise”，不仅仅是加深吸气和呼气的过程、吸取更多的氧气，更重要的是从宇宙吸取生命能量的过程（见图4-2）。

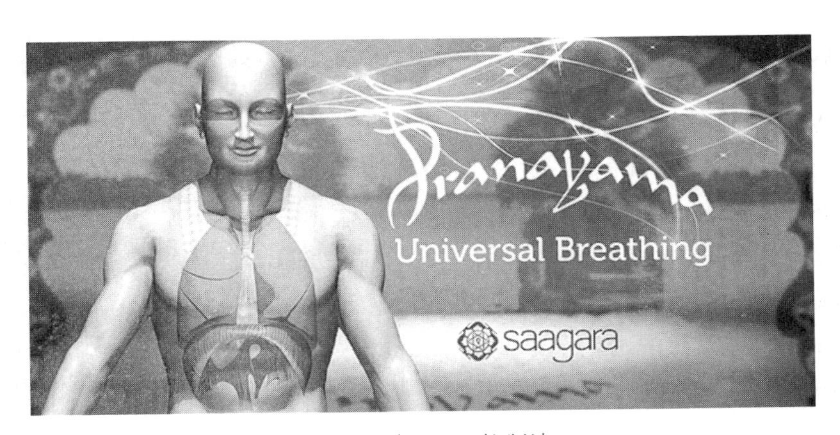

图4-2　瑜伽呼吸控制法

瑜伽呼吸控制法把呼吸分的过程为吸气(Rechaka)、屏息(Kumbhaka)、呼气(Puraka)三个阶段,而且它们的频率是:

吸气:屏息:呼气=1:2:4

传统的瑜伽呼吸控制法主要有八种。按照瑜伽的传统理论,人的寿命和呼吸密切相关,呼吸越快的动物寿命越短,呼吸越慢的动物寿命越长。呼吸控制法可以清洁人体内部的能量通道——"经脉(Nadi)",还能平静神经系统,让身体和大脑都得到放松。在整个瑜伽体系中,Pranayama是从体位法向冥想过渡的桥梁,起着非常重要的角色。

三、契合法和收束法(Bandha & Mudras)

契合法(Mudras)和收束法(Bandha)是通过收缩和控制特定的肌肉群,来影响体内能能量的流动与运行。主要有三种收束法:腹部收束法(Uddiyana)、会阴部收束法(Mula Bandha)和下颌收束法(Jalandhara)(见图4-3)。

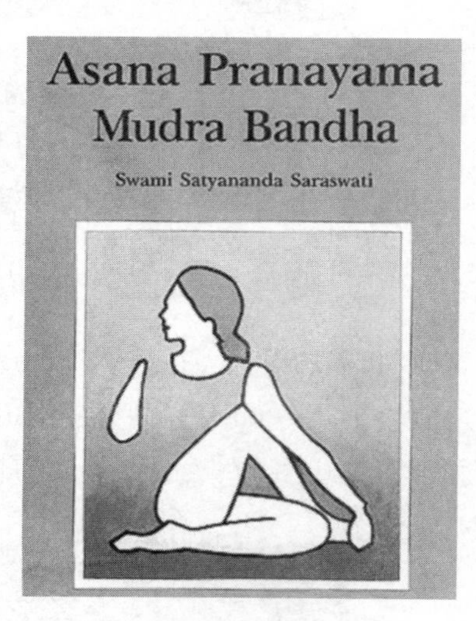

图4-3　契合法和收束法

契合法和收束法是呼吸控制法的基础,不同的呼吸控制法,要运用到对应的契合法和收束法。契合法和收束法也具有增进消化、提升性能力、放松心脏等直接作用。

四、清洁法(Kriyas)

传统瑜伽练习中,有六种清洁法(Kriya Yoga),分别对应不同的器官:对眼睛的清洁是凝视法(Trataka);对鼻腔的清洁是净鼻法(Neti)(见图4-4);对呼吸道的清洁是圣光调息法(Kaplabhat);对消化系统的清洁是腹部转动法(Nauli);对胃部的清洁是净胃法(Dahuti);对肠道的清洁是净肠法(Basti)。

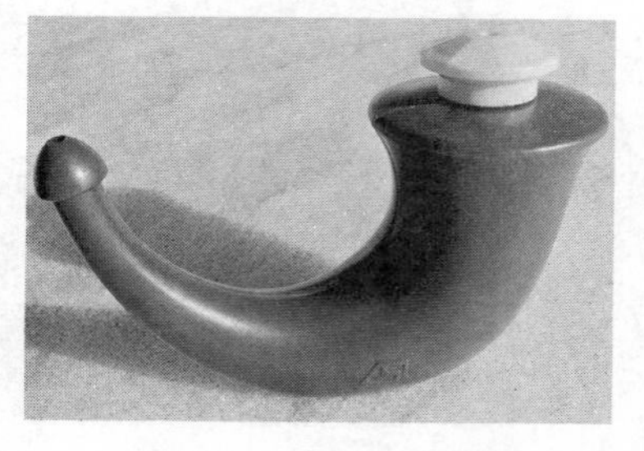
图4-4　净鼻法清洁壶

清洁法在印度已流传几千年了,其目的

是通过简单的清洗工具净水和纱布，对身体的各个器官进行清洗，使其处于健康状态。传统的瑜伽清洁法可以说是原始的预防医学。在环境污染日益严重的现代社会，运用瑜伽清洁法清除体内的杂质与毒素，仍具有积极的保健意义。

五、冥想（Meditation）

冥想可以解释为"静坐"、"净虑"、"内省"，是把注意集中在当下的能力。简单的冥想，可以"闭目养神"，或者回忆、想象一些美好的自然风光、快乐的童年等健康、乐观的画面。基础的冥想，可以把注意力集中在自己呼吸上，观察吸气和呼气的过程，使繁杂的心念慢慢沉淀下来（见图4-5）。

冥想能培养知足和平静的情绪状态，使脑电波均匀平缓，放松神经，调节血压，消除紧张与焦虑。有规律地练习冥想，有助于缓解压力、增进精力、控制情绪，预防现代社会中越来越多的心因性疾病。

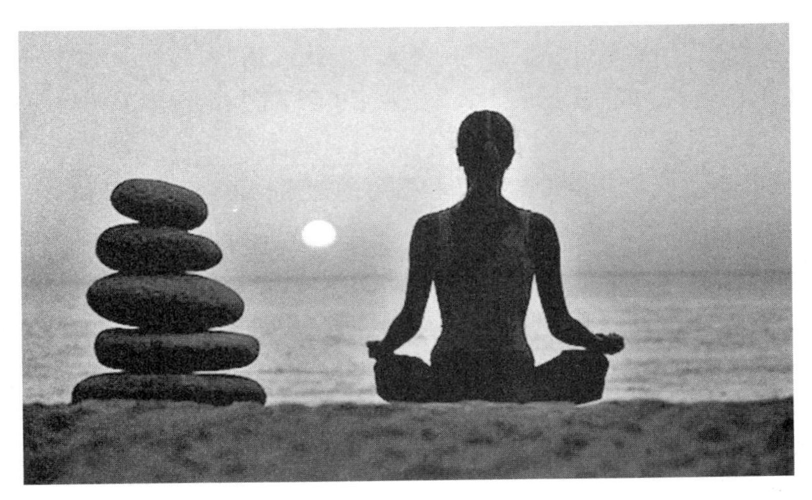

图4-5　冥想

六、唱诵（Chanting）

瑜伽语音唱诵指反复吟唱某些特定的词句，在瑜伽中叫做"曼特拉（Mantrs）"。梵语"曼特拉（Mantrs）"词根中的"曼"（Man）表示"思考、思想"

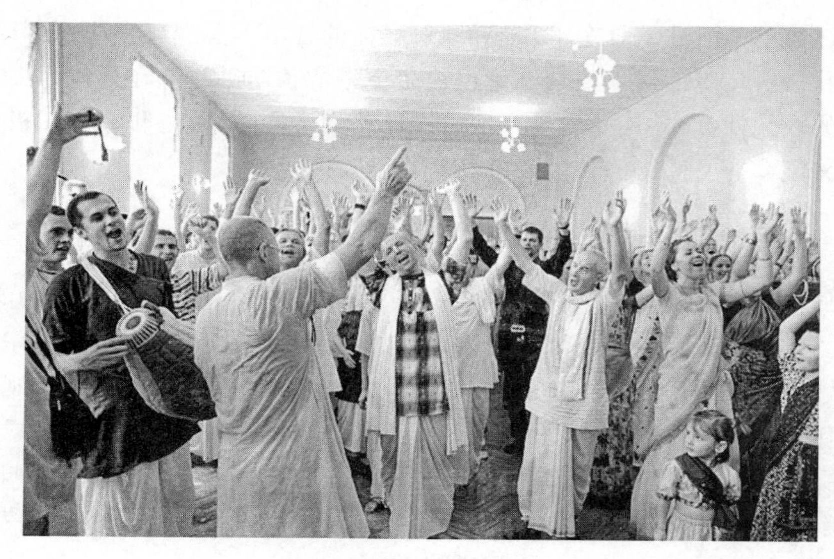

图4-6　瑜伽唱诵

的意思，“特拉”(tra)表示“工具”的意思。梵语“曼特拉(Mantrs)”的字面意思是“心念的方式”或“思想的工具”。最简单、最常见的瑜伽唱诵是“OM”，即“A—U—M”，意为“回归生命的本质”(见图4-6)。

唱诵并不仅仅牵涉声带的振动和气息的运用，而是一种完整的身心体验。唱诵能引起一系列反应，牵涉到气息、神经系统反应以及身体各部分和大脑的不同区域，包括对特定发声模式的反射、情感的波动和生命之气(Prana)的唤醒。瑜伽唱诵能释放并升华内心的情感，激发、净化、调整、平衡身体的气轮(Chakra)。

七、生活规范实践(Attitude Training Practice)

传统意义上，瑜伽属于哲学而非体育运动。瑜伽哲学首先强调正确的生活方式。健康的生活方式是练习瑜伽的前提条件，具体包括“制戒”(Yama)和“内制”(Niyama)，如：诚实、控制欲望、不贪婪、保持内外纯净等基本生活规范。

就现代意义而言，瑜伽练习者要有坚强的意志力，合理饮食，良好的作息习惯，爱护环境，诚实待人，经常自我反省等，这些都是修身养性的基石。

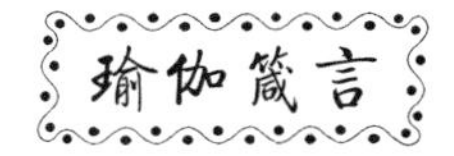

请遵循瑜伽导师的教导，用瑜伽姿势来塑造一个健康的体魄，建立一个平衡的饮食结构，同时养成良好的呼吸习惯。

——《瑜伽之光》

第二节　瑜伽练习的五项基本原则

为了使古老的瑜伽运动现代化，符合西方人的健身习惯，20世纪50年代初期，斯瓦米·悉瓦南达（Swami Sivananda）和他的学生斯瓦米·维湿奴德瓦南达（Swami Vishnu-devananda）进行了许多革新措施，从传统瑜伽修炼方法中提炼出了五项基本原则，受到世界各地瑜伽爱好者的推崇，对当代瑜伽练习仍有指导意义。

一、基本原则一　适当锻炼（Proper Exercise）

瑜伽体位法（Asana）意为“稳定地、舒适地保持一种姿势”，其运动风格是相对柔和的，不同于现代竞技运动，不能过度练习，不要导致肌肉、韧带和关节的疲劳。适当的锻炼包含三层含义：

首先，要有保持一定量的练习。瑜伽的关键是实践，不实践就不可能得到瑜伽的好处。瑜伽练习要养成习惯，每天持续锻炼，既不要一曝十寒，也不要浅尝辄止。

其次，不能过度练习。瑜伽体位法是身心连接的载体，是过程而不是目的。肌肉、关节会疲劳，不要在疲劳时练习。有些人只是把瑜伽作为剧烈运动后的放松和恢复练习，这并不可取。

最后，不能用蛮力。瑜伽体位法要在身心放松的状态下，专注地锻炼。不可以急于求成，过分拉伸。有些瑜伽体位法难度较高，需要一些基础练习作为铺垫。有些瑜伽体位法是反关节的练习，过分用力则会造成伤害。

练习瑜伽不能有竞赛和速成的心理。只有遵循正确的方法，才可以保证瑜伽练习的不断进步,避免运动损伤的产生。

二、基本原则二　正确的呼吸(Proper Breathing)

充分的、有规律地呼吸,才能使肺部的气体交换最大化。身体活动可以自动地刺激呼吸系统,使呼吸加深。可是现代都市生活越来越依靠科技,人们整天伏案办公,肌肉和大脑的供氧不是最佳状态。瑜伽的呼吸是完全的、充分的。每天做几轮瑜伽完全呼吸法,可以提高呼吸技巧,增强氧气和二氧化碳的交换机能,可以给日常生活带来活力,给身体充电。

如何呼吸是练习瑜伽一开始就需要认真学习和掌握的,呼吸的技巧贯穿瑜伽练习的整个过程,只有正确地呼吸才得以控制身体器官、能量通道乃至深层意念。

三、基本原则三　正确的放松(Proper Relaxation)

瑜伽练习中无论是体式、呼吸控制法,还是冥想练习,都需要思想与身体的放松。这种放松不等同于松懈,而是将肌肉与头脑的压力彻底释放出来,每次练习瑜伽前都仿佛新生的婴儿一般纯净柔软,不掺杂过多的外界事物,所以练习前的身心状态非常重要,而且每次练习结束也要做深层次的放松。放松既包括身体层面,也包括精神层面。

四、基本原则四　合理的饮食(Proper Diet)

按照瑜伽练习者的经验,新鲜的、营养均衡的素食,是维持和发展身体、精神力量的基础。在选择食物时,年龄、季节、气候、工作种类,甚至体质类型,都是应该考虑的。另外,饮食的时间、饮食的量、营养的搭配,以及与瑜伽练习的配合,都需要得到正确的指导。

五、基本原则五　乐观积极的心态和冥想练习(Positive Thinking and Meditation)

内心世界影响着身体状态。因此必须通过冥想和积极思考来训练我们的心,才可以指引我们圆满到达生命的终点。通过积极的心理状态,可以提升和发展我们的勇气、知足、爱等正能量,而嫉妒、恐惧、急躁等心态则会带来负面情绪。

通过冥想，可以帮助人调整心态，排除负面或悲观的想法，进入宁静祥和的自我世界，感受内在的喜悦。练习瑜伽需要毅力，乐观与平静的心态帮助人们将瑜伽之路坚持下去。

第三节　与瑜伽体位法练习相关的生理学原理

运动损伤是指人体在体育运动中，产生的运动系统、神经系统、循环系统等损伤的总称。足球、篮球、羽毛球、滑冰、拳击等，几乎所有运动，都会发生因热身不充分、运动技术不合理、意外等原因，发生关节扭伤、韧带撕裂等运动损伤。现在流行的瑜伽体式有些是关节反向用力，有些动作脊柱后弯、前屈的幅度很大，如果练习不当，容易造成造膝关节、韧带和椎间盘的伤害。所以，瑜伽体位法的练习，一定要遵循人体生理学原理和运动学原理。

在运动生理学中，有五个基本运动原理是保持瑜伽正确锻炼、避免运动损伤的关键，整个的瑜伽练习尤其是体位法的练习，一定要遵循这些基本原理。无论是练习传统的瑜伽流派还是现代的瑜伽风格，都要在这五个运动原理的指导下进行。

一、个体差异原理

由于每个人的身体状况和兴趣爱好不同，练习前的基础不同，因此对于学习和掌握瑜伽体位法的时间，以及身体的反应都是因人而异的。运动负荷的大小、每次练习后与再次练习间隔的时间，取决于个人——是否是初学者，是否有相关的运动基础（如舞蹈、芭蕾等），是否身体某些关节有过损伤，身体的应激水平、年龄、性别等。所以在学习瑜伽体位法时，要清楚个体差异的存在，才不至于产生自卑或者自满的心理。

二、超负荷原理

为了改变身体的状况和练习取得进步，使自己的柔韧性、平衡能力、力量等素质提高，瑜伽练习过程中的运动负荷不能太低，要给自己的身体一定的刺激。可以通过增加动作的幅度、延长保持的时间等途径实现。

三、循序渐进原理

每个人都有一个适合自己负荷水平，体位法也有入门、初级和提高等不同的难度等级，如果练习者不根据自己的身体情况越级练习，或者急于挑战难度动作，就很容易出现损伤，这与练习瑜伽为了更加健康的目的相反。此外，如果初学者不遵守循序渐进的原理，直接练习Power Yoga或者Ashtanga Vinyasa等高强度的瑜伽课程，很容易出现失眠、虚脱、疲劳等过度练习的症状。循序渐进的原理，是所有运动都必须强调的。

四、适应原理

所有的动作技术，如骑自行车、滑冰等，从开始的跌跌撞撞到最后的轻松自如，都是机体“神经-肌肉”不断适应的过程。瑜伽练习中的平衡动作、力量支撑、肌肉拉伸、关节扭转等，开始都会出现肌肉酸痛、动作僵硬、不协调等情况。随着练习次数的增加，身体会逐渐适应，并建立新的“神经-肌肉”连接，原来的高难度动作也将会变得轻松自如了。

五、用进废退原理

在瑜伽练习中，经常锻炼到的肌肉、韧带会逐渐强壮、灵活、自如，一旦停止练习一段时间，已经获得的平衡、稳定、灵活、力量等素质将会失去，优雅轻松的动作也会变得艰难。因此，瑜伽练习要持续不断，养成习惯。如果因为主客观原因导致练习中断了一段时间，则要从基本的、简单的动作重新开始，原来可以完成的孔雀式、蝎子式、乌鸦式等难度动作，可能已经无法完成了，必须慢慢恢复，逐渐增加伸展、平衡和力量等练习的强度，经过一段时间之后，才能达到原来的水平。

第四节　与瑜伽体位法练习相关的运动学原理

除上述五个生理学基本原理外，还有六个基本的运动学原理，有助于预防运价损伤，使体位法的练习更加深入和有效。

一、艺术性地放松

瑜伽的放松既是身体肌肉层面的不做作状态，也是精神意识层面的专注与清净安详。瑜伽体位法练习中身心越放松，瑜伽的练习就越安全，动作也更加轻松。

瑜伽的放松是一门艺术，既不是松懈，也不是不用力，而是不费力地用力。瑜伽体位法练习要想取得进步，就必须要对身体产生一定的刺激，保持一定的运动负荷，但是不能用蛮力，不要尽全力，否则容易受伤。瑜伽的放松艺术是，一方面动作练习时遵循99%的用力火候，留一点余地；另一方面，要学会意识对身体的关照能力，动作过程中始终用意识感觉身体的细微变化，使动作、呼吸、意识相结合，用力的强度无过也无不及。这样既能减低损伤，也不至于因强度太小而收效甚微。

二、从脊柱开始运动

脊柱是瑜伽体位法练习的重点。瑜伽体位法的练习始终围绕着脊柱的前屈、后弯、扭转和侧伸展。作为身体与各部位连接的中枢，脊柱是瑜伽运动的初始位置，也是整个练习过程中意识始终要关注的重要部位。否则瑜伽就会变成简单的伸展练习，失去了瑜伽的核心。

三、以最佳幅度锻炼关节

所有的关节都有其最佳活动范围，有的关节活动范围大，如肩关节和腕关节；有的关节运动幅度很小，如骶髂关节和胸椎。关节活动范围还存在个体差异，有些人从不练习就可以毫不费力地完成莲花座，而有些人即使持续练习6个月，仍然无法做到。即使同一个人，左右关节的活动范围也不是完全一样的。因此，瑜伽练习中要把握自己的关节临界点，不要超过关节的活动范围，不与其他人比较，否则容易造成关节周围韧带撕裂或脱位现象。

四、建立核心稳定性

核心稳定是一种力量和运动的平衡——强壮的核心肌肉，即那些沿身体中线，从颅底至足底排列的肌肉，与髋、肩、椎骨关节以及肘、膝、踝和腕关节的自由运动结合在一起的平衡。瑜伽练习中，有些体位法需要膈肌参与，配合收束法和屏息才能完成。

五、酸痛而不疼痛

作为一种以肌肉伸展、关节扭转、力量与平衡综合在一起的运动方式，瑜伽练习中轻微的酸痛是正常现象，是强度达到基本运动负荷的自然体现。如果练习过程中丝毫的酸痛感也没有，很可能是伸展的幅度太小、运动强度太低的表现。但是如果出现灼痛、撕裂、张力性的疼痛，则很可能是韧带和关节损伤的表现。所以，要把握酸痛而不疼痛的原则。

六、少就是多的原则

瑜伽不同于伸展练习，瑜伽体位法是身体和内心连接的载体，是过程而非目的。瑜伽是姿势、呼吸、意识三者的共同参与。此外，瑜伽体位法中有许多反关节练习，以及平时较少锻炼到的部位。因此初学阶段一定要少而精，先学简单动作，身体僵硬者可以降低动作难度，或者借助砖头、绳子、靠垫等辅助器具，帮助自己完成动作。然后学习呼吸与动作的配合，再锻炼意识对身体的觉察能力。这样即使猫式、下犬式、体前屈等几个简单常用的体位法，效果也会非常显著。相反，如果没有掌握正确的要领，即使学了很多姿势，也不如前者。瑜伽练习不在于动作多少，关键是通过姿势的练习，把身体和内心连接在一起，使身体更加健康、敏捷，意识更加清明，内心更加祥和、稳定。

思考题

1. 如何理解个体差异原理？
2. 如何理解用进废退原理？
3. 如何理解艺术性地放松原理？
4. 如何理解酸而不痛的原理？
5. 什么是少就是多的原理？

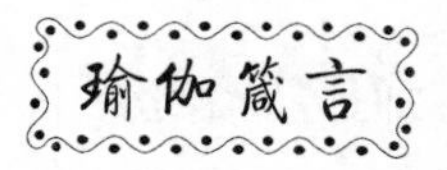

每次给自己一点点挑战，你就能一点点地走向完美。

——《光耀生命》

下　篇

基础实践

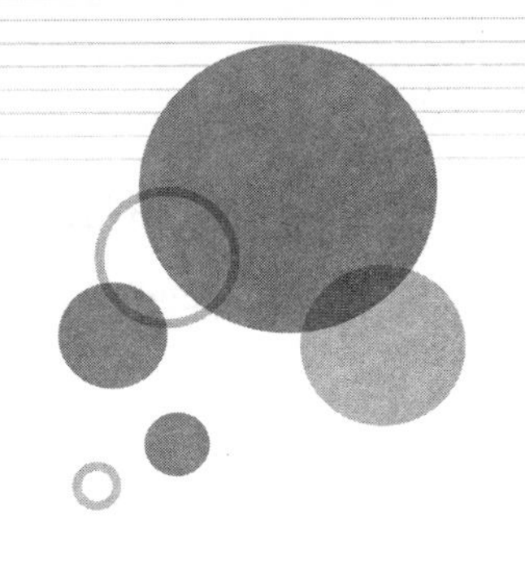

第五章 瑜伽对人体血液循环系统的作用与实践

人体的血液循环系统包括了体循环和肺循环，在微动脉和微静脉之间有微循环。心脏是发动机，血管是运输血液的管道。血液把消化系统吸收的各种营养成分，运输到组织细胞，进行新陈代谢活动。如果心脏的泵血能力不足，心跳速度过快或者过缓，以及血管的弹性、血液的黏度发生改变，都会对血液循环系统产生直接的影响。

心血管系统的日常保养，要保持足够的休息和睡眠时间，保持轻松愉快的情绪，避免过度紧张。有高血压、心脏病等心血管疾患的人要特别注意保暖，避免受寒。静脉曲张患者则应控制体重，避免穿着过紧的衣物及高跟鞋，避免久坐或久站。睡觉时可侧睡，或将腿抬高。

第一节　瑜伽对人体血液循环系统的影响

人类血液循环是封闭式的，由体循环和肺循环两条途径构成的双循环。血液由左心室泵入主动脉，通过全身的各级动脉到达身体各部分的毛细血管网，再经过各级静脉汇集到上、下腔静脉，最后流回右心房，这一循环路线就是体循环。血液由右心室泵入肺动脉，流经肺部毛细血管，再通过肺静脉流回左心房，这一循环路线就是肺循环。心血管系统包括心脏、动脉、毛细血管和静脉。心血管系统是一个完整的封闭的循环管道，它以心脏为中心通过血管与全身各器官、组织相连，血液在其中循环流动。心脏是人类和脊椎动物身体中最重要的器官，主要功能是提供压力，把血液运行至身体各个部分。人类的心脏位于胸腔中部偏左，体积约相当于一个拳头大小，重量约350克。女性的心脏通常要比男性的体积小且重量轻。心脏由心肌构成，由左心房、左心室、右心房、右心室四个腔组成。心脏的作用是推动血液流动，向器官、组织提供充足的血流量，以供应氧和各种营养物质，并带走代谢的最终产物（如二氧化碳、无机盐、尿素和尿酸等），使细胞维持正常的代谢和功能。

早在两千多年前，我国的医学名著《黄帝内经》中就有“诸血皆归于心”，“经脉流行不止，环周不休”等论述，说明我国古代人民对血液循环已有一定的认识。在中国传统医学中，血液循环系统主要涉及心，心主血脉，心阳气充沛，则能推动血液在脉内循环运行；心在脏腑中是一个重要的内脏，有“君主之官”之称。同时，血液循环系统也与肺、肝、脾、肾都有密切关系，应综合调养。

血压问题、血脂问题、手脚冰凉以及妇女的痛经，都和血液循环系统有直接的关系。特定的瑜伽体位法练习能改善心脏功能和心血管机能，增强心肌收缩力量，提高循环机能的耐力水平。瑜伽收腹收束法、瑙力等练习可抬高横膈膜，从下部按摩心脏；瑜伽体位的练习还可以提高血液循环的速度，同时，身体的耗氧量也明显增加，这虽然在一定程度上加大了心脏的工作负荷，但由于改变了心输出量和心搏量，进而使静息心率下降。

瑜伽属于有氧运动，肌肉在收缩和放松过程中既能产生三磷酸和腺苷酸等有扩张血管作用的物质，又能反射性地引起血管放松，使血管不易硬化，尤其在一些扭转姿势的练习配合下，能防止血管硬化，增加血管弹性，加强心肌的营养。头倒立式、肩倒立式还可以帮助对抗重力的影响，减轻静脉回流的阻力，能保持及恢复静脉健康。

从瑜伽实践的角度看，倒立类的体位法，由于地球重力的作用，可以促进大脑的供血，预防和缓解静脉曲张，但不适合于高血压患者。凡是脚高过头部的体位法，以及屏气的练习，都会引起血压的升高。但是高血压患者可以通过呼吸的练习，放松的练习，使症状有所缓解。哈他瑜伽的向太阳致敬式（即太阳礼拜式）由12个动作组合而成，动作和呼吸协调配合，一气呵成，可以全面改善血液循环状况。

第二节　有益于血液循环系统的瑜伽练习

一、基础练习

1. 下犬式（Facing Dog Down Ward）

下犬式因模仿狗向下伸懒腰的样子而命名，是瑜伽练习中最基础和最重要的体式之一。一般情况下，仅仅从下犬式就可看出一个人瑜伽体式的练习水平。这个体式对于喜欢跑步运动的人很有帮助，可以拉长小腿的跟腱，使腿部强壮而灵活。

下犬式属于放松类体式。由于在下犬式中心脏的位置更接近地面，大脑的位置低于心脏，因而可以减缓心跳的速度，促进大脑供血，使大脑平静，而且还可以减轻肩关节的僵硬。保持下犬式一分钟，有助于恢复精力。有规律地练习下犬式，可以使整个人将神焕发。

1）方法与步骤

（1）跪在垫子上，把手指分开，中指正对前方，使手掌心完全贴地，两手之间的距离宽比肩膀一点。

（2）把臀部抬起，腿部绷直，脚后跟下压着地，脚趾向前，双脚平行，双脚之间的距离与骨盆同宽。

（3）眼睛注视肚脐的方向，深长地呼吸，尽量放松，保持1分钟（见图5–1）。

（4）慢慢回到跪姿，用婴儿式进一步放松（见图5–2）。

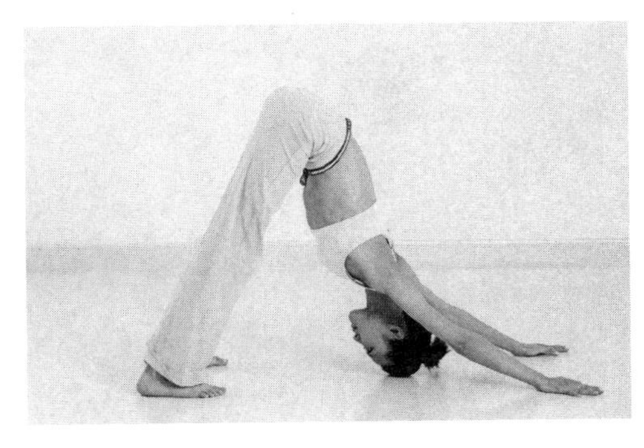

图5–1　下犬式

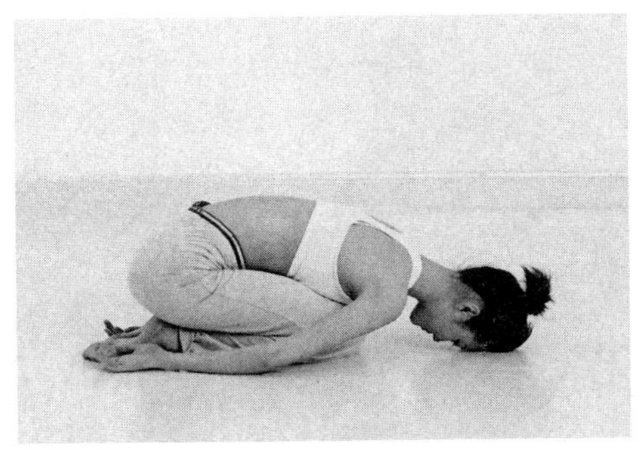

图5–2　婴儿式

2）注意事项

初学下犬式时，许多人后脚跟不能着地，这是由于小腿后侧肌肉和跟腱不够灵活的缘故。不要泄气，这是正常现象。坚持练习一个月之后，一般人都可以做出漂亮的下犬式。

2. 榻式（Couch Pose）

榻式也叫卧姿英雄式。榻式动作练习时，身体向后躺下去，像躺椅一样。

瑜伽整套动作练习中跪姿或者站立动作向仰卧练习的过渡时，一般都把榻式作为动作的衔接。榻式也属于放松类体式，有助于减轻心脏的负担，预防和缓解静脉曲张。对于消除长时间逛街后腿部的酸胀感，榻式的效果非常明显。

1）方法与步骤

（1）跪在垫子上（见图5-3），慢慢把两腿分开，使臀部着地（见图5-4）。用肘关节支撑身体，慢慢向后，臀部、背部着地，做成卧姿英雄式，均匀地呼吸，尽可能放松，保持1分钟（见图5-5）。

（2）慢慢把胸部挺起，整个身体像一个躺椅一样，均匀地呼吸，尽可能放松，保持1分钟。初学者可以用瑜伽砖或者靠垫把背部支撑起来，同样有效果（见图5-6）。

2）注意事项

（1）膝关节受伤者，慎练榻式。

（2）练习榻式之前，一定要先做好膝关节的热身活动。对于男性而言，初学榻式时可能有些困难。一定要循序渐进，通过瑜伽砖、靠垫的辅助工具，逐渐增加向后躺的幅度。

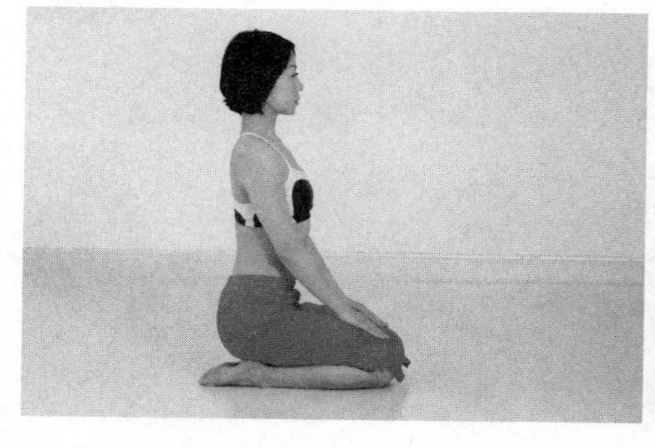

图5-3　预备式

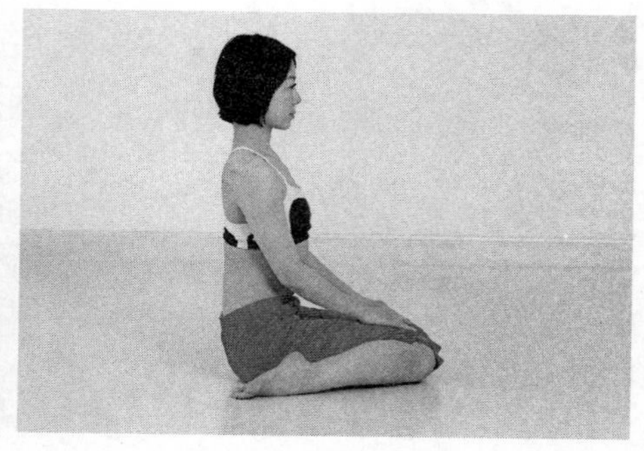

图5-4　榻式1

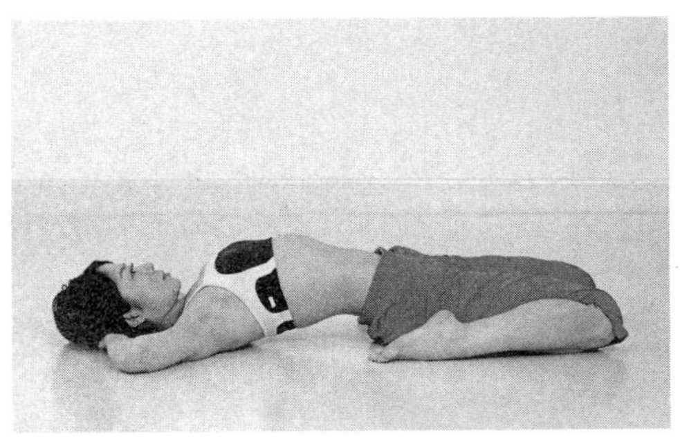

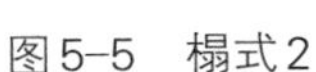

图5-5　榻式2

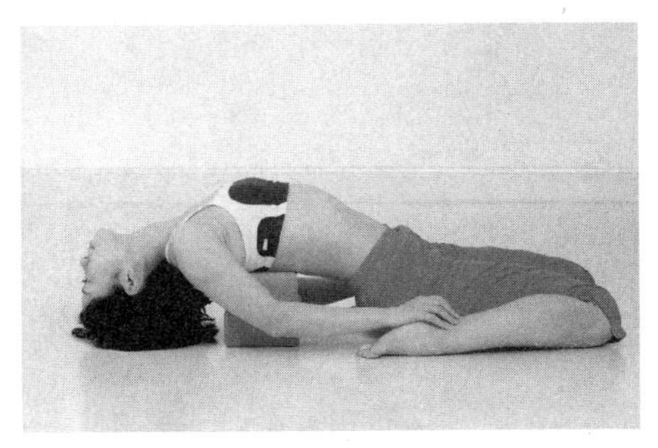

图5-6　榻式简易练习

二、进阶练习

1. 肩肘倒立及其变化（Shoulder Standing Pose）

顾名思义，肩肘倒立就是用肩膀和肘关节把身体倒立起来，体操中也有类似的动作。肩肘倒立是一个经典体式，这个体式促进下肢血液回流，大脑、颈部和胸部的血液循环增强，促进恢复精力，预防、缓解静脉曲张，还具有美容的作用。

1）方法与步骤

（1）仰卧放松，双腿伸直并拢（见图5-7），向上、向后卷起，掌心托住腰背部，下巴贴近锁骨窝，做成肩肘倒立，眼睛注视大脚趾的方向，均匀深长地呼吸，保持2分钟左右（见图5-8）。

（2）待动作熟练后，可以做两腿交换着地的变化，其他要领不变（见图5-9、图5-10）。

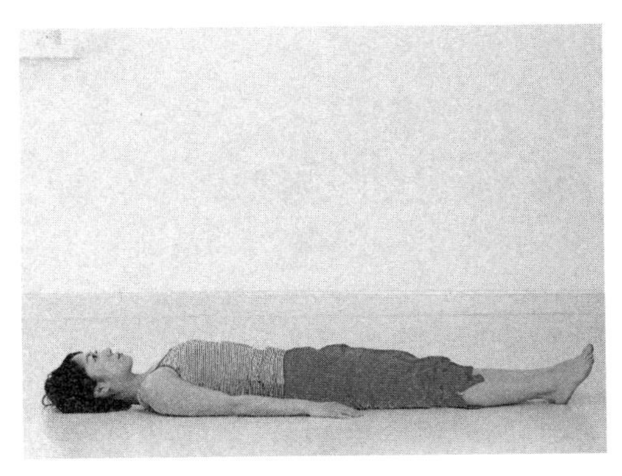

图5-7　预备式

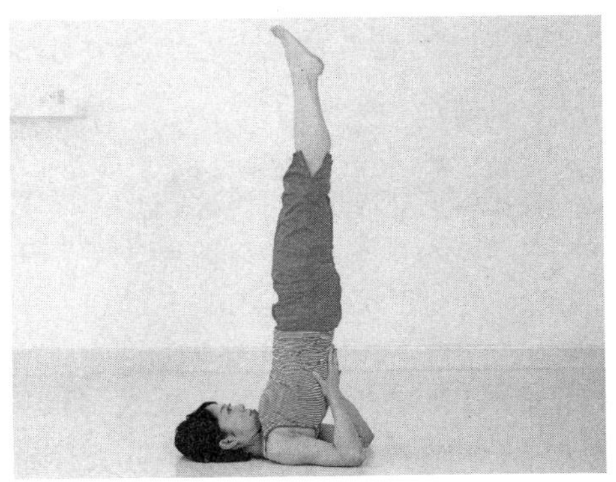

图5-8　肩肘倒立1

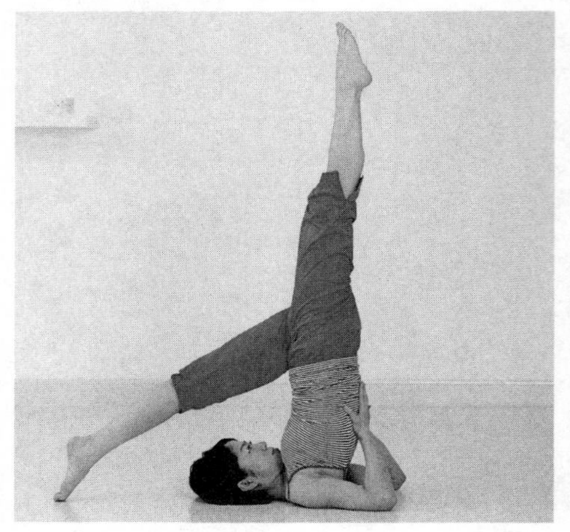

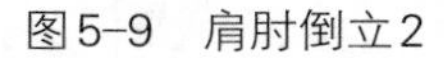

图5-9　肩肘倒立2

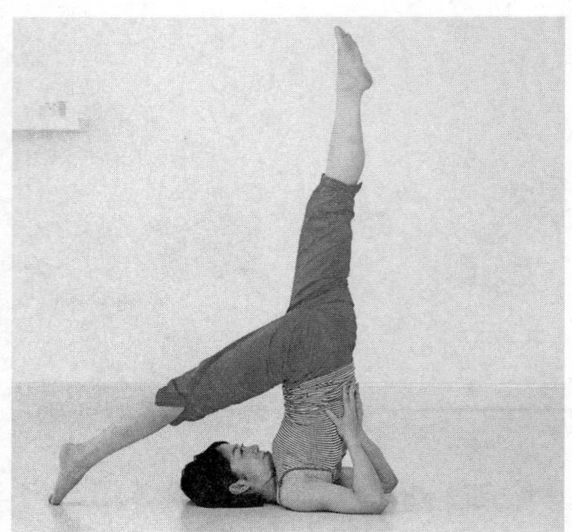

图5-10　肩肘倒立3

2）注意事项

练习肩肘倒立后，一定要做半鱼式，进行颈部的缓冲练习。方法是：松开双手，分开双腿，慢慢还原成仰卧的姿势，用肘关节支撑地板，挺胸仰头，头顶着地，保持1分钟左右，缓冲肩肘倒立造成的颈椎压力（见图5-11），然后再回到仰卧姿势，彻底放松（见图5-12）。

女生生理期不宜做肩肘倒立。

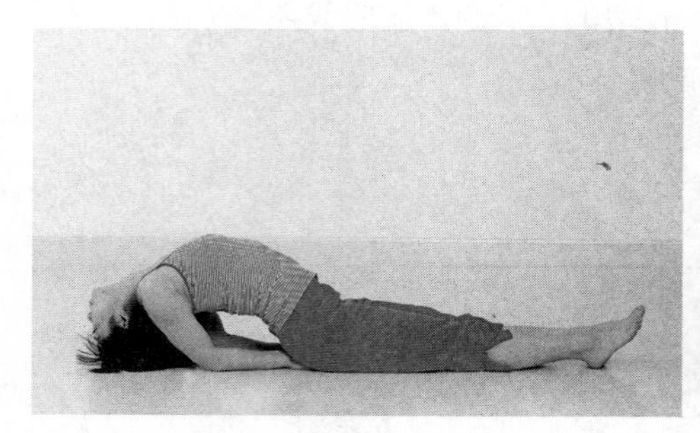

图5-11　半鱼式

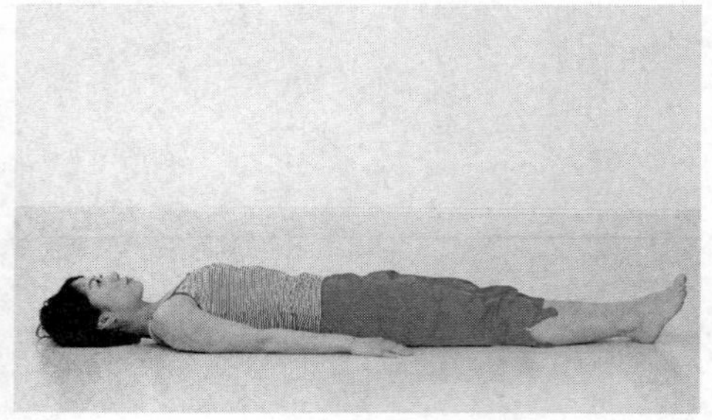

图5-12　放松

2. 哈他瑜伽向太阳致敬式（Hatha Yoga Sun Salutation）

向太阳致敬式俗称“拜日式”和“太阳礼拜式”，共有12个动作，动作与呼吸密切配合，一气呵成。太阳致敬式共有3种练习方法，在Power Yoga和

Ashtanga Vinyasa中，还有太阳礼拜式A和B，均为练习的起始动作。其中哈他瑜伽向太阳致敬式是最传统的。在印度的传统中，人们都在黎明时做这套练习。向太阳致敬式是一个综合练习，可以使身体快速暖和起来，把全身的关节、韧带伸展开。虽然动作连贯、复杂，但是呼吸还是应有条不紊，与动作完整地结合。

向太阳致敬式能够消除身体的僵硬，促进全身血液循环，使身体温暖舒畅，消除手脚冰凉。每天早上做6遍向太阳致敬式，坚持1个月，身体素质会显著改善，使人神采奕奕，充满活力。

1）方法与步骤

（1）预备：自然站力，双手胸前合掌，均匀地呼吸。想象自己是在黎明时分站在海边，太阳刚刚露出海面（见图5-13）。

（2）吸气，后弯：深深地吸气，把骨盆向前，手臂向上、向后伸展，身体向后弯曲（见图5-14）。

（3）呼气，体前屈：深深地呼气，背部挺直、腿伸直，身体向前弯曲，腹部靠近大腿，掌心贴地板（见图5-15）。

（4）吸气，展胸：深深地吸气，把右腿向后撤一大步，胸部向前挺，身体向后弯曲（见图5-16、图5-17）。

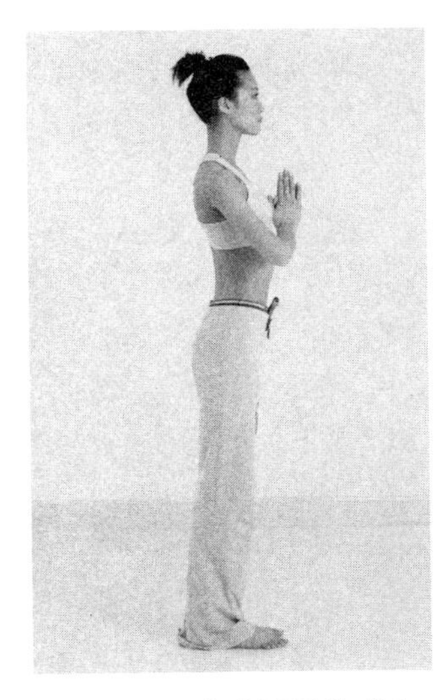

图5-13　向太阳致敬式1

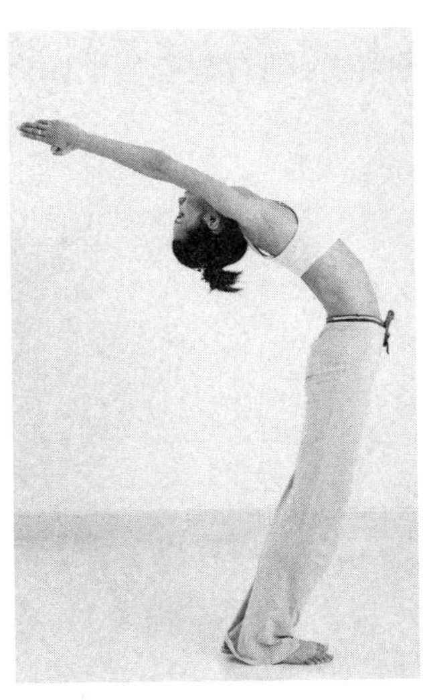

图5-14　向太阳致敬式2

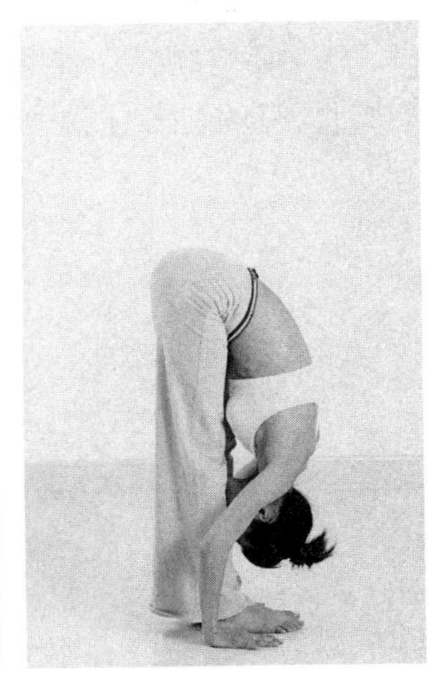

图5-15　向太阳致敬式3

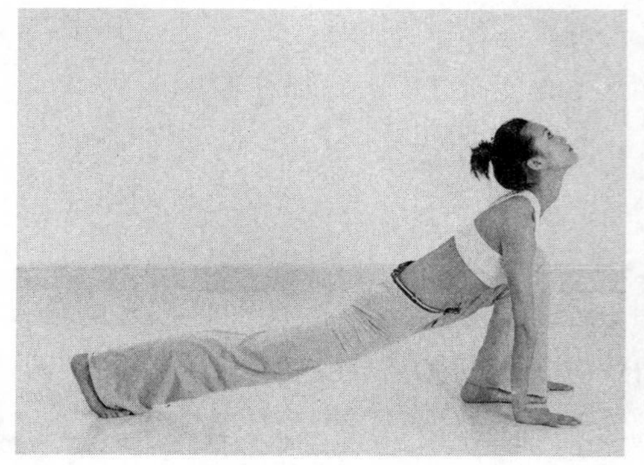

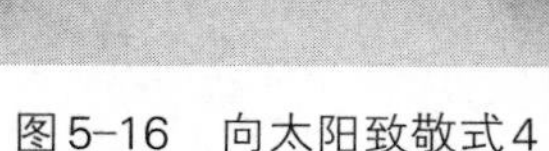

图5-16　向太阳致敬式4

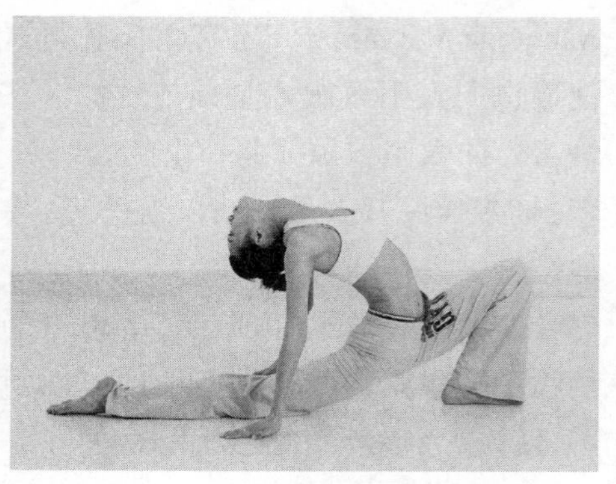

图5-17　向太阳致敬式5

（5）呼气，顶峰式：深深地呼气，把左腿向后撤一大步，变成下犬式，胸部向下压的同时，把臀部向上提起，两腿腿伸直，脚跟着地（见图5-18）。

（6）吸气，蛇击式：深深地吸气，膝关节弯曲，把下巴和胸部贴住地板，同时把臀部向上翘（见图5-19）。

（7）上犬式（和蛇击式连在一起吸气）：身体继续向前、向上移动，像蛇一样匍匐前进，变成上犬式（见图5-20）。

（8）呼气，下犬式：臀部向上提起，掌心贴地板，两腿腿伸直，脚跟着地板，成下犬式（见图5-21）。

（9）吸气，展胸：深深地吸气，把右腿向后前跨一大步，胸部向前挺，身体向后弯曲（见图5-22、图5-23）。

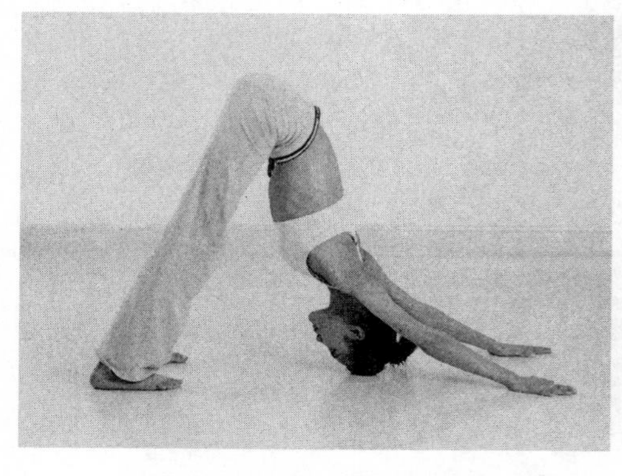

图5-18　向太阳致敬式6

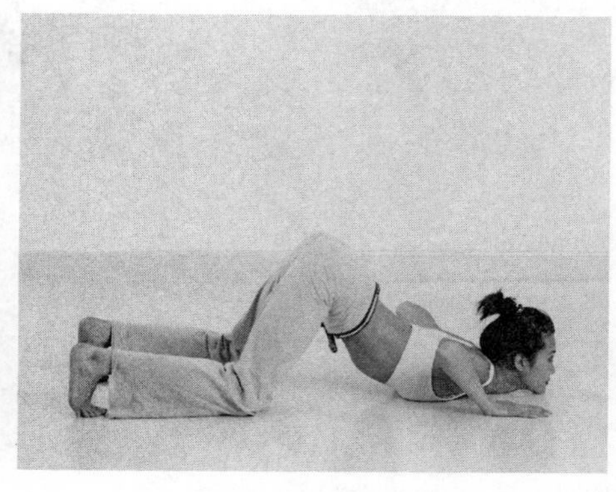

图5-19　向太阳致敬式7

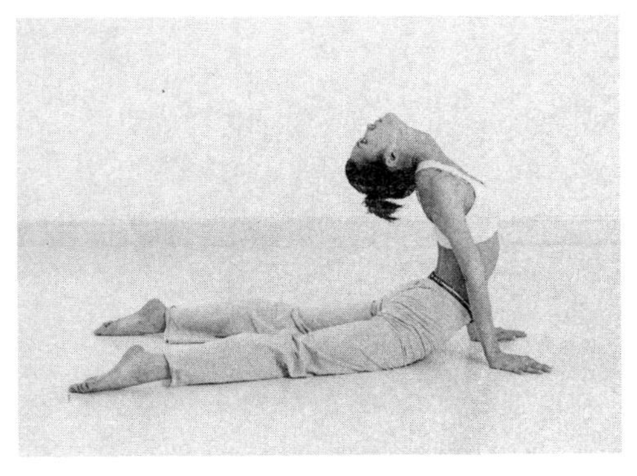
图5-20　向太阳致敬式8

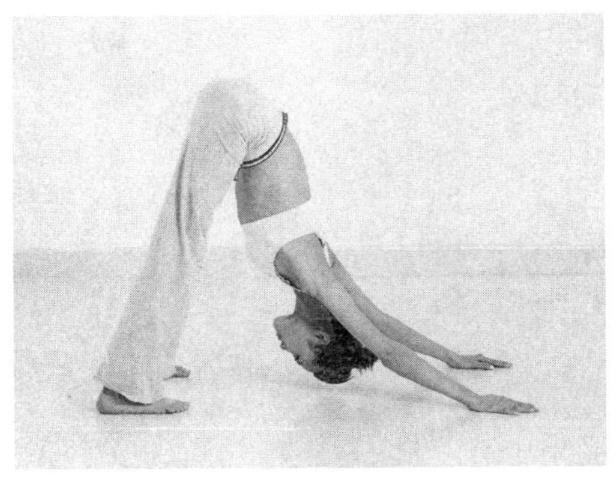
图5-21　向太阳致敬式9

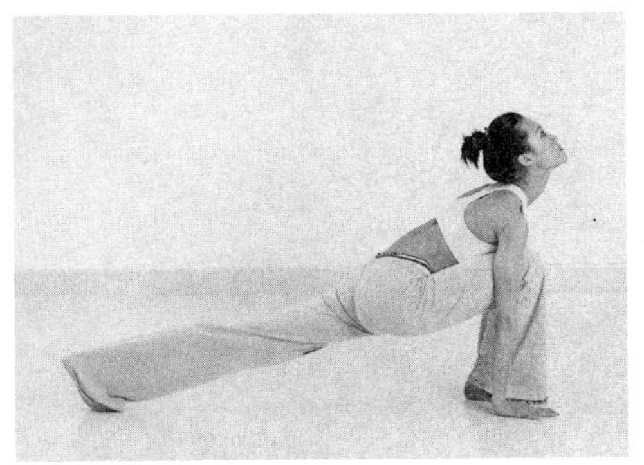
图5-22　向太阳致敬式10

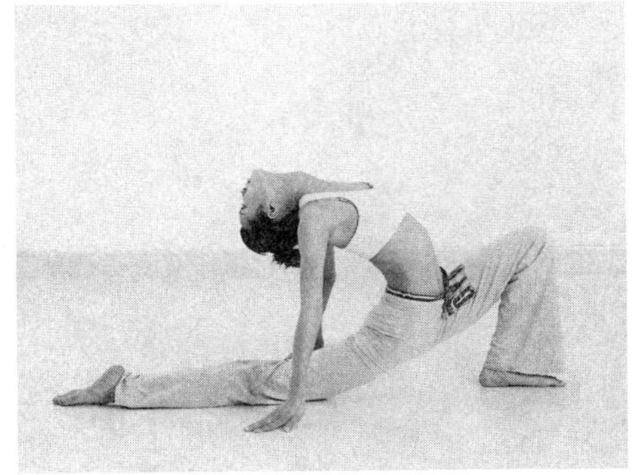
图5-23　向太阳致敬式11

（10）呼气，体前屈：深深地呼气，把左腿向前并步，两腿伸直，身体向前弯曲，腹部靠近大腿，掌心贴地板（见图5-24）。

（11）吸气，后弯：深深地吸气，手臂向上、向后伸展，背部挺直、腿伸直，身体向前弯曲（见图5-25）。

（12）呼气，还原到预备姿势。然后开始下一组，连续做6组（见图5-26、图5-27）。

2）注意事项

（1）太阳致敬式的动作，是左右对称的，一般先从右侧开始，右腿向后撤，回收时也是先做右腿，然后再做左侧。每次做偶数次的练习，如4，6，8，10等。

（2）初学时先做分解动作，熟练之后再做动作与呼吸的完整配合。

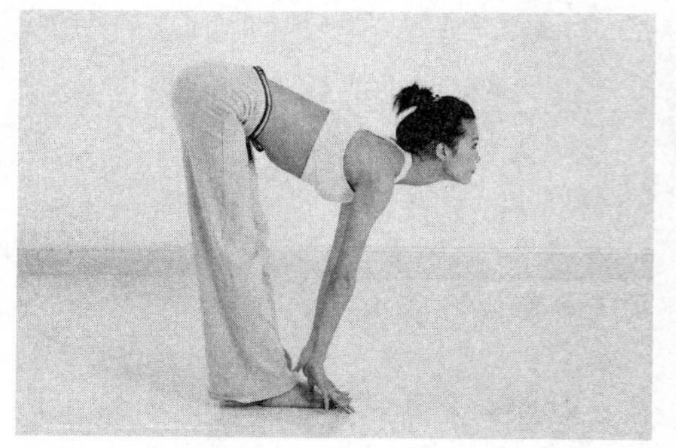

图5-24　向太阳致敬式12

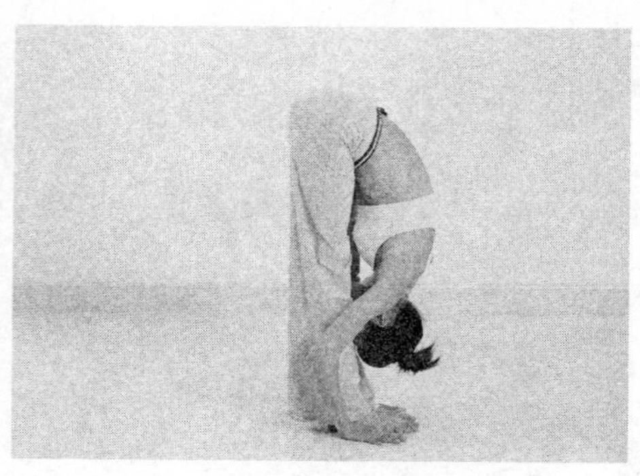

图5-25　向太阳致敬式13

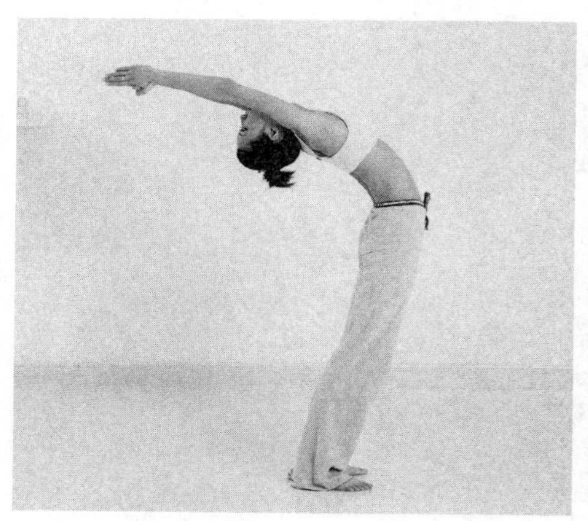

图5-26　向太阳致敬式14

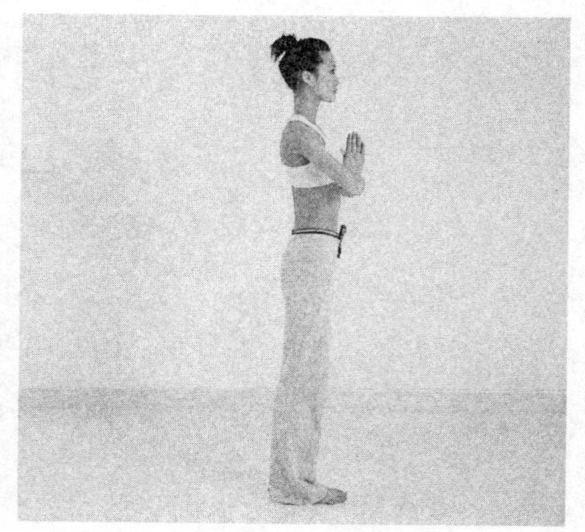

图5-27　向太阳致敬式15

第三节　有益于血液循环系统的饮食调理

痛经、手脚冰冷等循环障碍是女性常见的循环系统问题。高血压、高血脂等心脑血管疾病，也是应当注意的潜在危险因素。

心脑血管疾病是心脏血管和脑血管的疾病统称，泛指由于高脂血症、血液黏稠、动脉粥样硬化、高血压等所导致的心脏、大脑及全身组织发生缺血性或出血性疾病，是一种严重威胁人类，特别是50岁以上中老年人健康的常见病，即使应用目前最先进、完善的治疗手段，仍可有50%以上的脑血管意外幸存者生活不能完全自理，全世界每年死于心脑血管疾病的人数高达1 500万人。心脑血管疾病具有“发病率高、致残率高、死亡率高、复发率高，并发症多”的特点，目前我国心脑血管疾病患者已经超过2亿人。而且中青年人群中因心脑血管疾病猝死的事件时有发生。心脑血管疾病与饮食习惯和体育锻炼关系密切，健康饮食，规律锻炼，对于预防和降低心脑血管疾病效果显著。研究表明每天适度运动20分钟，可使患心脏病的概率减少30%。

从饮食养生的角度看，养护心脑血管系统，饮食宜清淡而有足够的营养，少吃肥甘厚味，如动物内脏、蛋黄、动物油等，应吃植物油，如花生油、菜籽油、豆油等，可多食蛋清、豆制品、坚果等以补充营养。

坚果有助于调节血压、改善代谢，降低冠心病等缺血性心脏病的危险。芦笋所含多种维生素和微量元素的质量优于普通蔬菜，经常食用能预防心脏病、高血压、心动加速等。裸燕麦能预防和治疗由高血脂引发的心脑血管疾病。葡萄干含大量葡萄糖，对心肌有营养作用，有助于冠心病患者的康复。绿色的花椰菜是很好的血管清理剂，能够阻止胆固醇氧化，防止血小板凝结成块，减少心脏病与中风的危险。

一、痛经

痛经是指女性在经期及其前后，出现小腹或腰部疼痛，甚至痛及腰骶，伴随月经周期而发，严重者可伴恶心呕吐、冷汗淋漓、手足厥冷，甚至昏厥，给工作及生活带来影响。

之所以会出现痛经，与发育不全的关系最大，但是与心理因素也有一定关系。所以，适当的学会对待痛经这个生理现象是有必要的。

1. 导致痛经的原因

（1）内分泌紊乱。如果女性内分泌紊乱会使机体出现不适变化，会引发不少疾病。如月经不调、痛经、白带异常、功血等。而某些不良的生活习惯也会导致内分泌失调，使痛经的概率增加。

激素可以促使子宫的肌肉和血管收缩，帮助经血排出。但是某种情况下，如上述的内分泌失调会导致激素分泌过剩，分泌量过多，使子宫肌纤维发生强烈的痉挛性收缩，从而引起疼痛，造成痛经，而激素分泌过剩之所以经常发生在少女身上,可能是因为她们还处在青春期的缘故。

(2)子宫内膜整块脱落、子宫颈口狭窄:如果在行经时,子宫内膜不是碎片而是整块脱落,排出困难;或子宫颈口较狭窄,子宫过度屈曲,使经血不能顺利流出,均可造成子宫收缩,或发生痉挛性收缩而引起疼痛。

(3)精神因素:有些女性因缺乏生理知识,行经时精神过度紧张、情绪波动很大,或身体虚弱缺少锻炼,对疼痛颇为敏感,且耐受力差,所以对疼痛的感觉比一般人敏锐,即使轻微的不适,也会觉得疼痛,而且精神越紧张,越感到疼痛。

2. 预防痛经的饮食原则

(1)月经前3~5天内饮食宜以清淡、易消化为主,不宜吃得过饱,尤其应避免进食生冷食品,因生冷食品能刺激子宫、输卵管收缩,从而诱发或加重痛经。

(2)月经期间应避免不易消化和刺激性食物,如辣椒、生葱、生蒜、胡椒、烈性酒等。可适当吃些有酸味的食品,如酸菜、食醋等,酸味食品有缓解疼痛作用。在经前或经后都应保持大便通畅,便秘可诱发痛经和增加疼痛感。多吃些蜂蜜、香蕉、芹菜、白薯等。经血量不多可适量地饮些葡萄酒,能缓解症状,在一定程度上还能起到治疗作用。

平时饮食应多样化,不可偏食。应经常食用些具有理气活血作用的蔬菜水果,如荠菜、洋兰根、香菜、胡萝卜、橘子、佛手、生姜等。身体虚弱、气血不足者,宜常吃补益气、血、肝、肾的食物,如鸡、鸭、鱼、鸡蛋、牛奶、动物肝肾、豆类等。

3. 饮食推荐

(1)玄胡益母草煮鸡蛋:玄胡20克,益母草50克,鸡蛋2个。将以上3味加水同煮,待鸡蛋熟后去壳,再放回锅中煮20分钟左右即可饮汤吃鸡蛋。其功效是:通经、止痛经、补血、悦色、润肤美容。

(2)乌豆蛋酒汤:乌豆(黑豆)60克,鸡蛋2个,黄酒或米酒100毫升。将乌豆与鸡蛋加水同煮,具有调中、下气、止痛、和血润肤的功效。适用于妇女气血虚弱型痛经。

(3)姜艾薏苡仁粥:姜、艾叶各10克,薏苡仁30克。将前两味水煎取汁,薏苡仁煮粥至八成熟,入药汁同煮至熟。其功效为温经、化瘀、散寒、除湿及润肤。适用于寒湿凝滞型痛经。

（4）山楂桂枝红糖汤：山楂肉15克，桂枝5克，红糖30~50克。功效：温经通脉，化瘀止痛。适用于妇女寒性痛经症及面色无华者。

二、手脚冰冷

手脚冰凉是部分女性常见的问题，特别是在经期，血液集中在腹部，手脚更容易感觉冰冷。手脚冰冷与心脏、血管有很大的关系，因为血液是由心脏发出，携带氧气到全身各部位，糖经过氧化后才能产生热能，手脚才会温暖。一旦心血管系统的功能出现障碍，就会影响血液运行输送，造成手脚冰冷的情形。此外，肌肉能够产生热量，由于女性比男性肌肉含量少，不易产生热量。热量本来可以随着血液被输送到手脚，但由于手脚处于肢体末端，在热量送达之前就冷却下来了，而且在全身都感觉寒冷的时候，如果向手脚输送过多的血液，相应地就有过多的血液被冷却以后流回心脏，因此心脏就不再向手脚输送大量的血液，于是手脚的毛细血管就会收缩变细。这样身体中心所产生的热量就更难输送到手脚，手脚也因此始终处于冰冷状态。

从中医的观点来看，手脚冰凉是一种“闭症”，所谓“闭”即是不通，受到天气转凉或身体受凉等因素的影响，致使肝脉受寒，肝脏的造血功能受到影响，导致肾脏阳气不足，肢体冷凉，手脚发红或发白，甚至出现疼痛的感觉。手脚容易冰冷、麻木，多是属于气血的毛病，因为气虚、血虚所造成的血液运行不畅、血液量不足，要补气、补血。腰部保暖有助于心脏发出指令向手脚输送更多的血液和热量，可以温暖手脚，又可以预防痛经，可谓一举两得。

1. 导致手脚冰凉的常见原因

（1）循环障碍，如心脏衰弱，无法使血液供应到身体末梢部位；贫血，循环血量不足或血红素和红血球偏低；末梢循环不良，人体血管收缩、血液回流能力就会减弱，使得手脚特别是指尖部分血液循环不畅。

（2）体型较瘦、虚寒体质的女性最容易出现手脚冰冷的情形，因为该类型的人末梢血液循环较差，容易使体温调节的机制紊乱，而手脚冰冷正是自律神经功能调节不顺畅、血管变细所引起的。而且脚趾、膝盖、肩膀和手指等部位，属于运动较多的关节区，脂肪、血管皆相对较少，热度容易散失。

（3）血糖太低或低血压。食物是身体重要的热量来源，如果减肥过度、饿过了头，血糖太低时，都会有手脚冰冷的现象。而低血压时，血液循环也会不佳，疲劳、身体衰弱时，血压容易降低，也会手脚冰冷。

（4）甲状腺机能减退。甲减患者由于基础代谢率下降，机体产热量显著降低，在寒冷的冬天即使穿再多的衣服，也总是手脚冰冷。

2. 饮食推荐

1）多补充维生素E

维生素E可扩张末梢血管，对于末梢血液循环畅通很有帮助，但服用维生素E的效果较缓慢，须持续3个月才可见效，而且每天必须服用足够的剂量。

2）吃含烟碱酸类食物

烟碱酸对于稳定神经系统和循环系统很有帮助，可改善神经紧张、紧张性腹泻、皮肤炎，扩张末梢血管，改善手脚冰冷，但如果大量服用也有副作用。

（1）烟碱酸在哪里？

在动物肝脏、蛋、牛奶、奶酪、糙米、全麦制品、芝麻、香菇、花生、绿豆、咖啡中，烟碱酸的含量都很丰富。

（2）维生素B群可帮助合成烟碱酸：

维生素B1、B2、B6能促进烟碱酸的合成，促进末梢血管扩张，每天补充30~60 mg的维生素B群较为合适。

3）吃坚果、胡萝卜

可借由日常食补法增加热量，如坚果类的核桃仁、芝麻、松子等；蔬菜类的韭菜、胡萝卜、甘蓝菜、菠菜等；水果类的杏、桃、木瓜等，都是饮食最佳选择，其他如牛肉、羊肉、海鲜类、糯米、糙米、黄豆、豆腐、芝麻、红糖，都属于温热性食物，手脚冰冷者应多选用。

要特别提醒，容易手脚冰冷的人，一年四季都要避免吃生冷的食物、冰品或喝冷饮。

4）吃辛辣食物

辣椒、胡椒、芥末、大蒜、青葱、咖喱等辛香料，可促进血液循环，平常饮食时可搭配食用，例如吃炒面、炒米粉时加辣椒酱；喝汤时多加点胡椒粉；吃水饺时配酸辣汤，无形中增加辛香料的摄入。

5）常吃温补食物

如人参茶、姜母鸭、桂圆茶、黑芝麻、甜汤圆等，冬天吃不仅使身子暖和，也能暖和手脚冰冷。

中药中有许多药物可改善及预防手脚冰冷，如人参、党参、当归、丹参、北耆、鹿茸、菟丝子、巴戟天、玉桂、肉苁蓉、仙茅、玉桂子、桂枝、麻黄、干姜、花椒、胡椒、肉豆蔻、草豆蔻等，泡茶、熬煮、入菜均可。

3. 饮食推荐

（1）人参枸杞茶：人参、枸杞各15克，加入1 500毫升的水，用大火煮沸后，再用小火煮15~20分钟，即可饮用。

（2）人参核桃汤：人参7~8片、核桃15~20颗，加水用大火煮开后，再用小火煮10~20分钟，睡前温饮，最好将熬煮的渣一并服用。

（3）红枣龙眼茶：红枣、龙眼适量，加水熬煮即可饮用，特别适合贫血、容易感到头晕的人。

（4）姜丝爆羊肉：羊肉切薄片，生姜切细丝，锅内加油少许，起旺火，待油冒青烟时，倒入花椒、八角，炸出香味，倒入姜丝略炒，加入羊肉片翻炒，加入盐、味精，出锅时淋麻油即可。

（5）三香辣椒：红辣椒（根据自己吃辣的程度选择辣椒品种），在炉火上烤干至接近焦；花生米炒熟至酥脆（芝麻也可）；大葱在炉火上烤至外层焦煳，剥去外层。以上三种原料，分别捣烂，然后再混合，加盐和味精，即可食用。

（6）大枣枸杞羊肉汤：羊肉切大块，在开水锅中氽出血水备用；大枣和枸杞洗净备用；锅内加水，放入羊肉、葱、姜、大料同煮，煮半熟时，加入大枣、枸杞和盐煮熟即可。如果不喜欢羊肉的膻味，可以与大枣同时加入橘子皮一两片以减轻膻味。

三、高血压

随着生活水平的提高和生活节奏的改变，被称为“富贵病”的“三高症”（即高血压、高血糖和高血脂）问题日益严重，因“三高症”导致的心脑血管病发病率和死亡率逐年上升。

近年来，人们对心血管病多重危险因素作用以及心、脑、肾靶器官保护的认识不断深入，高血压的诊断标准也在不断调整，目前认为同一血压水平的患者发生心血管病的危险不同，因此有了血压分层的概念，即发生心血管病危险度不同的患者，适宜血压水平应有不同。医生面对患者时在参考标准的基础上，根据其具体情况判断该患者最合适的血压范围，采用针对性的治疗措施。

临床上高血压可分为原发性高血压和继发性高血压。原发性高血压是一种以血压升高为主要临床表现而病因尚未明确的独立疾病。继发性高血压又称为症状性高血压，在这类疾病中病因明确，高血压仅是该种疾病的临床表现之一，血压可暂时性或持久性升高。

目前国内高血压的诊断采用2000年中国高血压治疗指南建议的标准（见表5-1）。

表5-1　血压标准

类　　别	收缩压/mmHg	舒张压/mmHg
正常血压	<120	<80
正常高值	120~139	80~89
高血压	≥140	≥90
1级高血压（轻度）	140~159	90~99
2级高血压（中度）	160~179	100~109
3级高血压（重度）	≥180	≥110
单纯收缩期高血压	≥140	<90

如患者的收缩压与舒张压分属不同的级别时，则以较高的分级标准为准。单纯收缩期高血压也可按照收缩压水平分为1、2、3级。

高血压患者心血管危险分层标准如表5-2所示。

表5-2　血压危险标准

其他危险因素和病史	血 压 水 平		
	1级	2级	3级
无其他危险因素	低	中	高
1~2个危险因素	中	中	极高危
≥3个危险因素或糖尿病或靶器官损害	高	高	极高危
有并发症	极高危	极高危	极高危

1）高血压饮食调养要点

（1）控制食盐量。食盐的主要成分为氯和钠，如钠盐摄入过多，在某些内分泌素的作用下，能引起小动脉痉挛，使血压升高。同时，钠盐还有吸收水分的作用，如果食入钠盐过量，体内水分滞留，就会增加心脏负担。因此，每日饮食中钠盐供应量以低于3克为宜；咸菜、榨菜、酱豆腐等过咸的食品以少吃、不吃为佳。

（2）控制热能供应量。高血压和心脏病患者应多食用含热量低的食物。因总热能过高时，血清胆固醇通常升高。如患者体重过重，应节制饮食。

（3）限制脂肪量和胆固醇量。每日膳食中，尽量避免食用含动物性脂肪及胆固醇较高的食物，如动物油脂、肥肉、肝、肾、脑、肺、蛋黄、鱼子等。以食用植物油及豆制品为宜。但植物油也不可过多，因过多的植物油也会促使患者肥胖。

（4）忌食刺激性食物。饮食中尽量少用生姜、辣椒、胡椒面等辛辣调味品，严禁吸烟、饮酒，去掉喝浓茶、浓咖啡等不良嗜好。

（5）多吃新鲜蔬菜和水果。常吃一些新鲜蔬菜、瓜果、豆芽、海带、紫菜、木耳等食物，有防止血管硬化的作用。经常食用芹菜、草莽、西红柿等食物，可降低血压。心脏病患者宜多食山楂、金樱子、草萄果等水果。

2）预防高血压的推荐饮食

（1）荠菜：初春采其幼苗当菜食用，清香可口。凡高血压、眼底出血的病人，用荠菜花15克，旱墨莲12克，水煎服，1日3次，连服15日为一疗程。请医生复测血压，如未降可继续服一个疗程；若血压已有明显下降，可酌情减服，每日2次，每次量略减少。

（2）莼菜：以江苏太湖、杭州西湖所产为佳。实验显示莼菜黏液部分有抗癌和降血压的作用。患高血压者每日取新鲜莼菜50克，加冰糖食粮炖服，10日为一疗程，可连续服用。

（3）菠菜：高血压病者有便秘、头痛、目眩、面赤，可用新鲜菠菜置沸水中烫约3分钟，以麻油伴食，1日2次，日食250~300克，每10日为一疗程。可以连续食用。

（4）马兰头：具清凉、去火、止血、消炎的功效。高血压、眼底出血、眼球胀痛者，用马兰头30克、生地15克，水煎服，每日2次，10日为一疗程，如无不适等副作用，可持续服用一个时期，以观后效。

（5）海带玉米须：海带、玉米须。海带30克洗净后切成细丝，玉米须略冲洗后，与海带丝一同放入砂锅中，加适量水煮成汤食之。

（6）芹菜粥：芹菜50克，大米50克。将芹菜洗净去叶梗与大米煮成粥，叶子洗净煎汁，待粥煮沸后加入即可。

（7）苦瓜芹菜：芹菜、苦瓜各适量，将芹菜去叶后洗净切成丝，苦瓜去瓤后洗净切成丝，然后用素油一起炒食。

（8）蒸芦笋：新鲜芦笋250克，生姜半个。将芦笋去皮去头，生姜切丝，芦笋整根放入蒸锅内，上放姜丝，加适量水和盐，放入蒸锅内，大火蒸20分钟，淋上热油。具有暖胃、宽肠、润肺、止咳、利尿的作用。对高血压、血管硬化、心脏病、糖尿病有一定的辅助治疗效果。

四、高血脂

在人体的血液中，血浆所含的脂类称为血脂，包括胆固醇、胆固醇脂、甘油三酯、磷脂和未脂化的脂酸等。当血浆的脂类浓度超过正常高限时，称为高脂血症。一般情况下，医院测定血浆胆固醇数值在2.80~5.96 mmol/L、甘油三酯在0.57~1.75 mmol/L之间为正常，若超过此数值就称为高脂血症。

高血脂与高血压一样是冠心病等心血管疾病的重要危险因素，高血脂并不是老年人的专利，从青壮年甚至幼儿时期就开始侵蚀血管，只是尚未对身体造成明显伤害，患者一般没有自觉症状。到了中年以后，高血脂对心脑血管的伤害逐渐显现出来，在老年期特别明显，会产生心绞痛、心肌梗塞、偏瘫等严重的症状。

高脂血症的病因基本上可分为两大类，即原发性高脂血症和继发性高脂血症。原发性高脂血症是指脂质和脂蛋白代谢先天性缺陷（家族性）以及某些环境因素（包括饮食和药物），通过各种机制所引起的。继发性高脂血症是指由于其他原发疾病所引起者，如糖尿病、肝病、肥胖症等。

容易患高血脂的人群主要包括：

（1）有高血脂家族史的病人；

（2）肥胖者；

（3）35岁以上长期大鱼大肉高脂、高糖饮食者；

（4）不爱运动者；

（5）长期吸烟、酗酒者；

（6）患有糖尿病、高血压、脂肪肝病者；

（7）生活无规律、情绪易激动、精神长期处于紧张状态者。

1. 预防高血脂的饮食禁忌

（1）少吃或不吃动物内脏，包括心、肝、肾、脑等动物内脏的胆固醇含量都很高。

（2）蛋黄、蟹黄、鱼子含丰富的胆固醇，高血脂人每周吃蛋黄不要超过两个。

（3）多春鱼也不宜多吃。

（4）贝壳类食物往往是连内脏一起吃下，也增加胆固醇的摄入。

（5）软体鱼类，例如鱿鱼、八爪鱼、墨鱼等海鲜也富含胆固醇。

（6）动物脂肪摄入体内以后能够转化为胆固醇，应少食为宜。

2. 预防高血脂的推荐饮食

（1）灵芝。可降低血清胆固醇、三酰甘油和低密度脂蛋白的含量，同时升高高密度脂蛋白含量，还能降低全血黏度和血浆黏度，改善血液流动。

（2）深海鱼类。鱼类所含的饱和脂肪极低，尤其是来自深海的冷水鱼类，含有大量的 ω-3脂肪酸，有实验的研究证明服用 ω-3脂肪酸的人，胆固醇和三酸甘油酯的含量、血液黏稠度均有降低，而且还有降低血压的作用。

（3）燕麦。服用裸燕麦片3个月（日服100克），可明显降低心血管和肝脏中的胆固醇、甘油三酯、β-脂蛋白，总有效率达87.2%，对于因肝、肾病变，糖尿病，脂肪肝等引起的继发性高脂血症有明显的疗效。

（4）大蒜。有研究发现每天吃半颗（整颗更好）蒜头，可帮助某些人降低10%的胆固醇，而且还能降低血压。大蒜中被认为至少有6种有效成分能抑制肝脏中胆固醇的合成，且能使高密度脂蛋白升高。

（5）洋葱。洋葱也可以降低胆固醇和血压，并有降低血液黏度的功效，其作用和药物阿司匹林颇类似。

（6）大豆。豆类中含有至少6种降低血脂的成分，其中以大豆最为明显。如卵磷脂可除掉附在血管壁上的胆固醇，大豆所含的皂甙有明显的降血脂作用，大豆异黄酮也能降低血脂。

（7）菊花山楂茶。白菊花20克，生山楂20克。用水煎或者开水冲泡菊花和山楂，每日一次。

（8）燕麦葡萄干粥。燕麦1/2杯，葡萄干2大匙，小豆蔻子1颗，姜黄粉少许，盐适量。将豆蔻子拍碎，与所有食材一同放入锅中，加水煮软。具有补肝肾，益气血作用，适用于心脑血管疾病的预防和康复。

思考题

1. 人体血液循环系统主要包括哪些组织和器官?
2. 瑜伽练习对人体血液循环系统有何影响?
3. 怎样才能做好太阳礼拜式?
4. 肩肘倒立练习有何禁忌?
5. 怎样通过饮食调理改善血液循环系统的功能?

瑜伽箴言

任何人都能练习瑜伽,你不需要特殊的设备或者衣服,只需一个小小的地方和一个强烈的愿望,就会有一个更加健康、充实的人生。

——《瑜伽之光》

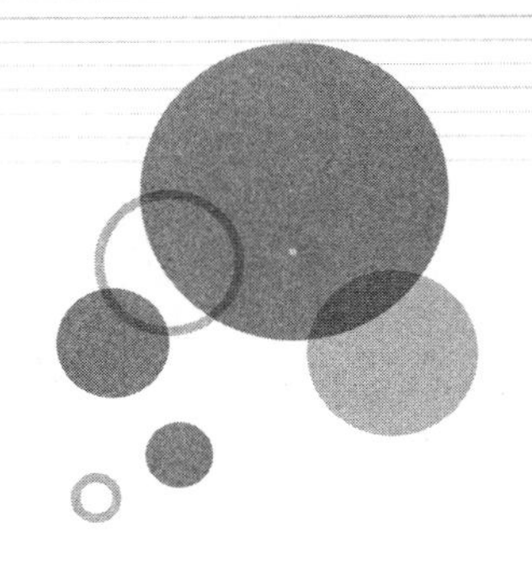

第六章 瑜伽对人体消化系统的作用与实践

消化系统由消化道和消化腺两大部分组成。消化道包括口腔、咽喉、食管、胃、小肠和大肠，消化腺包括口腔腺、肝、胰腺以及消化管壁上的许多小腺体。消化系统的机能，包括了消化和吸收两个方面。食物的消化和吸收需要胃的蠕动以及小肠和大肠的吸收，还需要肝脏分泌胆汁，胰腺分泌的胰岛素，以及肝脏的解毒等，不同食物需要的消化液不同。

从瑜伽和印度传统医学的角度看，胃火不足（胃动力弱），吃得太多、太油腻，或者食物的刺激性太强，未消化的食物堵塞肠道，以及紧张焦虑等因素，都会导致消化系统机能的紊乱。

第一节　瑜伽对人体消化系统的影响

从瑜伽实践的角度看，清洁瑜伽中腹部收束法和腹部的转动练习，可以有效按摩肠胃，清除积聚的残余物；通过增加核心肌肉力量的练习，可以增强内脏的功能；扭转类的动作，可以按摩内脏器官的机能。

"You are what you eat"——吃什么你就是什么，传统瑜伽非常强调饮食的结构和方法。印度阿育韦达养生学对于饮食有详细的记载。瑜伽实践的配合饮食的调理，可以促进人体消化系统的机能。

从中国传统医学的角度看，脾胃为后天之本，饮食失宜，生冷的饮食，以及暴饮暴食等不良习惯，损伤脾胃功能，会引发一系列的消化系统疾病。“思虑过度，劳伤心脾”，过分的忧虑，也会造成消化系统的疾病。

瑜伽体位法能够保持腹部肌肉的强壮和弹性，达到对消化器官的有效按摩，还能对腹部肌肉进行特殊、有力的内部按摩。腹部收束法对腹部肌肉进行纵向按摩，腹部旋转功对腹部器官进行横向按摩，而眼镜蛇式、蝗虫式、弓式等动作能够拉伸腹部肌肉。腹部肌肉的力量还有助于保持腹部器官维持正常的位置，从而保证消化系统的消化及吸收功能顺利运作，以供给机体充足的蛋白质、脂肪及糖。

由于消化系统受植物神经系统直接控制和调节，瑜伽运动特有的呼吸形式，可直接加大膈肌活动幅度，改变交感神经和副交感神经的兴奋强度。有实验研究表明，瑜伽练习者胃液分泌量、胃液酸度和蛋白酶含量均有增加趋势。此外，瑜伽运动对肠胃有双向调节功能，使胃肠蠕动亢进者变缓；而对胃肠蠕动出现病理性运动迟缓者，则可使胃肠蠕动加深、节律加快、肌张力提高、胃排空加速，从而有效地消除积气，保持大便通畅，起到防治神经性腹泻和便秘等消化道疾病的功效。

第二节　有益于消化系统的瑜伽练习

一、基础练习

1. 单腿屈膝团身（Half Leg Lock Pose）

仰卧单腿屈膝团身，也被称为锁腿式，这是一个简单实用的体式。它通过腹部和腰背部的主动运动，促进胃肠的蠕动，按摩内脏器官，调和肝胃，帮助消化和排泄。

1）方法与步骤

（1）仰卧在垫子上（见图6–1），慢慢弯曲右膝，双手交叉抱住右小腿，把前额轻轻贴在右膝上（见图6–2），把注意力集中在腹部，保持这个姿势深呼吸9次左右，注意颈部要放松。

（2）稍做休息调整后，交换另外一侧。重复3遍。

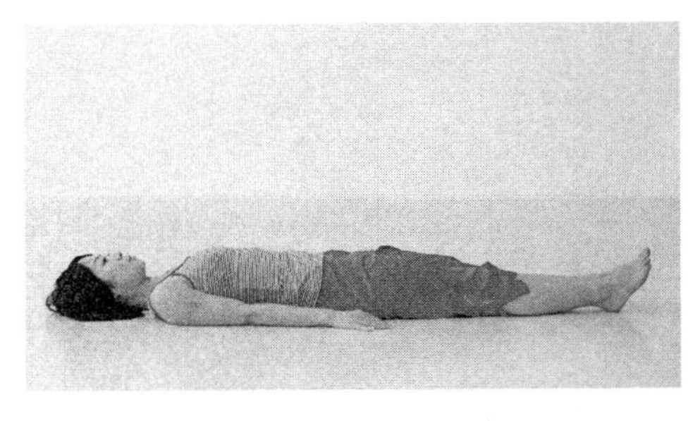

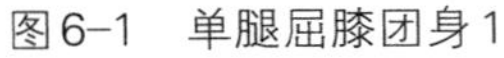

图6-1　单腿屈膝团身1

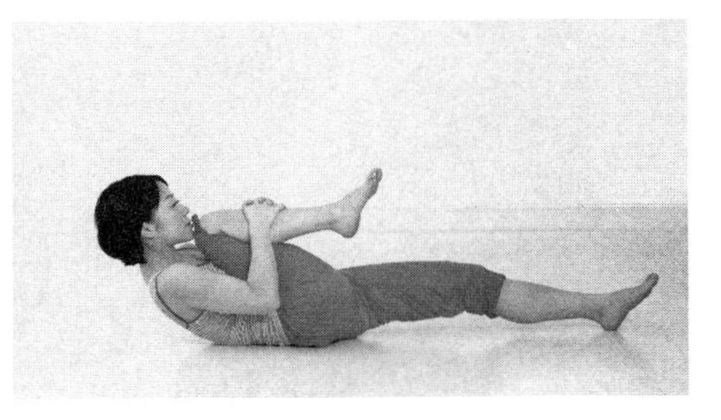

图6-2　单腿屈膝团身2

2）注意事项

（1）呼吸要保持均匀自然。

（2）易犯错误：颈部过分用力；屈膝后的另一侧腿部容易离开地面。

（3）禁忌：严重腰椎、颈椎病患者禁止。

2. 双腿屈膝团身（Leg Lock Pose）

双腿屈膝团身是单腿屈膝团身的延伸，方法与要领相同，只是双腿一起团起（见图6-3）。一般先练习单腿屈膝团身，接着练习双腿屈膝团身，进一步起到调和肝胃、按摩内脏器官，帮助消化和排泄。

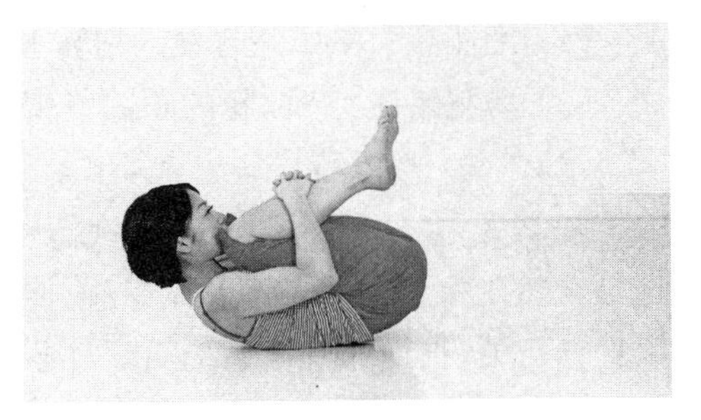

图6-3　双腿屈膝团身

1）方法与步骤

同单腿屈膝团身。

2）注意事项

在练习过程中，如果出现放屁、打嗝、肠鸣等现象，不必惊慌，这是部分练习者尤其是长期便秘者在胃肠蠕动加强后的自然现象，不要感到害羞。练习一段时间后，这些现象就会逐渐消失。

3. 仰卧脊柱扭转（Lying Spinal Twist）

仰卧脊柱扭转是在仰卧屈膝团身的基础上进行的扭转动作。通过扭转脊柱，调整植物神经的功能，进一步按摩肠胃等消化器官，促进消化和排泄。

1）方法与步骤

（1）仰卧在垫子上，慢慢弯曲右膝，双手交叉抱住右小腿（见图6-4），用左手

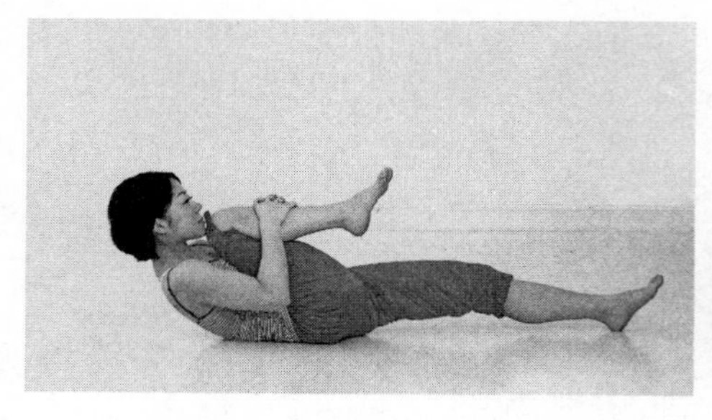

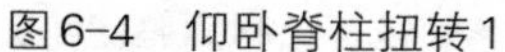
图6-4　仰卧脊柱扭转1

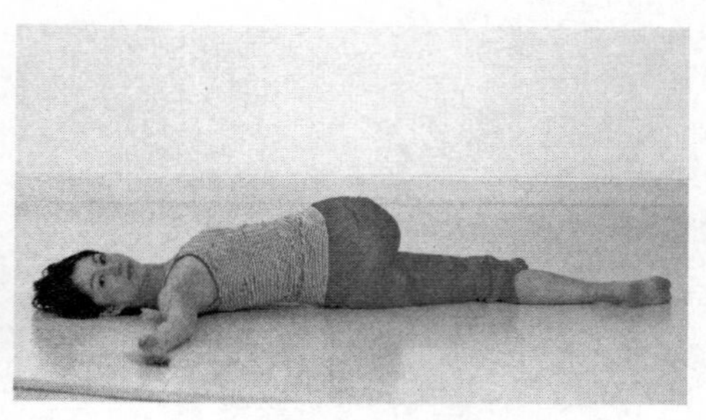

图6-5　仰卧脊柱扭转2

把右腿放在左面的地板上，右手手心向上，直臂向右方后伸展，扭转脊椎，眼睛注视右手的方向（见图6-5），把注意力集中在脊柱的扭转上，保持9次自然呼吸。

（2）慢慢回到仰卧的姿势，交换另外一侧。

（3）左右各重复2遍。

2）注意事项

（1）把注意力集中在脊柱的扭转上，弯曲的腿和向后伸展的手臂同时用力。

（2）易犯错误：弯曲腿的膝关节离开地面。

（3）禁忌：严重腰椎病患者禁止。

初学者，尤其是男性练习者，在扭转时脊柱发出“咯噔”的声响时不要惊慌，这是自然现象。交感神经和副交感神经的起点在脊柱，脊柱的状况和内脏的健康息息相关，长期的消化系统问题会导致脊柱部位相应的轻微改变。另外，长期坐姿不正确的人群，脊柱的形状也会出现轻微的歪斜。通过脊柱的扭转，可以调整脊柱的状况，有益于消化和排泄。

4. 推磨式（Churning the Mill）

古代的面粉、豆浆，都是通过石头的磨盘推磨出来的。推磨式就是模仿推磨的姿势而得名。推磨式可以按摩肠胃、胰腺等消化器官，增强腹部、腰部肌肉的力量，预防、改善消化不良等症状，而且还有减肥塑体的功效。

1）方法步骤

（1）预备姿势：坐在垫子上，挺直上身，两腿向前伸直，十指相交往前平举（见图6-6）。

（2）上身自腰部向前屈体，先顺时针方向转动，以髋部为中点，注意力集中在腹部，躯干尽可能地往右、前、左、后旋转（见图6-7），同时配合呼吸：吸气时往

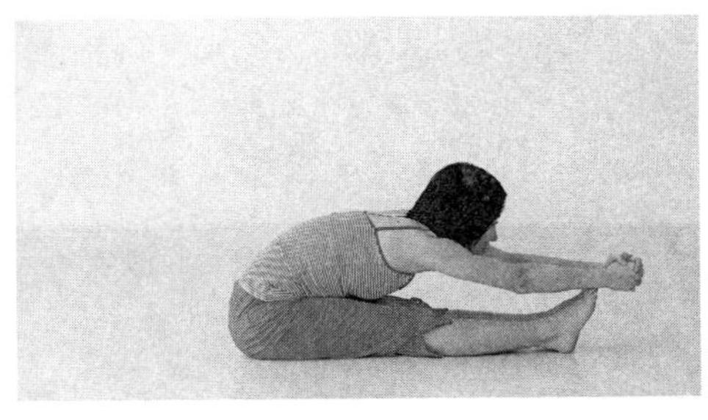

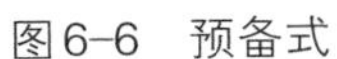

图6-6　预备式

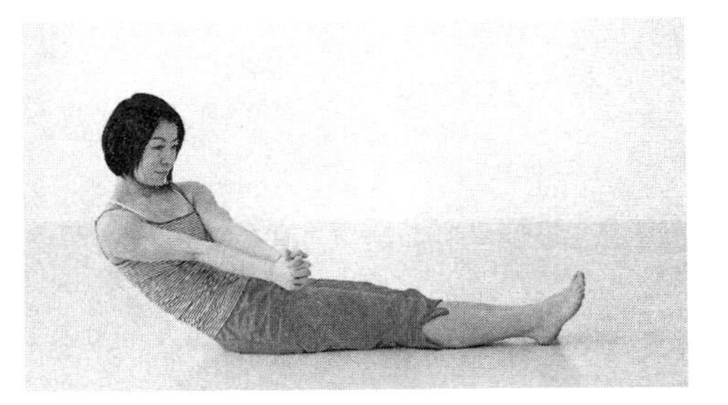

图6-7　推磨式

后仰，呼气时往前倾。根据自己的能力，可以转6圈，或者8圈，然后再做相同次数的逆时针方向练习。

（3）仰卧在垫子上，放松身体，重复3~5遍。

2）注意事项

（1）动作和呼吸要协调配合：吸气时后仰，呼气时前倾；开始练习时可以先做6圈，随着练习时间的推移，每次转动可以逐渐增加到10圈，12圈等。

（2）易犯错误：腿部容易离开地面。

推磨式不适合于高血压、心脏病患者；腹部手术至少半年后才可以。

二、提高阶段

1. 弓式摇摆（Sewing Wheel Pose）

弓式就像一张拉开弦的弓箭。弓式是经典体位法之一。摇摆的弓式就是在弓式的基础上，身体进行前后、左右的摇摆，可以强烈地按摩肠、胰腺胃等消化器官，增加肠胃的蠕动力，帮助肠胃排空，同时强化脊柱的灵活性，调整植物神经体统的机能。

1）方法与步骤

（1）前后的摇摆。俯卧在垫子上，两腿弯曲，双手抓住脚踝，慢慢把膝盖向上拉起，胸部和下巴向后仰，做成弓式（见图6-8）。接着深吸一口气，然后呼气，胸部向下向前，膝盖向上向后，身体像摇篮一样前后摇摆（见图6-9、

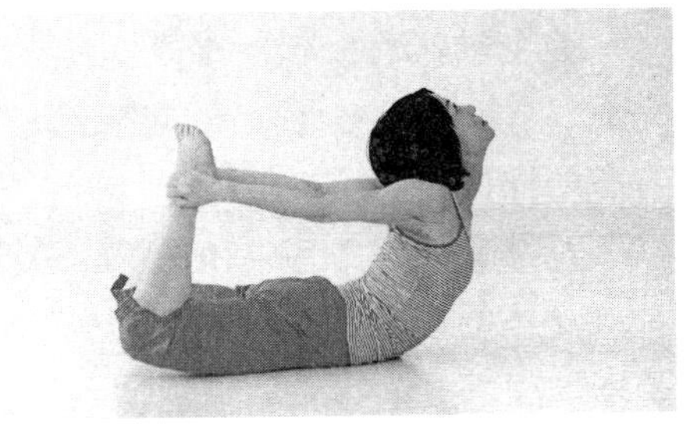

图6-8　弓式前后摇摆1

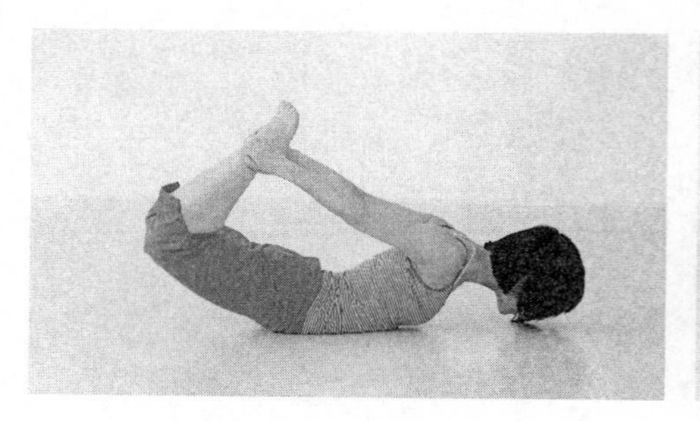
图6-9　弓式前后摇摆2

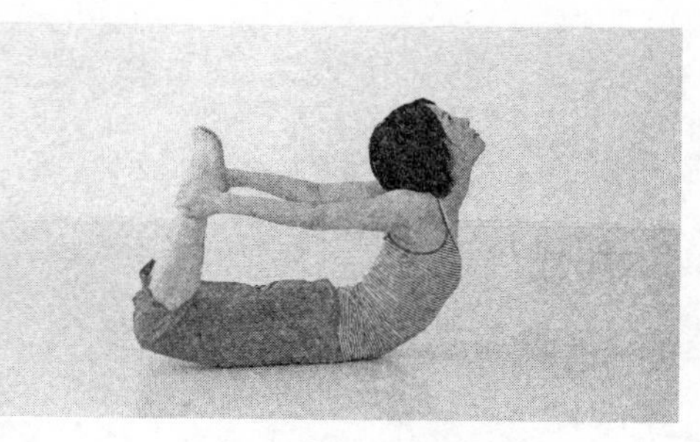
图6-10　弓式前后摇摆3

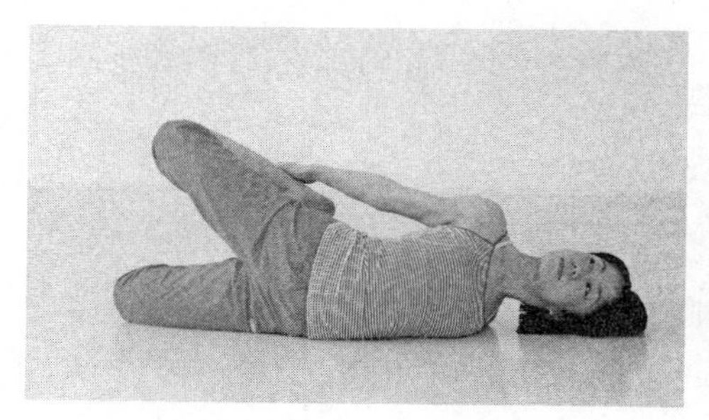
图6-11　弓式左右摇摆1

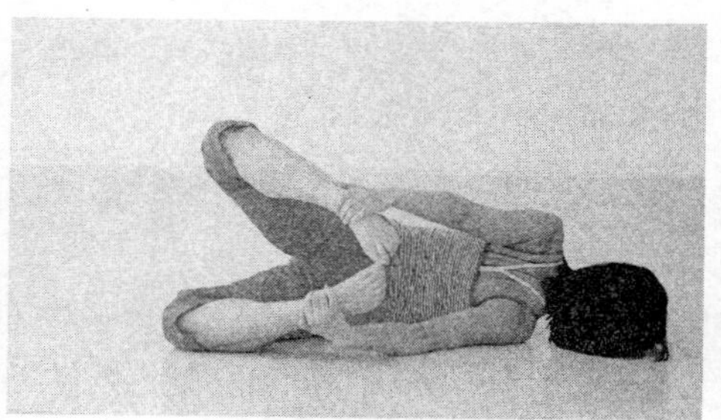
图6-12　弓式左右摇摆2

图6-10)，按摩腹部和背部，连续12次左右。

（2）左右的摇摆。预备姿势同前，吸气时向左身体向左，呼气时身体向右(见图6-11、图6-12)，按摩腹部和背部，连续12次左右。

2）注意事项

（1）动作与呼吸协调配合，借助摇摆产生的惯性来练习，就会比较容易。

（2）易犯错误：颈部太紧张。

（3）禁忌：胆囊炎、胆结石，以及严重腰椎、颈椎病患者禁止。

这个动作有一定的难度。初学时先把弓式做好，然后可以让同伴帮助自己完成，具体方法是：前后的摇摆，想象自己像玩具不倒翁一样，让同伴前后推拉；左右的摇摆，想象自己像被炸的油条一样，让同伴左右推拉。

2. 船式及其变化(Boat Pose)

身体的姿势像一艘小船，因而叫做船式。船式是经典体位法之一。其作用是增加腹部、腰背部肌肉的力量；提高肠胃、胰腺等消化系统的机能，预防、改善消化不良等症状。

1）方法步骤

（1）预备姿势：仰卧在垫子上，全身放松（见图6–13）。

（2）双手、双脚和上身躯干同时上提，离地约45度夹角，双臂向前伸直，双腿也要用伸直。胸部前挺，背部绷紧，深长呼吸，两眼注视脚尖（见图6–14）。把注意力集中在腰腹部和背部，保持这个姿势7~9次深呼吸。

（3）缓缓呼气，把双腿、躯干放回地面，全身放松，回复到预备姿势，重复这个练习3~5次。

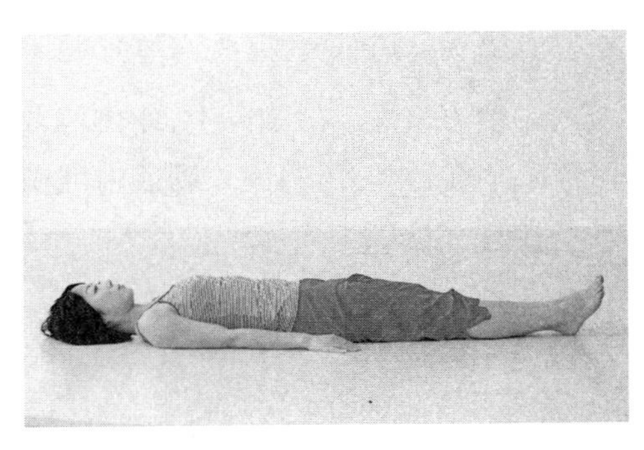

图6–13　预备式

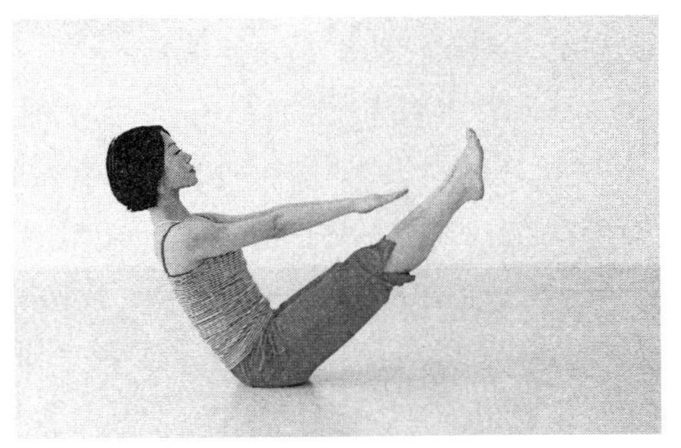

图6–14　船式1

2）注意事项

（1）初学者往往身体起不来，平衡很难掌握，这是由于核心肌肉力量差的缘故。可以采取抬头和抬腿分开练习，使动作简化。

（2）整个过程中，呼吸不要停止、不要急促。随着核心肌肉力量的增加，就可以逐渐掌握了。

（3）易犯错误：容易憋气；颈部太紧张。

（4）禁忌：不适合于高血压、心脏病患者；腹部手术至少半年后才可以。

3. 船式的加强式（Advanced Boat Pose）

在熟练掌握基本的船式动作以后，可以把尝试把难度再提高，进一步增强核心肌肉的力量。

（1）直臂上举，其他要领不变（见图6–15）。

（2）双手交叉，抱住后脑勺，肘关节外展，背部挺直，其他要领不变（见图6–16）。

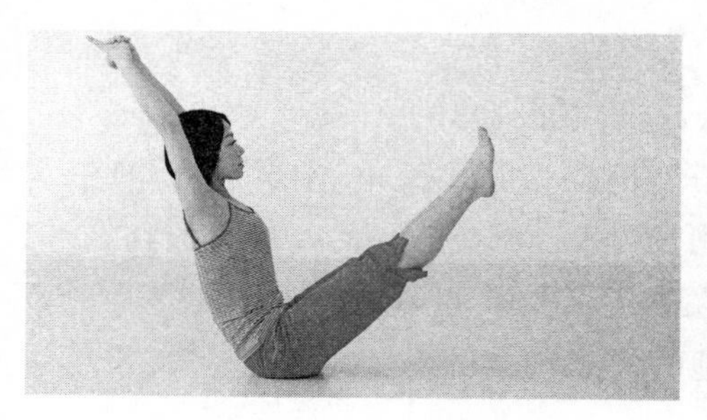

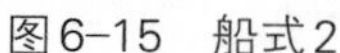

图6-15　船式2

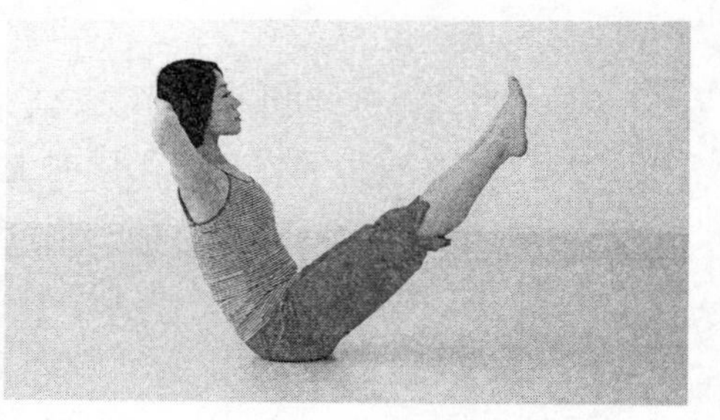

图6-16　船式3

4. 瑜伽断食法（Yoga Fasting）

在印度传统瑜伽练习中，断食法是重要的生活方式之一。实际上，瑜伽行者每周至少有一天是断食的。断食能减轻消化系统的负担，帮助消除肠道内堆积的排泄物，对于便秘症状有明显的改善。

1）方法步骤

（1）选择自己的休息天，或者工作和家庭活动最轻松的一天，或者两天，尝试简单的断食练习。

（2）不吃主食，只喝果汁和温开水，不喝冰冻饮料，不喝咖啡、茶等刺激性食品。

（3）饥饿时，吃些中性的水果。

5. 腹部转动（Nauli）

瑙力（Nauli）意思是“腹部的转动”，是瑜伽清洁法的主要内容，其作用是按摩内脏器官；清洁肠胃；排毒；改善消化系统的机能，预防、治疗腹泻、便秘等消化系统疾病；预防内脏下垂。

1）方法步骤

（1）做腹部收束法（Uddyana Bandha）。站立姿势，双腿略弯曲，深深地吸气，然后彻底呼气，再闭气，同时尽力向内、向上收缩腹肌（见图6-17）。尽可能地保持这个体位。感觉有些憋气时，再缓缓放松腹部，吸气，接着恢复正常呼吸。

（2）深吸气，然后深呼气，屏息，先做腹部收束法，然后把腹部像漱口一样快速鼓荡。

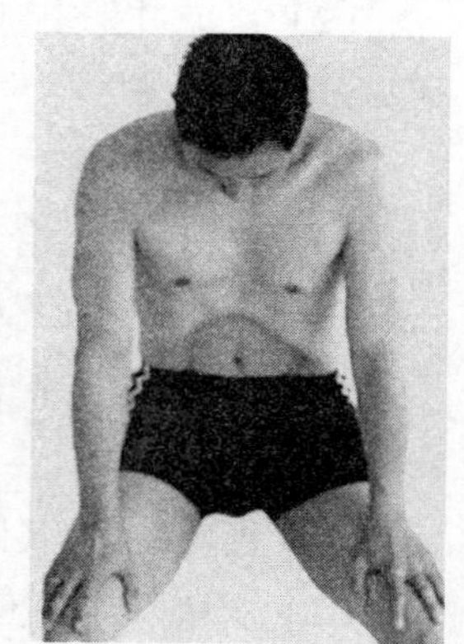

图6-17　瑙力1

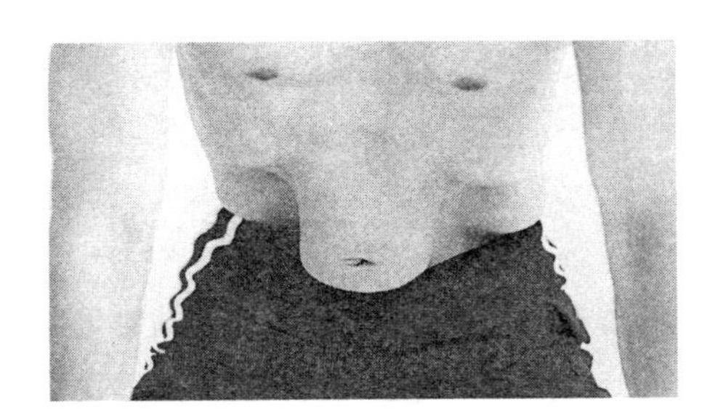

图6-18　瑙力2

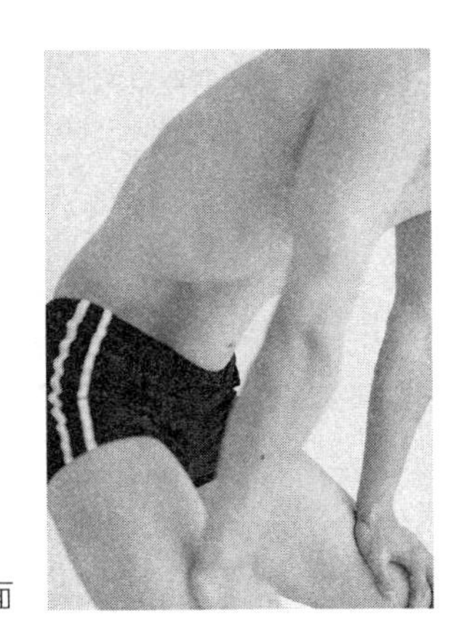

图6-19　瑙力侧面

（3）深吸气，然后深呼气，屏息，把腹部两边往内收，中间往外突出（见图6-18），保持一会儿。

（4）左右转动（见图6-19）。

2）注意事项

瑙力（Nauli）看起来很神奇，甚至有些不可思议。很多人以为是瑙力是"气"在转动，其实瑙力只是对腹直肌的控制。"难者不会，会者不难"，一旦掌握了，就像漱口一样简单。

练习瑙力前提条件是空腹，如果每次练习10分钟，能够坚持每天练习的话，一般三个月就可以学会。许多瑜伽行者都会在早晨洗漱后进行瑙力练习，自然成了习惯，就像刷牙洗脸一样不可缺少。瑙力对于消化和排泄、排毒，有很好的效果。

第三节　有益于消化系统的饮食调理

人们通过消化系统获得能量，维持正常的生命活动。组成消化系统的各个器官相互协调，共同完成食物的消化、营养的吸收以及残渣的排除活动。由于饮食习惯不良或其他原因，会导致消化系统容易出现问题，影响正常生活。

中医认为，脾胃是元气之本，元气是健康之本。脾胃伤，则元气衰；元气衰，则疾病所由生。胃是人体消化系统的主要器官，胃一旦发生疾患，就直接影响人体营养物质的吸收，导致某些全身性疾病的发生，所以人们应随时注意胃的卫生保健。护养肠胃的关键在于养成良好生活饮食习惯，其中饮食调理是关键。

我国传统养生理论中认为消化系统基本要领是保养脾胃，做到饮食有节、合理调配，要吃洁净新鲜食物，要细嚼慢咽。印度阿育韦达养生学主张熟食，注重食物的选择和搭配，尽可能定量定时，避免冰冷的食物和饮料。

护养肠胃的基本诀窍主要包括以下几点：

（1）定时定量，规律饮食。食应有规律，三餐定时、定量，不暴饮暴食。研究表明，有规律地进餐，定时定量，可形成条件反射，有助于消化腺的分泌，更利于消化。到了进餐时间，不管肚子饿不饿，都应主动进食，避免过饥或过饱，使胃保持有规律的活动。只吃七分饱，忌暴饮暴食。早上要吃好，中午要吃饱，晚上要吃少。提倡少吃夜宵，临睡前进食会导致胃酸分泌，产生的热量容易囤积，无论对胃、对人体都无益处。

（2）饮水择时，饭前喝汤。最佳的饮水时间是晨起空腹时及每次进餐前1个小时，餐后立即饮水会稀释胃液，用汤泡饭也会影响食物的消化。饭前先喝一点开胃汤，使胃液分泌活跃起来，使胃处于消化吸收的准备状态。

（3）少吃生冷食物。常吃生冷食物可导致胃黏膜血管收缩，血液循环不畅，会引起恶心、呕吐、食欲下降等现象发生。尤其是早餐，虽然蔬果汁一向是备受推崇的健康饮品，但如果在早餐时喝上一大杯冷冷的蔬果汁却可能适得其反。因为人体总是更喜欢温暖的环境，清晨，夜间的阴气未除，大地温度尚未回升，体内的肌肉、神经及血管都还呈现收缩的状态，如果此时进食冰冷的食物，必然使体内各个系统挛缩、血流不畅。女性夏天吃冰激凌一定要节制，生理期不要喝冰冷的饮料；男性喝冰啤酒要缓慢，不能只贪图一时的痛快，否则容易导致胃痛、肠痉挛，以及慢性消化不良。

（4）少吃刺激性食物。辣椒、胡椒等辛辣食物对消化道黏膜具有较强的刺激作用，容易引起腹泻或消化道炎症。天气转凉时，火锅店的生意自然好起来，人们常常是一边进食麻辣烫，一边喝冰凉的饮料，这样一来就很容易引发急性胃炎或是慢性胃炎急性发作。因为火锅的底料一般辛温香燥，易动热伤阴，而火锅料经过烧碱浸泡对胃肠道刺激较大，再加上冷饮寒食的侵袭，“火锅综合征”自然一触即发，腹痛腹泻、口舌糜烂、咽干疼痛等症状接踵而至。另外少吃过酸食物，如凤梨、柳丁、橘子等。

（5）不吃霉变食物，少吃盐渍食品。如今胃癌的危害极大。大量流行病学资料显示，长期高盐饮食、食用霉变、烟熏和盐渍食物都会增加胃癌发生的危险性。因此，不吃发霉变质的大米、花生仁、玉米以及变质的肉类、鱼类、贝壳类，同时要少吃咸肉、腌鱼干等，以避免食物中的自然致癌物。

（6）保持良好的就餐情绪。研究报道不良情绪可导致食欲下降、腹部胀满、嗳气、消化不良、胃病、十二指肠溃疡等症，而良好的情绪则有益于胃肠系统的正常活动。因此，吃饭时心情要放松，避免紧张、焦虑、恼怒等不良情绪的刺激。

（7）适宜食用的食物。全谷类食物，如荞麦、薏仁、米、麦、燕麦，可加入含多种蔬菜的热汤中同煮，并加入适量的油脂，或加酸甜味。阿育韦达养生学最推崇印度香米（basmati rice），米粒细长，外观透明，比泰国香米更为昂贵。糙米是高纤食物，富含维生素B群，中医认为糙米味甘、性温，健脾养胃、促进消化吸收，对便秘患者有益，但质地较硬，需要长时浸泡，煮至熟透、松软。

一、慢性胃炎

慢性胃炎系指不同病因引起的各种慢性胃黏膜炎性病变，是一种常见病，其发病率在各种胃病中居首位。主要包括慢性浅表性胃炎、慢性糜烂性胃炎和慢性萎缩性胃炎。后者黏膜肠上皮化生，常累及贲门，伴有G细胞丧失和胃泌素分泌减少，也可累及胃体，伴有泌酸腺的丧失，导致胃酸、胃蛋白酶和内源性因子的减少。现代医学认为慢性胃炎的病因与幽门螺杆菌、饮食和环境因素、自身免疫等因素有关，临床表现为上腹痛或不适、上腹胀、早饱、嗳气、恶心等消化不良症状。

饮食推荐

（1）花椒火腿汤：火腿肉150克，洗净切片，与花椒3克同入锅，加水适量煮汤，肉熟后撇去浮油，调味即成，饮汤食肉。具有温胃散寒、理气止痛的功效，适应于胃痛、恶寒喜暖、得温痛减、遇寒加重者。

（2）鸡内金粥：将鸡内金用小火炒至黄褐色，研细粉备用。用粳米加水500毫升，煮至米开花，兑入炒鸡内金粉5克，再煮二三沸即可。具有消食导滞、和胃止痛的功效,适合胃脘疼痛、胀满拒按、嗳腐吞酸,或呕吐不消化食者。

(3) 香料米饭:长香米1米杯,青豆1汤匙,胡萝卜1根,小茴香子1/2汤匙,植物油1汤匙。将米、青豆洗净浸泡备用,胡萝卜洗净切小块。油锅热后,加小茴香子,待香味释放后,加青豆、胡萝卜块稍微翻炒,再依次加入长香米、水、盐,翻匀后加盖,焖煮至熟透。具有健脾宽中,安肠胃的功效。适合于日常食用。

(4) 薏仁浆:准备薏仁1米杯,水适量。将薏仁洗净,和清水煮熟放凉后,放入搅拌机打成米浆;或者薏仁在清水里浸泡4~5个小时后,放入豆浆机制浆。具有健脾、渗湿、止泻、增强免疫力的功效。用于脾虚腹泻,肌肉酸重,关节疼痛,水肿等。

二、便秘

便秘是临床常见的复杂症状,而不是一种疾病,主要是指排便次数减少、粪便量减少、粪便干结、排便费力等。必须结合粪便的性状、本人平时排便习惯和排便有无困难做出有无便秘的判断。如超过6个月即为慢性便秘。

女性由于生理因素,很容易患上便秘。便秘的患病率高达27%,但只有一小部分便秘者会就诊。便秘可发生于各年龄段,女性多于男性,老年多于青、壮年。因便秘发病率高、病因复杂,患者常有许多苦恼,便秘严重时会影响生活质量。

便秘常表现为:便意少,便次也少;排便艰难、费力;排便不畅;大便干结、硬便,排便不净感;便秘伴有腹痛或腹部不适。部分患者还伴有失眠、烦躁、多梦、抑郁、焦虑等精神心理障碍。

由于便秘是一种较为普遍的症状,症状轻重不一,大部分人常常认为便秘不是病,不用治疗,但实际上便秘的危害很大。便秘的"报警"征兆包括便血、贫血、消瘦、发热、黑便、腹痛等和肿瘤家族史。如果出现报警征兆应马上去医院就诊,作进一步检查。

适当的体育活动,特别是腹肌的锻炼有利于胃肠功能的改善,对于久坐少动和精神高度集中的脑力劳动者更为重要。建议患者每天至少喝6杯250毫升的水,进行中等强度的锻炼,并养成定时排便的习惯。

便秘患者宜食新鲜柔滑蔬菜,如冬葵、菠菜、胡萝卜、银耳、木耳等。水果以香蕉、桃、无花果等为佳。润肠通便食物,如芝麻、蜂蜜、胡桃仁、甜杏仁、松子仁等。适当增加豆油、花生油等烹调用油量，起润肠作用，可使大便通畅。酸奶有满肠防腐通便作用，有条件者可常饮用。便秘者一般忌食辛热刺激食物，如大蒜、辣椒、胡椒、芥末等。虚寒便秘者忌食生冷瓜果。

饮食推荐

（1）白菜心：白菜是大众菜，微寒，味甘，具有解毒除热、通利肠胃的功能。凡心烦口渴、大便不畅、小便黄少者均可常食白菜。白菜中含有较多粗纤维，还含有维生素A，B，C，尤以维生素C较多，白菜中的纤维素可以促进肠壁的蠕动，帮助消化，防止大便干燥。生吃白菜心可以不破坏白菜的营养，通便很有效。

（2）西葫芦：每100克西葫芦中约含水分94 g以上，它是低热量食物，维生素A的含量较多，其余的维生素类和矿物质类与笋瓜相近，含钾、镁的比例较高，其品质比笋瓜要好，还含有较多的纤维素、半纤维素、木质素和果胶等。这些物质不能被人体消化酶水解，但可促进肠道蠕动，有利于粪便排出。

（3）淡盐水：一般情况下，吃过晚饭后食物的残渣在肠道里停留很长时间，肠道中的细菌、霉菌就会发酵，产生有害物质。有些人常常觉得反胃或早晨起床后嘴里有异味，就是由于胃内产生的腐食残渣所致。而清晨起床后，空腹饮用一杯温开的淡盐水，可以清洗残渣、消毒杀菌，防止因结肠过度吸收水分而导致便秘，还可以预防胃炎，提高自身免疫功能，是一举多得的办法。特别提示：最好一次饮用500毫升淡盐水（放普通勺子的1/10食用盐即可），水温在20~30℃之间。

（4）蜂蜜水：血糖不高的人，可以在早晨、晚上各喝一杯温蜂蜜水。取25克蜂蜜，用温水搅匀冲服即可。蜂蜜可以促使胃酸正常分泌，还有增强肠蠕动的作用，能显著缩短排便时间，消除大餐后的积食。蜂蜜水制作方便，效果明显，宜长期坚持。

（5）番薯小米粥：准备番薯400克、小米100克。将番薯去皮、洗净、切成块，小米洗净备用。在锅内放入适量清水，置旺火上烧沸后，把番薯、小米同放入锅内，改用文火煮至米烂粥稠即可。番薯含有丰富的膳食纤维，有很好的润肠通便作用。可预防结肠癌，防治习惯性便秘。

（6）牛奶玉米粥：准备牛奶500毫升、玉米粉60克。将玉米粉加适量冷水调和成粉浆状。在锅内放入适量冷水，水开后放入已调和的粉浆和牛奶，不断搅动，煮熟即可食用。如喜食甜味，可放入适量白糖。牛奶玉米粥清香可口，而且营养非常丰富，具有很好的润肠通便的效果，可以预防痔疮、结肠癌等病患。

思考题

1. 人体消化系统主要包括哪些组织和器官？
2. 瑜伽练习对人体消化系统有何影响？
3. 如何进行瑜伽断食法？
4. 怎样才能做好推磨式？
5. 怎样通过饮食调理改善消化系统的功能？

瑜伽箴言

瑜伽是通向平静、安宁和快乐之门的金钥匙。

——B. K. S. Iyengar

第七章 瑜伽对人体呼吸系统的作用与实践

任何生物都必须呼吸，只是呼吸的方式和结构不同而已。人体呼吸系统是执行机体和外界进行气体交换器官的总称。呼吸系统的机能主要是与外界的进行气体交换，呼出二氧化碳，吸进氧气，进行新陈代谢。呼吸系统包括呼吸道（鼻腔、咽、喉、气管、支气管）和肺。肺主要由肺泡和各级分支的气管组成，肺泡是气体交换的场所。呼吸系统的基本功能是执行机体于外界进行气体交换，即吸入氧气，呼出二氧化碳呼吸是维持机体新陈代谢和其他功能活动所必需的基本生理过程之一，一旦呼吸停止，生命也将终止。

传统瑜伽理论认为呼吸非常重要，生命就在呼吸之间。而且认为人类的生命力就像一支蜡烛，每个人的蜡烛长短不同，是由业力（Kama）所决定的。呼吸的频率快、呼吸短促的动物寿命短，而呼吸的频率慢、呼吸均匀深长的动物寿命长。传统瑜伽中的呼吸法“Pranayama”，有八种方法专门的练习技巧，提高对呼吸的控制能力。此外，还有针对清洁呼吸道的瑜伽洁净术。

第一节 瑜伽对人体呼吸系统的影响

瑜伽呼吸法的英语名字是“Pranayama”，其中“Prana”的意思是呼吸，“ayama”的意思是控制和调节。瑜伽呼吸法把普通的呼吸过程分开为吸气、呼气和屏息，将呼与吸的时间延长，将呼吸的幅度拓宽，同时结合适当的屏息，有意识、有节律地控制呼吸的过程，把呼吸变成一种艺术。瑜伽呼吸理论认为，心与气息是人的终身伴侣，瑜伽呼吸控制法扮演着调整生命能量的重要角色。

瑜伽练习中不同体位结合不同呼吸方式，能够显著增加肺活量、闭气时间和呼吸频率。其作用机理在于膈肌有节律地收缩和舒张，不断地改变胸压和腹压，使内脏得以按摩，毛细血管得以反射性扩张，胸压的规律性变化及呼吸的深浅，使得呼吸器官本身得到充分的血液供应；同时影响植物神经系统对呼吸道平滑肌的调节功能，保持呼吸道的通畅，增加肺泡的张开率，增加肺有效通气量，使气体交换效率提高，从而增加肺部容积和吸氧量。长期坚持瑜伽呼吸练习，在一定程度上能使呼吸肌变得更加强壮有力，增加肺组织的弹性和胸廓的活动力度，增强机体的有氧代谢能力，使运动时最大吸氧量提高，安静时呼吸加深，呼吸频率降低。

从中医的角度看，呼吸系统的疾病主要源于正气不足、寒邪入侵。寒冷冬季或季节转换时，易患感冒，诱发支气管炎。应随气温变化而随时增减衣服，防寒保暖，汗出避风。胸宜常护，背宜常暖，暖则肺气不伤。可采用冷水洗脸、空气浴等方法来增强呼吸系统的免疫力。

第二节　有益于呼吸系统的瑜伽练习

一、基础练习

1. 清洁呼吸法（Kapalabhate）

清洁呼吸法也称圣光调息法，它既是瑜伽呼吸控制法基础，也是瑜伽洁净术的一个重要练习内容。清洁呼吸法通过快速、有利、规律地呼气练习，清洁整个呼吸系统，强健心肺，畅通呼吸道。规律地练习清洁呼吸法，不仅强化锻炼呼吸系统的机能，而且还具有使人精神焕发、美容养颜的功效。

1）方法与步骤

（1）采用跪姿或盘坐，保持背部挺直，用鼻子快速地喷气，同时在呼气时自然地把腹部往里快速收缩（见图 7-1、图 7-2）。重点是快速、短促地呼气，吸气是自然完成的。

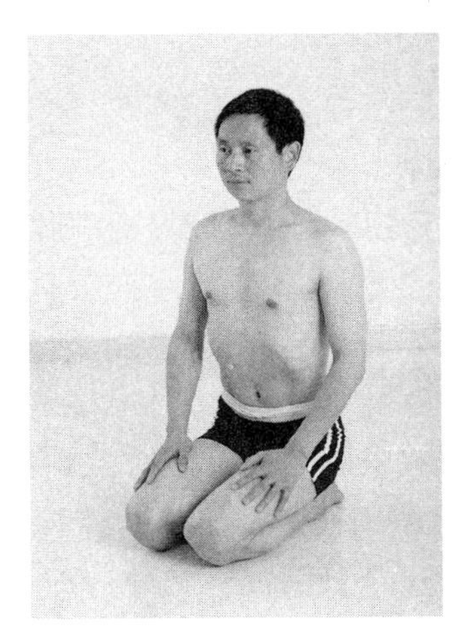

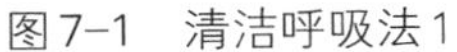
图7-1　清洁呼吸法1

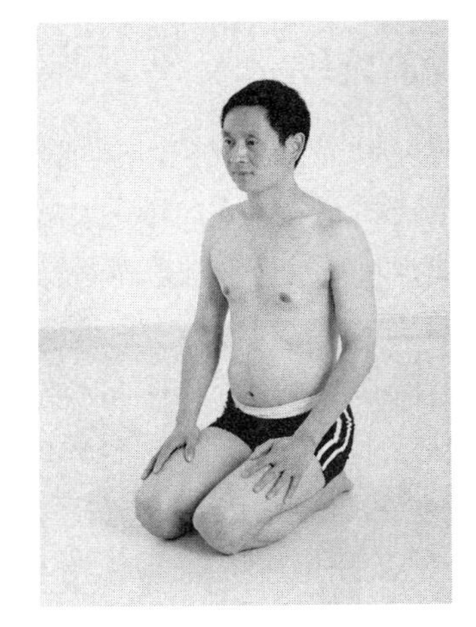

图7-2　清洁呼吸法2

（2）把注意力集中在腹部，不要集中在头部，以免引起头晕。清洁呼吸法比较理想的频率是120次/分左右。初学者速度可以慢一些，练习时每个回合从30次一组开始，逐渐增加到每回合81次，最后到150次。重复3~5组。

2）注意事项

清洁呼吸法最好空腹练习，一般瑜伽练习者都会在早晨起床洗漱后进行清洁呼吸法的练习，并逐渐成为一种自然的习惯，与洗脸刷牙一样不可缺少。

2. 右鼻孔呼吸法（Right Nostril Breathing Exercise）

瑜伽理论认为，每个人的体内都有三条主要的气脉，分别是中间的中脉、左面的水脉和右面的火脉。通过右鼻孔的呼吸练习，可以开启体内的火脉，唤醒身体蕴藏的能量，驱除体内的寒气，预防感冒，使呼吸道畅通自如。

方法与步骤

以最舒服的姿势坐着，保持背部挺直，用左手的大拇指堵住左面的鼻孔，吸气和呼气均使用用右面的鼻孔，做均匀、缓慢、深长的右鼻孔呼吸练习（见图7-3），持续3分钟左右。然后恢复到自然呼吸。休息调整后，再做第2轮。一般每次练习3轮，早晚各一次。

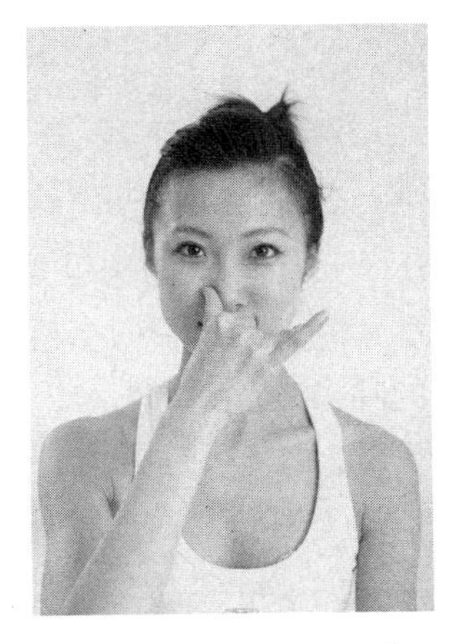

图7-3　右鼻孔呼吸法

二、提高阶段

1. 半蹲扭转式（Half Sitting Twist Pose）

半蹲扭转式是在身体半蹲的情况下进行扭转练习，能均衡中脉、水脉和火脉，刺激喉轮和心轮，预防、缓解支气管炎。

1）方法与步骤

（1）半蹲，脚跟着地，身体向右扭转，左面肘关节尽量低于右腿，右手掌心和左手掌心相合，向下推左手，把身体向后扭转（见图7-4），保持7次深呼吸。

（2）把左手掌心贴住地板，右手向后伸展（见图7-5），保持7次深呼吸。

（3）松开双手，抱住膝盖，深呼吸，休息调整一下，然后交换另外一侧。重复三遍。

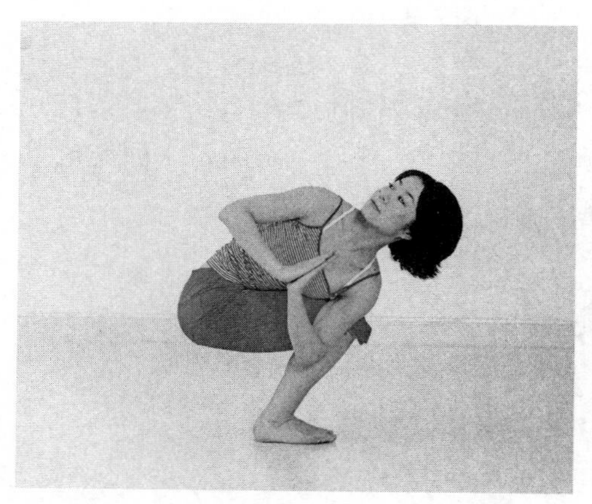

图7-4　半蹲扭转式1

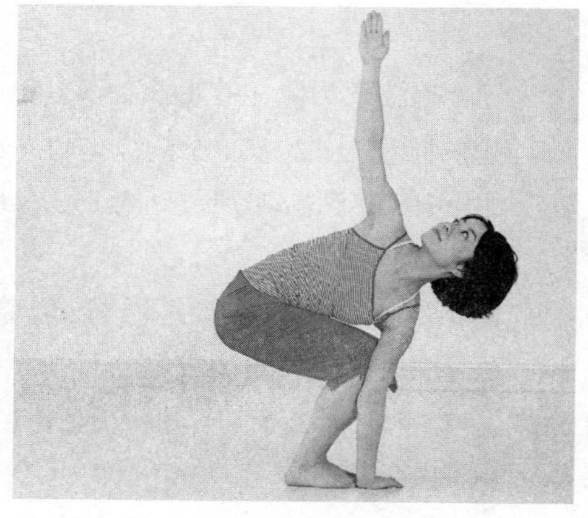

图7-5　半蹲扭转式2

2）注意事项

这个体式的关键是身体的扭转，以及在扭转状态下展开双臂，有一定的难度。刚开始练习时会感到呼吸有些困难。不要气馁，尽量放松，有意识地做深长的呼吸，逐渐就会适应。

2. 坐姿背部前屈伸展式（Forward Bend Sitting Pose）

坐姿背部前屈是瑜伽中的经典体式，它使整个脊柱充分伸展。瑜伽理论认为人的实际年龄与脊柱状况成正比，这个体式使身体的能量流向身体的各个部分，畅通身体的中脉、水脉、火脉，唤醒海底轮的能量，促进气脉运行，对于消化系统、生殖系统和内分泌系统均有益处。之所以把它分在呼吸系统，是因为瑜伽认为人的呼吸最重要，呼吸是一切的基础。

1）方法与步骤

（1）从俯卧姿势开始，双手抓住大脚趾，挺胸仰头，把整个脊柱伸展开来，把注意力集中在整个背部（见图7-6），保持姿势1分钟。

（2）慢慢把身体向前屈，腹部均匀地贴到大腿上，脊柱向前伸展，下巴轻轻贴在小腿之间，均匀地呼吸，使头顶离大脚趾的距离越来越近（见图7-7），保持这个姿势1~2分钟。

（3）慢慢把手松开，进一步向前伸展脊柱，左手在脚跟后面握住右手的手腕，加强脊柱的伸展（见图7-8），保持这个姿势2~3分钟。

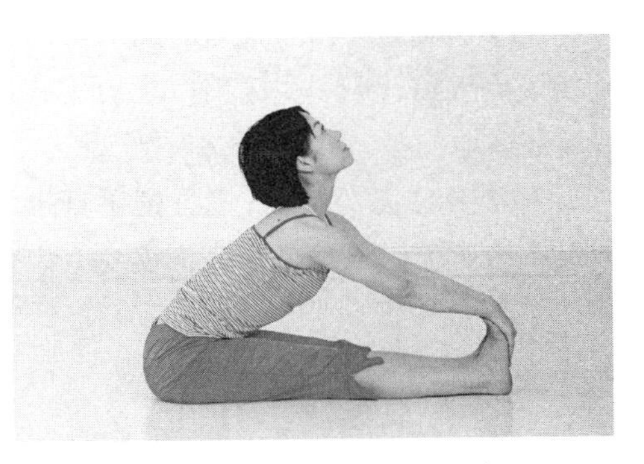

图7-6　坐姿背部前屈伸展式1

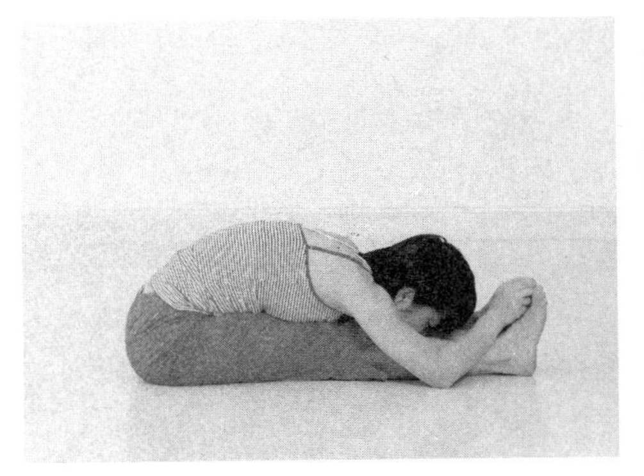

图7-7　坐姿背部前屈伸展式2

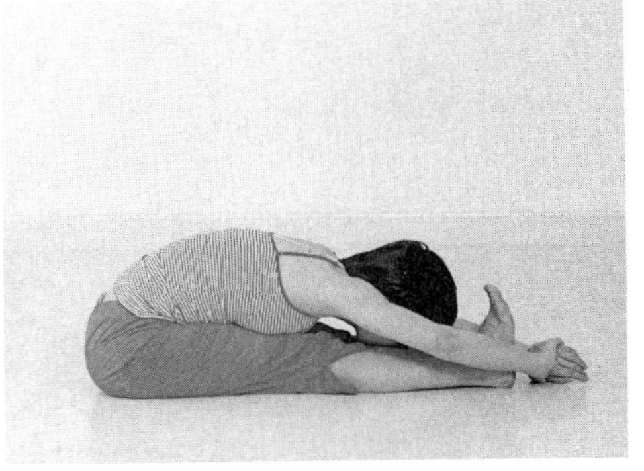

图7-8　坐姿背部前屈伸展式3

2）注意事项

（1）每个人的身体条件不同，前屈幅度个体差异很大，初学者、身体僵硬者，开始时无法碰到脚趾，但不要泄气，可以借助瑜伽绳子，把动作简化。

（2）越放松，越容易伸展。切记要量力而行，不可强迫自己，不可用蛮力。

（3）该体式的重点是伸展脊柱，而不是拉伸韧带。

3. 半鱼式(Half Fish Pose)

鱼式是瑜伽经典体式之一,是在双盘腿的状态下完成,难度较高。半鱼式是经典鱼式的简化版,但同样具有扩展胸廓、强建肺部的作用。而且还通过对胸腺和甲状腺的刺激,调节内分泌系统的机能。

1)方法与步骤

(1)仰卧在垫子上,用肘关节和前臂支撑,把胸部挺起,腰背部离开地面,然后把脖子往后仰,头顶着地,把意力集中在胸部、腰背部和脖子的前面(见图7-9),自然地呼吸,保持7次左右呼吸。

(2)身体姿势不变,慢慢把手臂抬起,在胸前合掌,眼睛注视后方,或者闭上眼睛,感受动作给身体带来的变化(见图7-10),保持7次深呼吸。

(3)把手臂收回,用肘关节和前臂支撑身体,把头抬起,回到仰卧的姿势,完全放松。

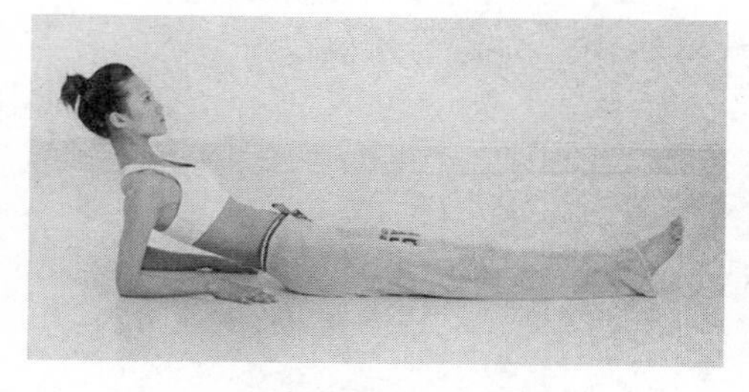

图7-9　半鱼式1

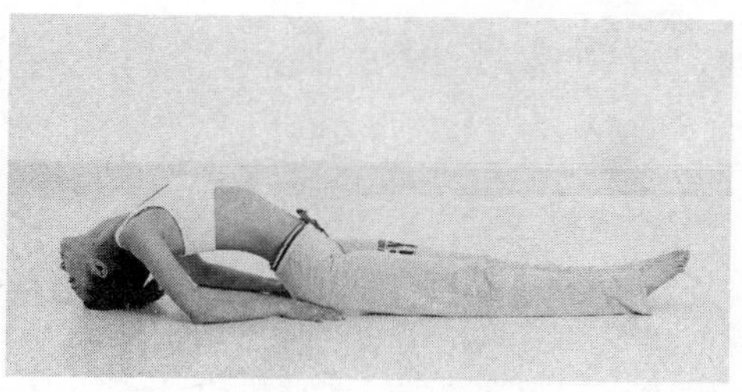

图7-10　半鱼式2

2)注意事项

(1)初学者会感到呼吸有些困难,可以用砖头辅助练习(见图7-11),尽量放松。

(2)常见错误:呼吸紊乱;胸部没有挺起。

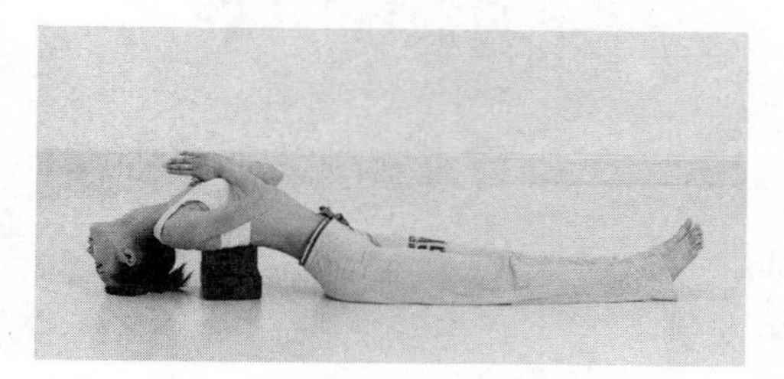

图7-11　半鱼式辅助练习法

(3)禁忌:高血压患者不要做这个练习。

4. 犁式(Plough Pose)及其变化

犁式也是经典瑜伽体式,因模仿农民耕地工具“犁”而命名。做犁式时,身体在仰卧的状态下向后弯曲,很像犁。犁式能锻炼脊柱的柔韧性,激发中脉、水脉和火脉的能量，强健喉轮能量中心，对于哮喘、甲状腺相关问题都有调节的作用。

1）方法与步骤

（1）仰卧在垫子上，手臂伸直，手心贴地板，全身放松（见图7–12）。

（2）双腿伸直绷紧，缓缓向上抬起，用手掌支撑地面，帮助把双腿抬高，直至到达与身体垂直的位置。

（3）用手掌托住背部，慢慢把双腿向头后方下落，使脚趾落到地面用手掌托住腰部，把脚趾向头的后方延伸，想象自己是个犁的形状（见图7–13），自然而均匀地呼吸，保持1分钟左右。

（4）松开手臂，掌心向下，在身体前面贴住地板，保持两腿伸直，背部、腰部、臀部依次着地（见图7–14），回到预备姿势。休息调息调整10秒钟左右，再重复两遍。

2）注意事项

（1）整个过程中，要保持深长均匀的呼吸；犁式后一般接着做半鱼式，缓冲颈椎的压力。初学者可以把脚放在椅子或其他辅助物，降低动作的难度，帮助自己更轻松地完成练习（见图7–15）。

（2）常见错误：腿抬起与还原时用蛮力。

（3）禁忌：颈椎病患者、女生生理期不要做这个练习。

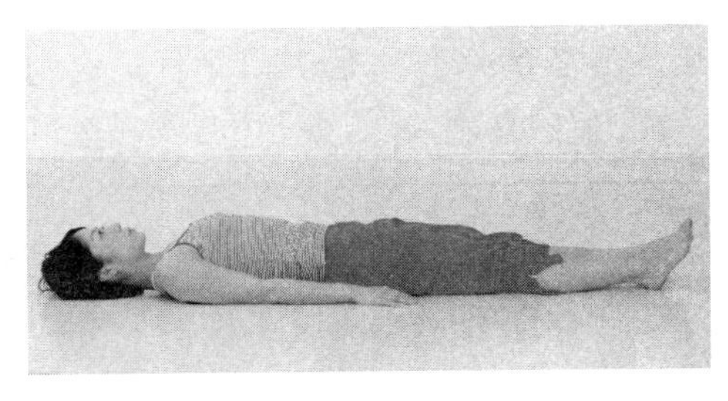

图7–12　犁式1

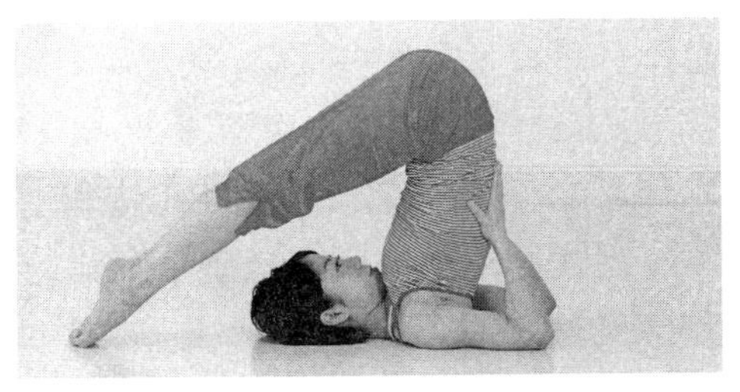

图7–13　犁式2

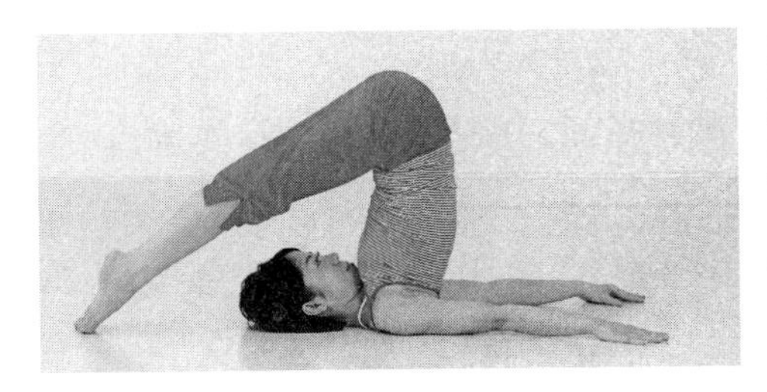

图7–14　犁式3

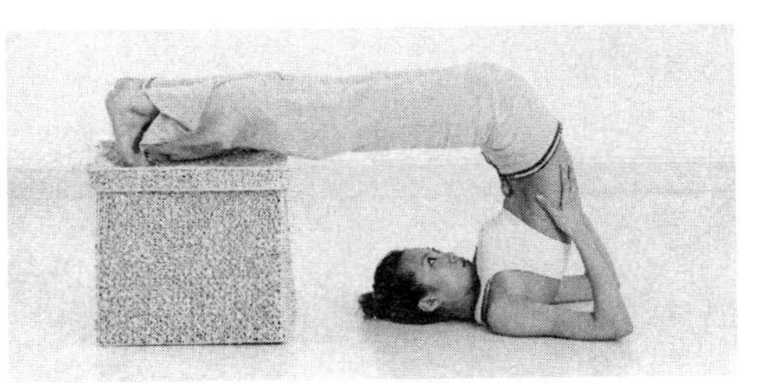

图7–15　犁式辅助练法

第三节 有益于呼吸系统的饮食调理

呼吸系统的饮食养生，宜清淡，易消化；少盐忌咸，要少吃辛辣厚味，或生冷肥甘。饮食切勿过寒过热，尤其是寒凉饮冷。瑜伽饮食理论认为呼吸系统需要温热、湿润、少油分的食物，口味上可以偏于甜、酸、咸。

适宜食用

小豆蔻是合适的香料，味甜、温暖，给呼吸系统带来活泼的动力；白木耳润肺养胃，莲藕清热生津，白萝卜化痰润肺；此外，荆芥、金银花和菊花散风清热，生姜解表散寒，可以根据体质寒热不同，日常泡茶饮用，预防感冒。苹果中含有大量的槲皮苷和黄酮类抗氧化剂，可保护肺免受污染和烟的影响，每周食用5个或5个以上苹果有助于改善呼吸系统和肺功能。

一、普通感冒

1. 感冒的症状

上呼吸道感染简称上感，又称普通感冒是包括鼻腔、咽或喉部急性炎症的总称。感冒为常见多发病，其发病之广，个体重复发病率之高，是其他任何疾病都无法与之相比的。一年四季均可发生感冒，尤以冬春季为多。轻型感冒虽可不药而愈，重症感冒却能影响工作和生活。

现代医学中上呼吸道感染和流行性感冒均属于感冒范围。中医认为感冒是感受外邪后，引起恶寒、发热、鼻塞、头疼等症状为主要临床表现的外感疾病。临床一般治疗，中医将感冒分为风寒和风热两大类；西医将感冒分为病毒性感冒和细菌性感冒。细菌性感冒类似于风热型感冒，病毒性感冒类似于风寒型感冒。

风寒感冒（病毒性）的特点是：恶寒，咽喉痒而不痛，无汗，发热，头疼，四肢酸痛，鼻塞，呼吸声音重，咳嗽，痰白而清稀。

风热感冒（细菌性）的特点是：发热，咽喉疼痛，出汗，恶风，头疼，咳嗽，痰黄而黏稠。

从理论上说，感冒是自限性疾病，即使不吃药，只要多喝水，护理周到，一周左右就可自愈。感冒病人应适当休息，多饮水，饮食以素食流质为宜，慎食油腻难消化食物。卧室空气应流通，但不可直接吹风。但是如果感冒一周没有自愈则要及时去医院检查治疗。体育锻炼不但能够帮助增强肌力，同时也可以预防感冒。有研究显示，相比每周运动一次或从不运动的人来说，每周坚持运动5次或以上的人更少患感冒。

2. 普通感冒饮食推荐

1）风寒感冒

（1）生姜饮：生姜30克，红糖30克，煎汤分3次服用。

（2）菜根姜片饮：白菜茎根1个，萝卜根1个，共切粗片，生姜3片，红糖50克，加水适量，煮开3~5分钟，热服。

2）风热感冒

（1）桑叶薄荷饮：桑叶5克，菊花5克，薄荷3克，苦竹叶30克。将上述药物用清水洗净，放入茶壶内，用开水泡10分钟即可，随时饮用。

（2）银花薄荷饮：银花30克，薄荷10克，鲜芦根60克。先将银花、芦根加水500毫升，煮15分钟，后下薄荷煮沸3分钟，滤出加适量白糖，温服，日服3~4次。

二、支气管哮喘

1. 关于支气管哮喘

支气管哮喘是一种慢性疾病，患者的肺部及气管黏膜或组织长期受到侵蚀，可导致一系列并发症。高达27%的哮喘患者至少每周有一次影响睡眠，22%的成年患者因此误工，有49%的儿童患者耽误学业，近80%的患者正常活动受影响。严重的哮喘发作可能会导致死亡。

我国自古就有“内不治喘，外不治癣”的说法。哮喘患者发作时十分痛苦，常影响正常的工作和学习，若不坚持正规治疗，则病情很难得到理想控制，而且患者和家属都要承受巨大的经济压力。以下为支气管哮喘的饮食营养原则：

（1）过敏性体质者宜少食异性蛋白类食物。一旦发现某种食物确实可诱发患者支气管哮喘发病，应避免进食。宜多食植物性大豆蛋白，如豆类及豆制品等。

（2）不宜食含有高糖、高脂肪和高盐分的食物。支气管哮喘患者的饮食宜清淡，少刺激，不宜过饱、过咸、过甜，忌生冷、酒、辛辣等刺激性食物。

（3）饮食要保证各种营养素的充足和平衡，特别应增加抗氧化营养素如

β胡萝卜素、维生素C、E及硒等微量元素。抗氧化营养素可以清除氧自由基，减少氧自由基对组织的损伤，补充微量元素硒的方法可预防哮喘，使患者发作次数减少，通气量增加。β胡萝卜素、维生素C、E在新鲜蔬菜及水果中含量丰富，微量元素硒在海带、海蜇、大蒜中含量较丰富。

（4）经常吃食用菌类，调节免疫功能。调节免疫功能亦很重要，香菇、蘑菇含香菇多糖、蘑菇多糖，可以增强人体抵抗力，减少支气管哮喘的发作。同时应注意季节性保暖，能增加呼吸道的抵抗力，防止呼吸道感染。

（5）远离烟酒刺激：因为烟草烟雾或酒的蒸气刺激气管表面的感受器，通过迷走神经反射，使支气管平滑肌收缩痉挛，可诱发哮喘发作。

（6）忌食咸辣甘肥、生冷海腥之物：鱼、虾、海鲜常是哮喘患者的“致命杀手”。

过敏性支气管哮喘在长期反复发作的过程中，使呼吸道受损，抵抗力降低，容易合并呼吸道感染，以至于在过敏因素的基础上逐渐附加感染因素，使症状复杂而形成支气管哮喘。此类患者的病史长，常并发阻塞性肺气肿，哮喘经常发作而无明确缓解季节。持续的气道阻塞除了引起肺气肿外，还可引起肺动脉高压和肺心病，最终可导致呼吸衰竭和循环衰竭。

2. 支气管哮喘的饮食推荐

中医理论认为“药食同源”，指食疗的方法既颐养身体，又副作用小。中药性味大都各有偏盛，常服无益，而食物多性情温和无毒，久用无害。故中医认为“药补不如食补”。因此把食物和药物组合在一起，经过适当烹饪，可以对哮喘患者有治疗和预防的作用，此种药食同用的食物即药膳。哮喘患者常用的一些药膳介绍如下。

（1）丝瓜凤衣粳米粥：丝瓜10片，鸡蛋膜2张，粳米30克。用鸡蛋膜煎水取汁，煮粳米粥1碗，加入丝瓜再煮熟，加盐、味精、麻油少许调味。每日1次，趁温热服完。功效：清热化痰，止咳平喘，调和脾胃。适用于热性哮喘病人，见呼吸急促，喉中有哮鸣声，咳嗽阵作，痰黄黏稠，心烦口渴，舌红、苔黄腻，脉滑数等。

（2）杏仁猪肺粥：杏仁10克，猪肺90克，粳米60克。将杏仁去皮尖，洗净。猪肺洗净，切块，放入锅内出水后，再用清水漂洗净。将洗净的粳米与杏仁、猪肺一起放入锅内，加清水适量，文火煮成稀粥，调味即可。随量食用。功效：宣肺降气，化痰止咳。适用于痰饮内盛者，症见咳嗽，痰多，呼吸不顺，甚则气喘，喉中哮鸣，胸脯满闷，脉滑等。

（3）莱菔子粳米粥：莱菔子20克，粳米50克。将莱菔子水研滤过，取汁约100毫升，加入粳米，再加水350毫升左右，煮为稀粥，每日2次，温热服食。功效：下气定喘，健脾消食。可作为哮喘的辅助治疗，特别是痰多气急，食欲不振，腹胀不适的病人。

（4）芡实核桃粥：芡实30克，核桃仁20克，红枣10个，粳米50克。以上各味与粳米同煮成粥，分次服食，也可常食。功效：补肾、纳气、定喘。适应于哮喘缓解期，属于肾虚不能纳气者，症见气短乏力，动则息促气急，畏寒肢冷，腰酸膝软，耳鸣，舌淡，苔白滑，脉沉细等。

（5）参苓粥：党参30克，茯苓30克，生姜5克，粳米120克。将党参、生姜切薄片，茯苓捣碎泡半小时，取药汁两次，用粳米同煮粥，一年四季常服。功效：补肺益气，固表止哮。适应于哮喘缓解期，肺气亏虚者。

（6）虫草炖鸭：水鸭肉250克，冬虫夏草10克，红枣4个。将冬虫夏草，红枣去核洗净。取鸭肉洗净，斩块。把全部用料一起放入烧锅内，加开水适量，文火隔开水烧3小时。调味即可。随量饮汤食肉。功效：补肾益精，养肺止咳。适应于支气管哮喘属于肺肾两虚者，症见咳喘日久，体弱形瘦，食欲不振等。

三、慢性支气管炎

1. 关于支气管炎

支气管炎是指气管、支气管黏膜及其周围组织的慢性非特异性炎症。支气管炎主要病因为病毒和细菌的反复感染形成了支气管的慢性非特异性炎症。当气温下降、呼吸道小血管痉挛缺血、防御功能下降等利于致病；烟雾粉尘、污染大气等慢性刺激也可发病；吸烟使支气管痉挛、黏膜变异、纤毛运动降低、黏液分泌增多而易感染；过敏因素也有一定关系。

慢性支气管炎稍愈后，常常反复发作，寒冷季节出现咳嗽咯痰，尤其是清晨最为显著。食疗的原则是急性期以治表为主，平缓期以治本为主，总体以预防为先，以降低发作率为目标。

2. 推荐饮食

（1）紫河车粉冲服：每年秋季末，用紫河车粉3~6克，饭后1小时冲服，每日1次，能降低冬季慢性支气管炎的发作率。紫河车是人体胎盘的中药名，中医称为胞衣、胎衣等。胎盘的鲜品、干品均可入药。胎盘的成分较复杂，含有多种抗体、干扰素（Interferon）以及巨球蛋白（称 β 抑制因子）。

（2）灵芝煎液：灵芝具有补气安神、止咳平喘的功效，可用于眩晕不眠、心悸气短、虚劳咳喘。每日用灵芝20克煎服，有效率约79%，多数患者在1~2周后症状改善。

（3）四仁鸡蛋粥：白果仁、甜杏仁各300克，核桃仁、花生米各200克，四种果仁合在一起磨粉，装在罐子里，每日清晨用20克混合粉，和鸡蛋一个熬粥，秋冬季节服用，对缓解咳嗽、喘息有良好效果。

（4）冰糖蓬蒿煎：用新鲜蓬蒿菜90克，煎水去渣，加入10克冰糖，溶化后，每日分2次服用，可降低咳嗽、浓痰。

思考题

1. 人体呼吸系统主要包括哪些组织和器官？
2. 瑜伽练习对人体呼吸系统有何影响？
3. 如何才能做好清洁呼吸法？
4. 怎样才能做好犁式？
5. 怎样通过饮食调理改善呼吸系统的功能？

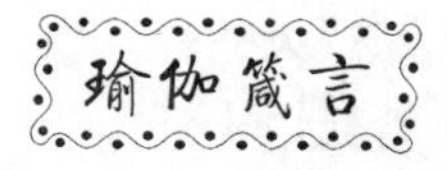

瑜伽像音乐。身体的节奏，思想的步调，心灵的和声，构成生命的交响曲。

——《光耀生命》

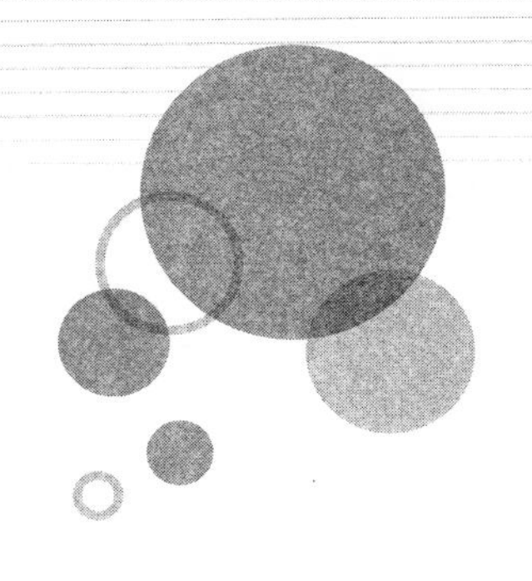

第八章 瑜伽对人体运动系统的作用与实践

人体运动机制很复杂，简单的移位和高级活动如语言、书写等，都是在神经系统支配下通过肌肉收缩而实现的。即使一个简单的运动往往有多块肌肉参与，有些肌肉收缩承担完成运动预期的目的，而另一些肌肉则予以协同配合，主动肌、协同肌和对抗肌起着相辅相成的作用。

狭义的运动系统由骨、关节和骨骼肌三种器官组成。它们在神经系统的支配下，对身体起着运动、支撑和保护的作用。骨与不同形式（不活动、半活动或活动）的骨连接在一起，构成骨骼，形成了人体体形的基础，并为肌肉提供广阔的附着点。骨和骨连接构成骨骼，颅腔、胸腔、腹腔和盆腔，保护脑、心脏、肺、肝脏、脾脏等主要器官。骨连接俗称关节，包括关节面、关节囊和关节腔。脊柱有24块分离的椎骨、1块骶骨和1块尾骨，借助椎间盘、韧带和关节紧密连接而成。肌肉是运动系统的主动动力装置，在神经支配下，肌肉收缩，牵拉其所附着的骨，以可动的骨连接为枢纽，产生杠杆运动。

瑜伽属于有氧运动，规律地练习瑜伽对呼吸、消化、循环等系统的机能均有促进作用，使得骨骼得到充分的营养供应和吸收。瑜伽体位法最直接的作用是增加关节幅度，提高身体的灵活性和稳定性。瑜伽的呼吸和冥想练习，有助于恢复剧烈运动后的疲劳。国外有些职业运动员把瑜伽作为预防肌肉拉伤的热身练习，以及训练后的疲劳恢复。此外，瑜伽还能可改善肌力，提高平衡能力和协调能力。

第一节　瑜伽对人体运动系统的影响

从瑜伽实践的角度看，运动系统的疾病重点在于预防，一旦关节和肌肉损伤，如椎间盘突出、肩周炎、颈椎病等，练习时瑜伽则要非常小心，必须要在医生和经验丰富的老师指导下进行，否则会加重病情。瑜伽的体位法动作缓慢，没有明显的爆发和跳跃动作，在整个过程中肌肉和关节在多种角度下完成一系列近于静力性的等张练习；同时，膝屈伸肌群的负担较大，长期练习能发展下肢骨骼的支撑力和肌肉体积，从而增加下肢肌肉力量和耐力，并能适应各种不同姿势，保持平衡和稳定。运动实践显示，短期的系统化瑜伽有氧练习即可明显地增强运动肌肉的耐力，长期练习瑜伽有利于下肢肌肉力量的提高。

从中医的角度看，人体的能量来源是气，气虚的人会怠倦乏力，而正气不足、寒气入侵以及气血不畅，会引起腰酸背痛、肩周炎和坐骨神经痛等疾病。"流水不腐，户枢不蠹"，人体需要运动，但是长时间的过量运动，则会造成局部关节和肌肉的劳损。

第二节　有益于运动系统的瑜伽练习

一、基础练习

1. 颈椎运动操

随着手机、电脑和网络的迅速发展，"低头族"的队伍越来越庞大。颈椎问题是低头族和伏案工作者的通病。经常练习颈椎操，有助于维持颈椎的活动范围，减轻颈椎酸痛和活动受限。

方法与步骤

（1）上下运动：坐在椅子或垫子上，保持脊柱正直，慢慢把下巴向上抬高，颈部往后仰，把注意力集中在颈部的前面（见图8–1），保持5~7秒钟。然后慢慢把下巴向下，注意力集中在颈部的后面（见图8–2），保持5~7秒钟。重复3个回合。

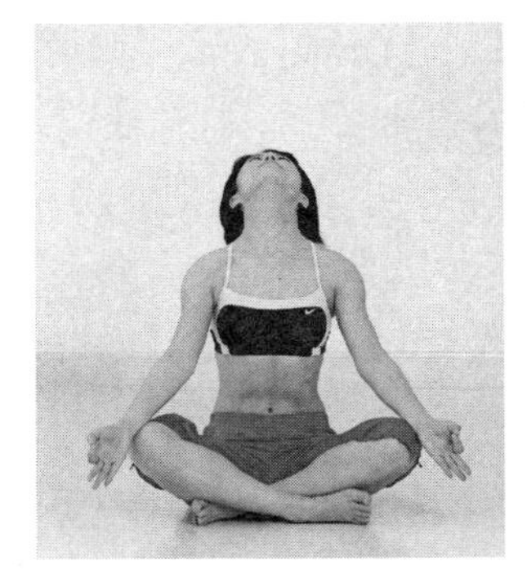

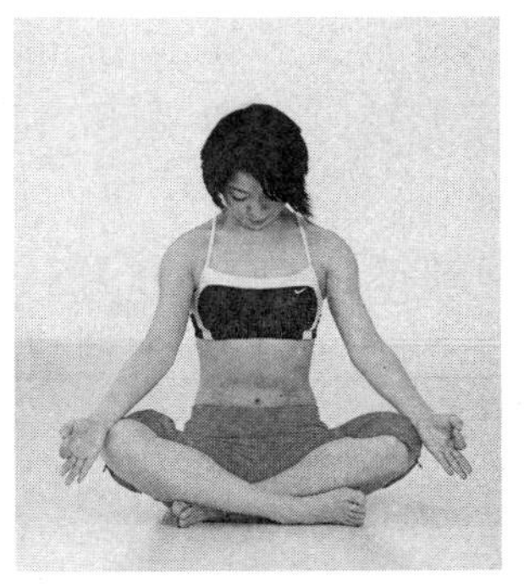

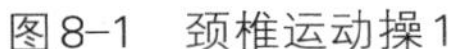

图8-1　颈椎运动操1　　　图8-2　颈椎运动操2

(2)左右转动：保持脊柱正直，慢慢把颈部往右转动(见图8-3)，保持5~7秒钟。然后慢慢转向左面，保持5~7秒钟(见图8-4)。重复3个回合。

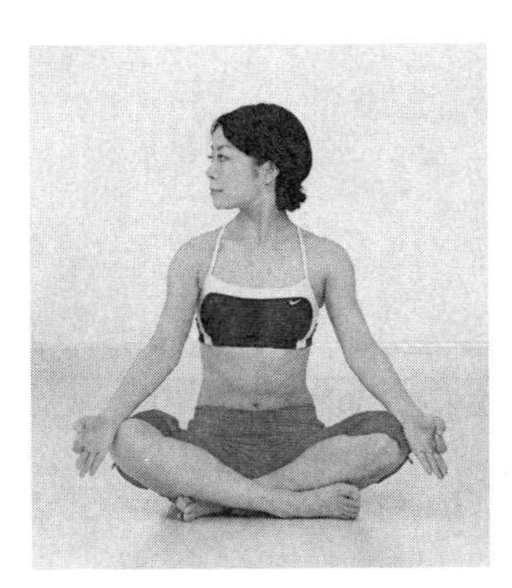

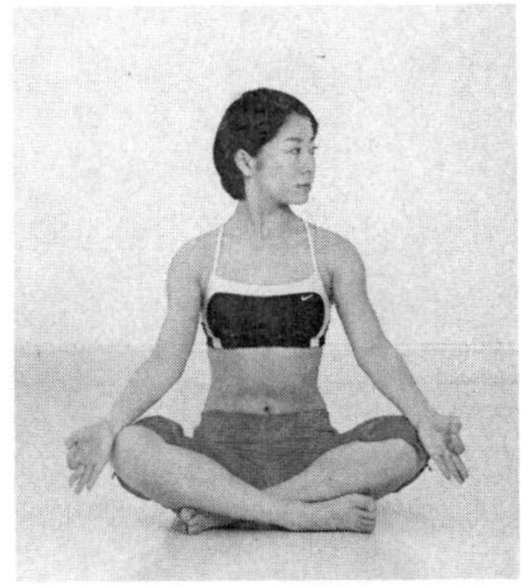

图8-3　颈椎运动操3　　　图8-4　颈椎运动操4

(3)顺逆画圆：保持脊柱正直，下巴带动颈部，慢慢逆时针方向转动4~6圈，然后慢慢顺时针方向转同样的次数。

(4)肩膀前后转动：保持脊柱正直，下巴往上、往前、往下画圆圈，4~6次，然后反向做同样的次数。

(5)颈椎的"∞"运动：想象下巴是一支画笔，用下巴带动颈椎画"∞"字，做6遍，后反向练习同样次数。

(6)"米"字操：用下巴写"米"字，按汉字的笔画顺序进行，这是康复医生推荐的颈椎锻炼方法，可在多个方向练习颈椎的活动度。

2. 肩膀的提起与放下（Lift Shoulder and Down）

人们常说“肩颈”，颈椎问题和肩膀有连带关系。临床康复治疗中，颈椎问题单纯地推拿颈椎，效果往往一般。实际治疗中通常会把肩膀和颈椎一起进行针灸或者推拿。排球、网球、羽毛球等运动中，偶尔也会有肩关节损伤的现象。肩膀的提起与放下，看似简单，但可以说是“小动作，大健康”，能够增加肩关节的活动范围，缓解肩周疼痛。

1）方法与步骤

盘坐或跪在垫子上，手臂自然放在大腿上，吸气时把肩膀往耳垂提起，呼吸时把肩膀放下，用喷火式呼吸法配合肩膀提起与放下（见图8-5），从64次一组开始，重复3遍。随着练习的进步和能力的提升，逐渐增加每次练习的次数，如81次，100次，120次，150次等。

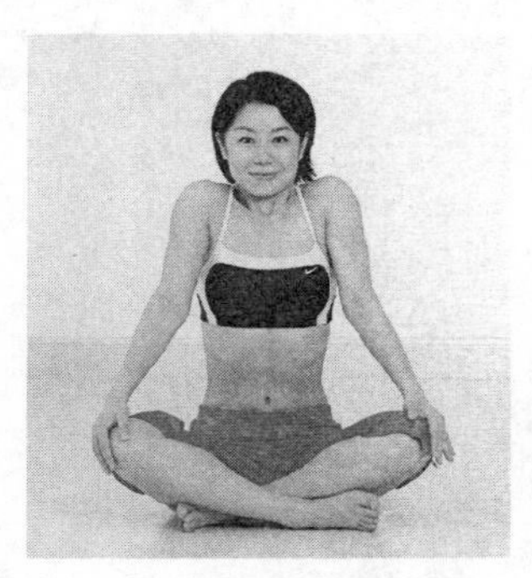

图8-5　肩膀的提起与放下

2）注意事项

（1）练习的过程只是肩膀的提起和放下，背部始终要保持挺直，不要塌腰。

（2）这个动作看似简单，实际上并不容易。一般人开始很难做到100次。多数人坚持到80次时动作已经变形、力不从心，尤其是颈椎和肩膀僵硬者。

3. 肘关节支撑颈椎（Support Cervical Vertebra by Elbow）

颈椎活动受限是普遍问题，而且呈现日益严重的趋势。颈椎锻炼的方法和形式也可以灵活多变，但基本原则是平衡——平时低头族的颈椎长期处于向下状态，那么练习时就要反过来，多做向上抬头的动作。肘关节支撑颈椎是一个简单有效的锻炼方法，经常练习可以增加颈椎的活动范围，放松颈椎、肩膀的肌肉，缓解颈椎疼痛。

1）方法与步骤

（1）常规练习：俯卧在垫子上，手臂伸直，慢慢屈肘，用手掌托住下巴，把注意力集中在脖子（见图8-6），保持2分钟左右。

（2）提高练习：在前面动作的基础上，把手掌变成拳头，把注意力集中集中在颈部（见图8-7），保持2分钟左右。

（3）高级练习：先做成双莲花坐，然后俯卧在垫子上，做同样的练习（见图8-8、图8-9）。

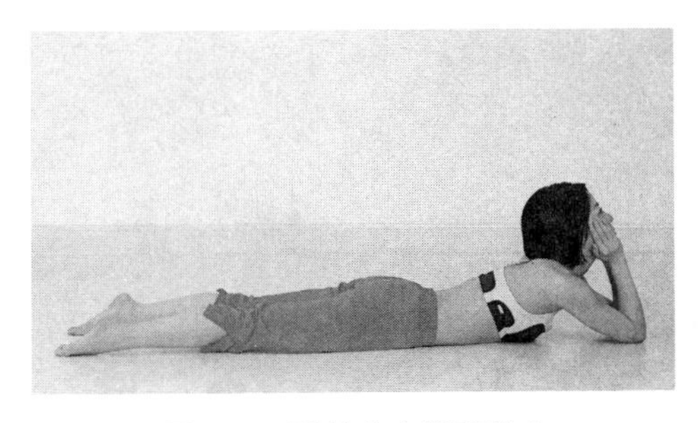

图8-6　肘关节支撑颈椎1

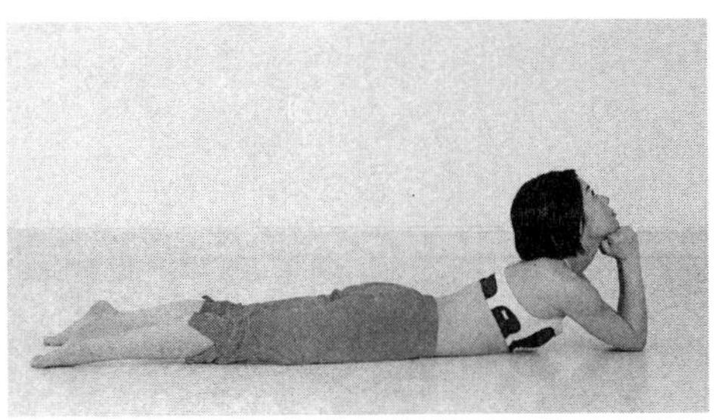

图8-7　肘关节支撑颈椎2

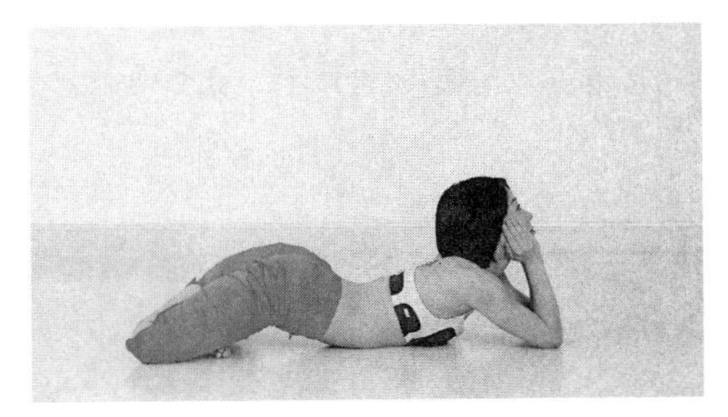

图8-8　肘关节支撑颈椎3

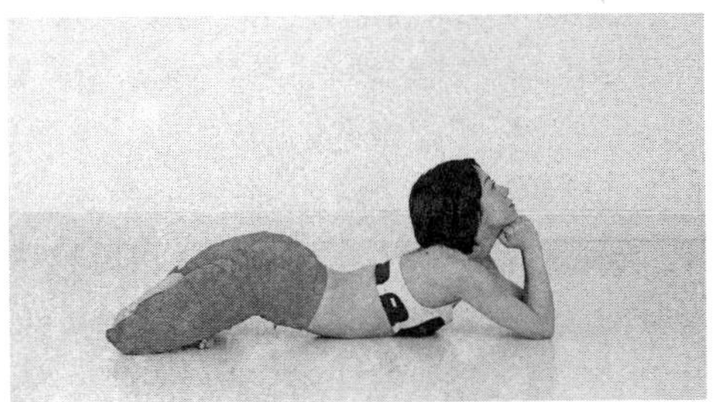

图8-9　肘关节支撑颈椎4

2）注意事项

（1）肘关节的距离不要分开太宽，也不要太靠前或太靠后，以颈椎受力最强为目标。

（2）颈椎病患者一定要小心，循序渐进，从最简单的步骤开始。

4. 团身滚动（Rocking and Rolling）

腰酸、背痛也是久坐族常见问题之一，团身滚动既是瑜伽练习中的一个过渡动作，也是一种简单易行的按摩、放松腰背部的肌肉和神经，缓解腰酸背痛等症状的有效方法。

1）方法与步骤

仰卧在垫子上，双膝弯曲，双手在膝关节的后面交叉（见图8-10），身体团成一团，吸气时身体向后滚动，呼气时身体向前滚动，像一个玩具不倒翁一样，前后滚动（见图8-11、图8-12），12次一组，重复三遍。

2）注意事项

身体动作要和呼吸紧密配合，向前时呼气，向后时吸气。

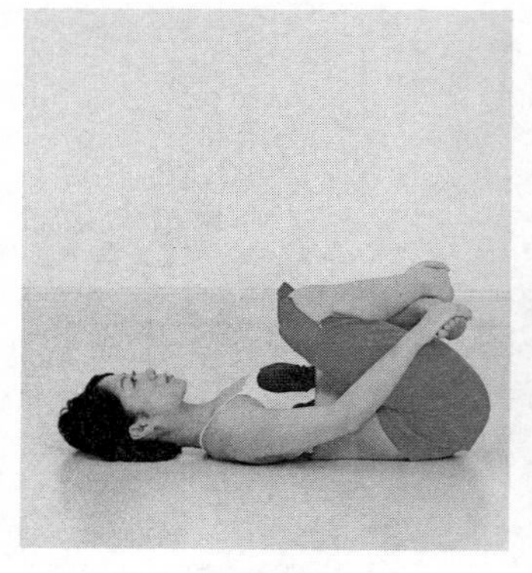

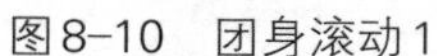

图8-10　团身滚动1

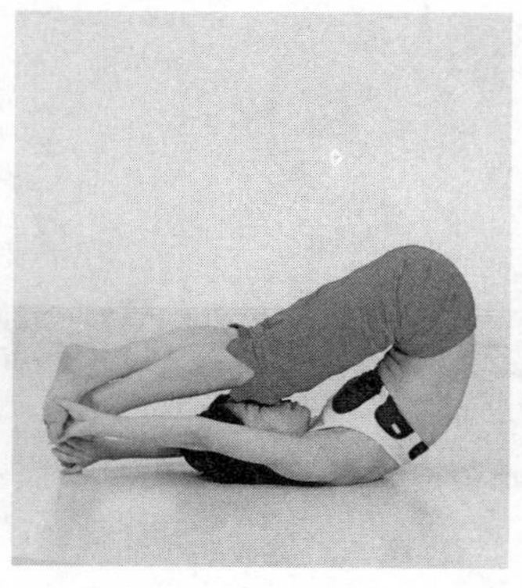

图8-11　团身滚动2

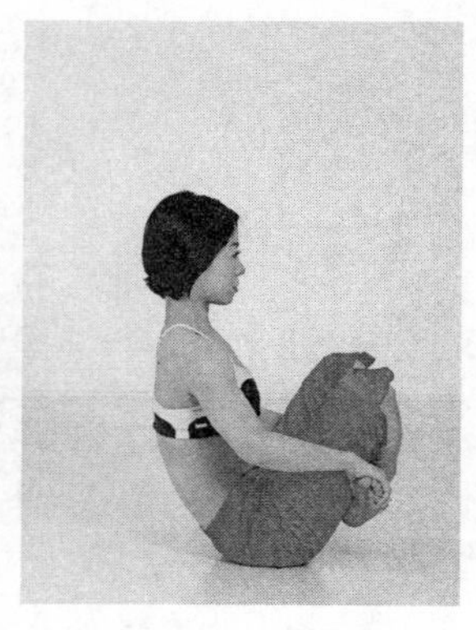

图8-12　团身滚动3

5. 劈柴式（Chopping Wood）

木柴是古代印度人做饭、取暖的主要原料，大的木头、树木需要用斧头劈开才能使用，劈柴式就是模仿农民劈柴的动作。它增加肩关节的活动范围，缓解肩周疼痛，也有益于颈椎问题。

1）方法与步骤

两脚分开与肩宽，屈膝下蹲，手指交叉，手心向外，吸气时放松，呼气时直臂向上快速举起[见图8-13（1）、图8-13（2）]，目视手背[见图8-14（1）、图8-14（2）]，呼气时快速放下，保持背部挺直，注意脚跟不要离开地面，21次一组，重复3遍。

2）注意事项

肩膀放松，脚跟不要离开地板；向上时，眼睛看手背。

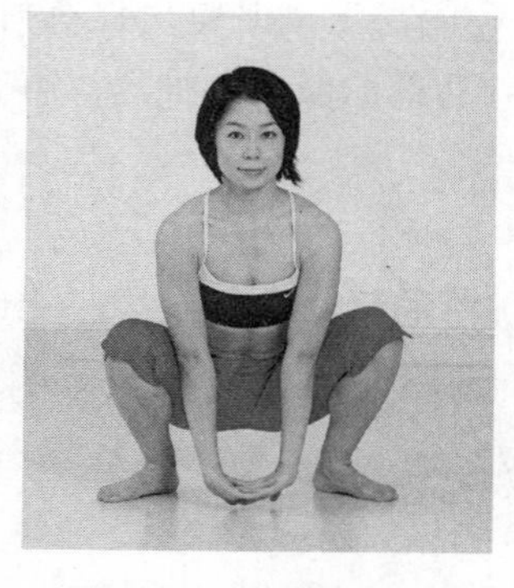

图8-13（1）　劈柴式1

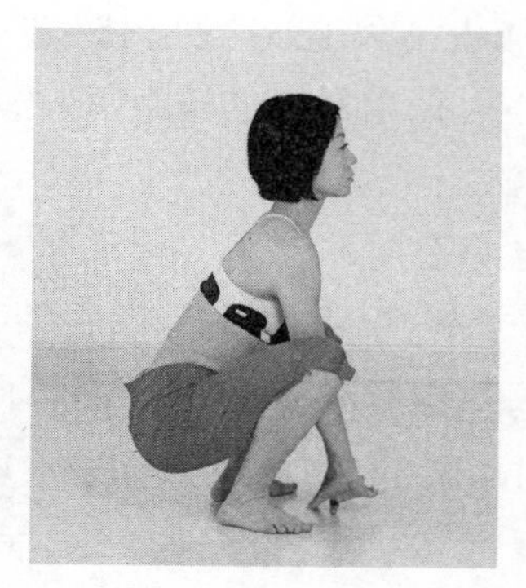

图8-13（2）　劈柴式（侧面）

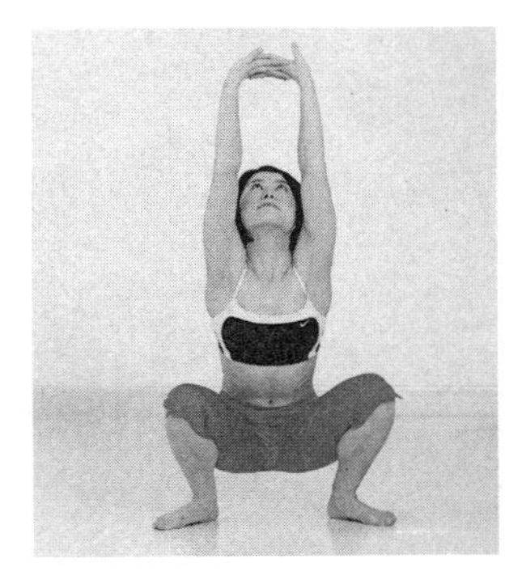

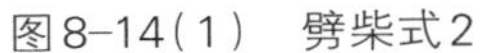

图8-14(1)　劈柴式2

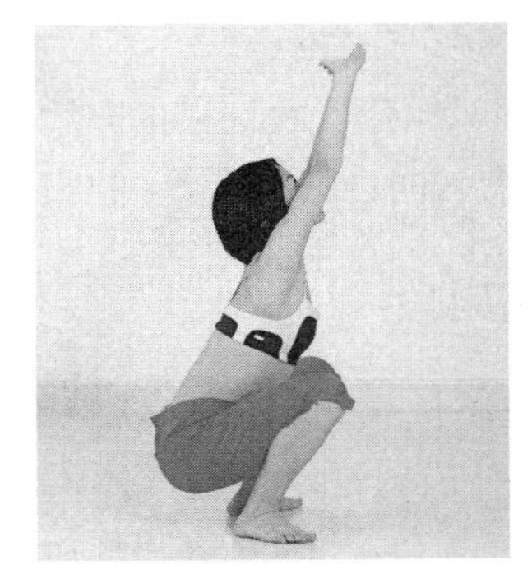

图8-14(2)　劈柴式(侧面)

6. 坐角扭转式(Seated Angle Twisting Pose)

瑜伽理论认为健康的关键要素是人体的气脉通畅,水脉和火脉贯穿整个躯干,坐角扭转式可以按摩、调整脊柱两侧水脉和火脉,缓解腰酸背痛等症状。

1) 方法与步骤

(1) 腿尽量分开,脚尖向上,坐在垫子上,背部、胸部挺直(见图8-15)。

(2) 用右手抓住左脚趾,左手臂向后伸展,背部挺直,眼睛注视左手大拇指的方向(见图8-16),保持7次深呼吸。

(3) 交换另外一侧(见图8-17),做同样练习。左右各重复三遍。

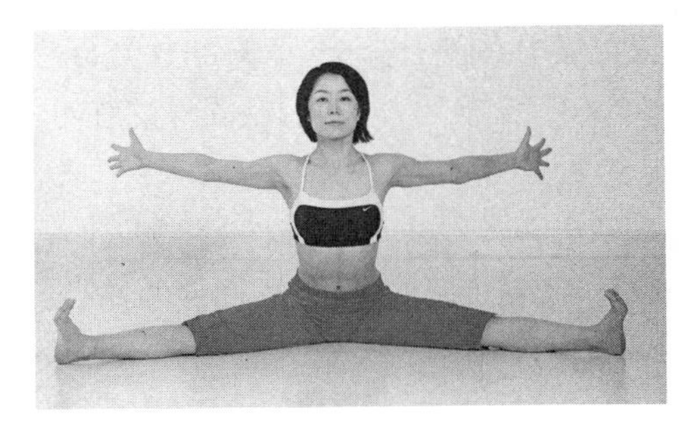

图8-15　坐角扭转式1

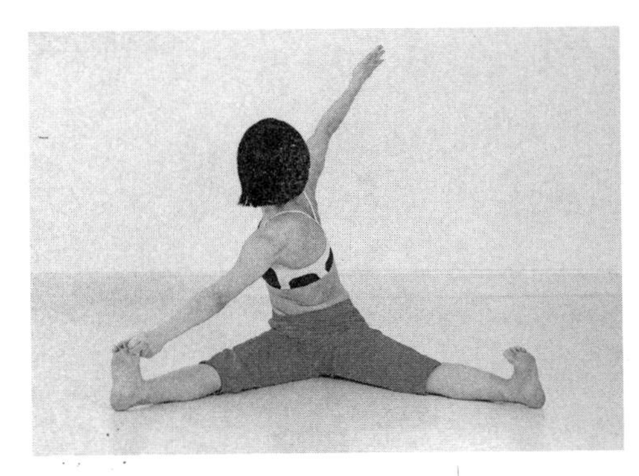

图8-16　坐角扭转式2

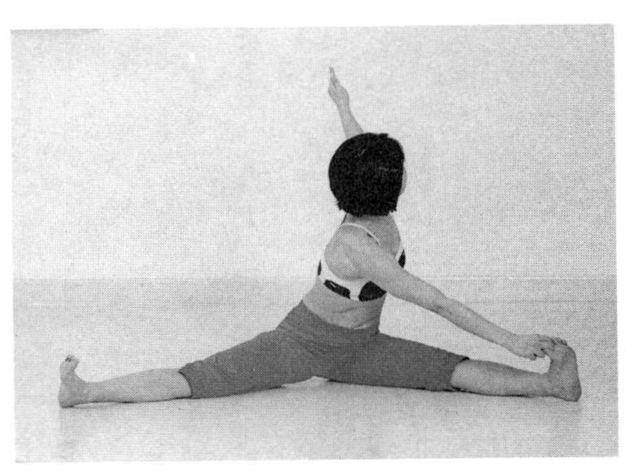

图8-17　坐角扭转式3

2）注意事项

（1）身体不要前倾，而是尽量向后挺起、扭转。

（2）身体扭转时，颈椎同时一起扭转，目视后展手臂延伸的方向。

二、提高阶段

1. 仰卧腿部伸展式（Lying Down Leg Stretch）

仰卧腿部伸展式是瑜伽基本体式，这个动作锻炼骨盆区域和小腿肌肉的柔韧性，强健髋关节和腰椎，促进腿部血液循环，减轻坐骨神经痛。这个练习其实就是俗语的"拉筋"，中医有"筋长一寸，寿延十年"之说，下肢柔韧性和许多运动项目有关，其作用是多方面的。

1）方法与步骤

（1）仰卧在垫子上，全身放松。

（2）右腿屈膝，用右手指抓住右脚踝，慢慢把腿伸直，使力量达到脚跟，把注意力集中在整个右腿（见图8-18），自然均匀地呼吸，保持2分钟。

（3）交换另外一侧，做同样的练习。左右各重复三遍。

2）注意事项

初学者可以用瑜伽带套住脚底，做辅助练习，这样动作就变得简单（见图8-19）。随着练习的进步，柔韧性的提高，逐渐缩短带子的距离，最后就不需要借助瑜伽带了。

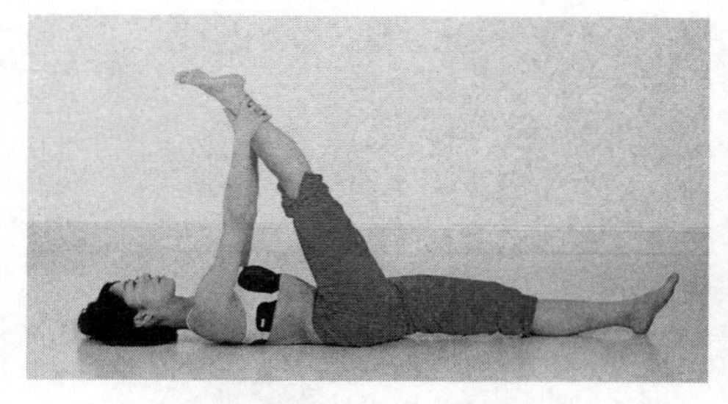

图8-18　仰卧腿部伸展式

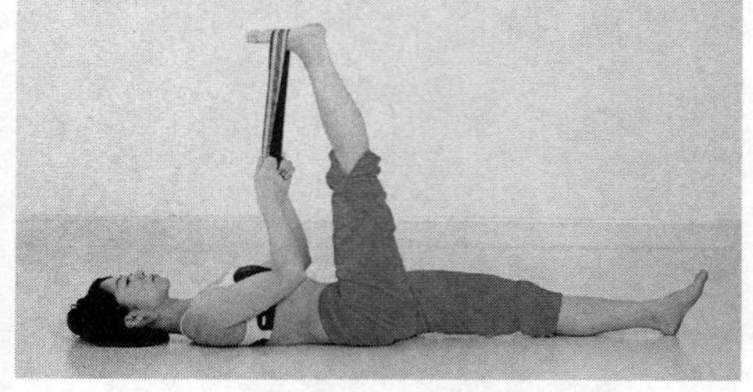

图8-19　仰卧腿部伸展式辅助练习

2. 牛面式（Cow Face）

牛面式是经典瑜伽体式之一，这个姿势从后面看很像一张牛的脸。这个姿势可以增加髋部灵活性，使胸部得到完全的伸展，背部更加挺直。同时提高肩关节活动度,伸展背阔肌,减轻、缓解髋关节、肩关节的僵硬和酸痛。

1）方法与步骤

（1）屈膝跪在垫子上,右腿跨过左腿,臀部坐在垫子上,让脚背外侧贴地板,手心对脚心,背部挺直(见图8-20)。

（2）左臂屈肘向后贴住背部,向上抬高(见图8-21);右手伸直后,屈肘向后向下,试着把两手拉在一起,右肘关节向上,背部挺直(见图8-22、图8-23),保持1分钟。

（3）松开双手,回到跪姿,交换另外一侧。

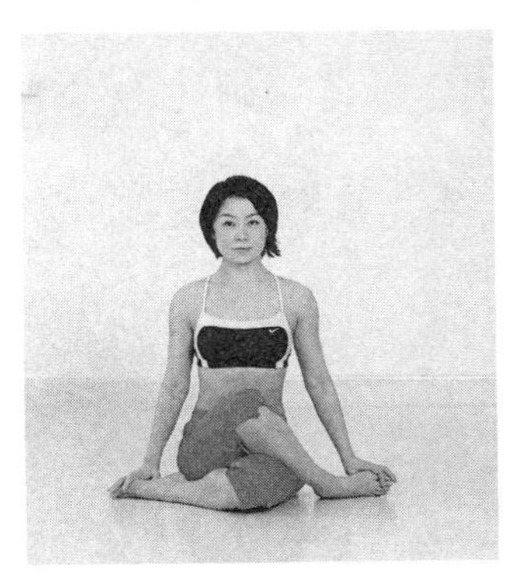

图8-20　牛面式1

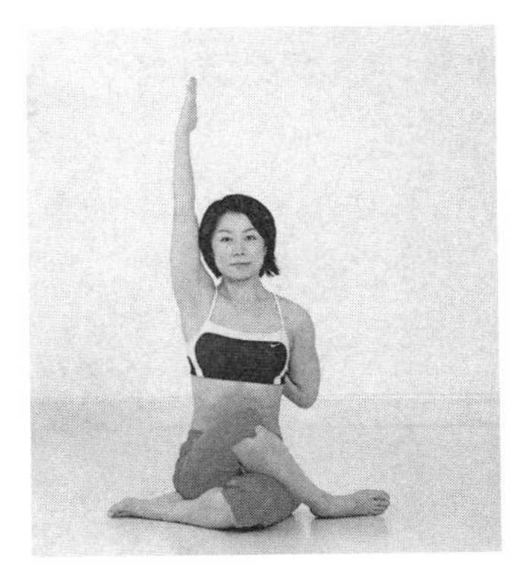

图8-21　牛面式2

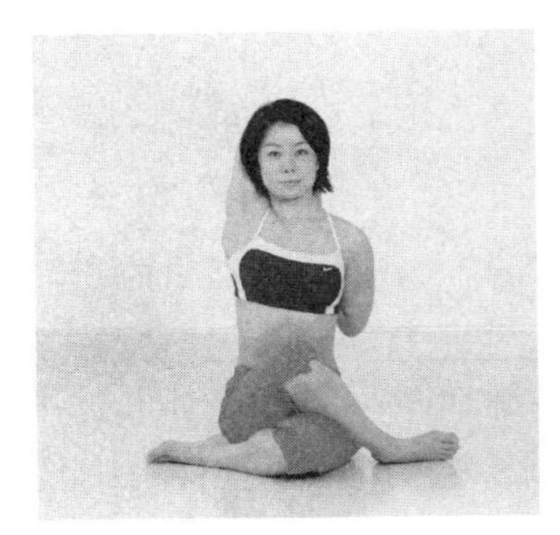

图8-22　牛面式3

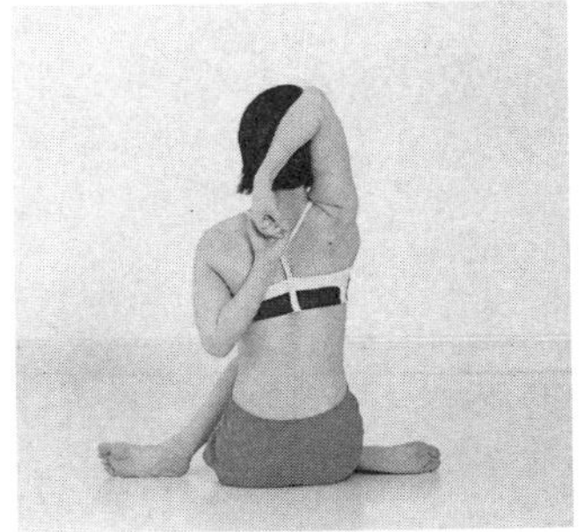

图8-23　牛面式(背面)

2）注意事项

（1）初学者如果两手拉不到,可以用瑜伽绳或者毛巾帮助练习。

（2）髋关节僵硬者可以坐在椅子上,只做手臂的练习。

(3) 许多人左右两侧不均衡,两手相握的情况一侧好、另一侧差是正常现象。经常练习,左右两侧就会变得均衡。

3. 半鸽式(Half Pigeon Pose)

鸽子式是瑜伽经典体式之一,胸部挺起如同一只凸胸鸽,因此而得名。半鸽式是鸽子式的简化版,可以增加髋关节的灵活性,放松坐骨神经,强壮胸部和腰背部。

1) 方法与步骤

(1) 预备:从下犬式开始,把右腿屈膝向前收拢,慢慢横放在垫子上,双手轻轻向前推,挺胸仰头,把脊柱向上向后伸展,把注意力集中在腰背部,均匀深长地呼吸(见图8-24),保持1分钟左右。

(2) 慢慢把手放在小腿和膝关节上,进一步将强腰背部的伸展(见图8-25、图8-26),保持1分钟左右。

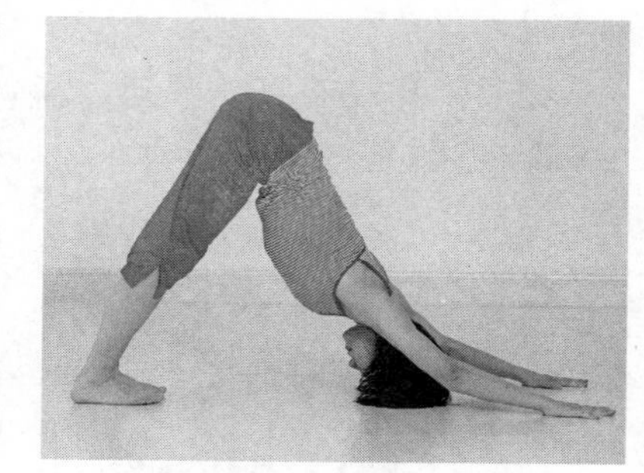

图8-24 半鸽式1

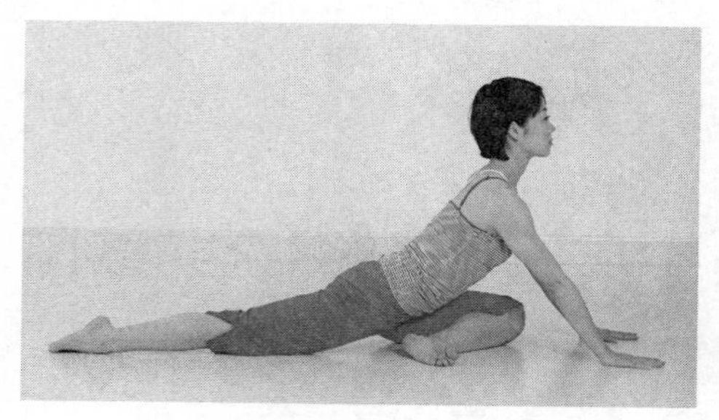

图8-25 半鸽式2

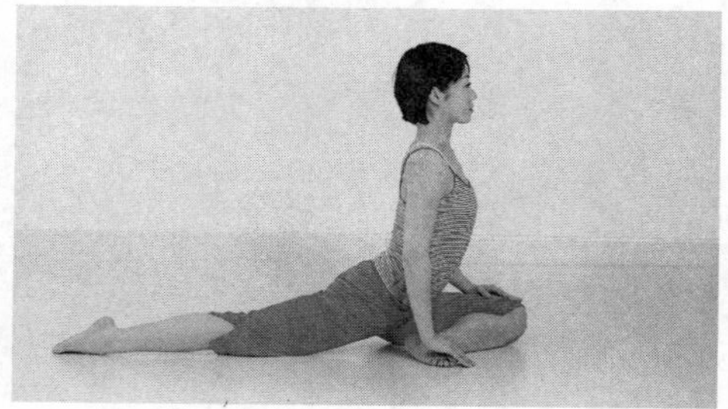

图8-26 半鸽式3

(3) 慢慢把双手交叉,伸直手臂,进一步加强伸展(见图8-27),保持1分钟左右。

(4) 慢慢把身体向前屈,手臂向前伸展,全身放松,把注意力集中于髋关节外侧(见图8-28),自然而均匀地呼吸,保持1分钟左右。

(5) 回到下犬式,放松身体,换另外一侧练习。

2) 注意事项

(1) 从下犬式开始,向前跨大步。

(2) 身体前屈时,骨盆放平,不要左右倾斜。

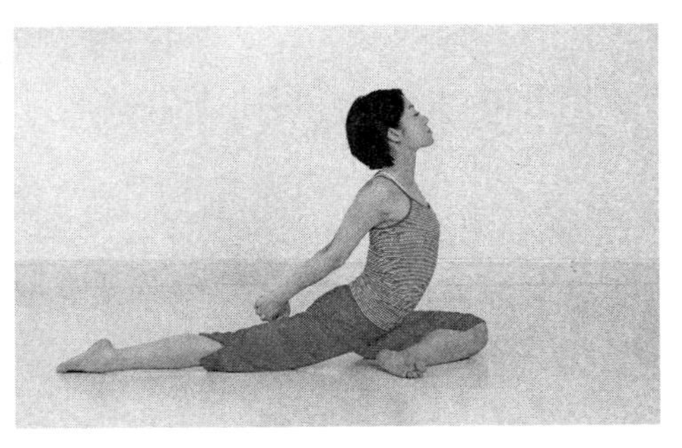

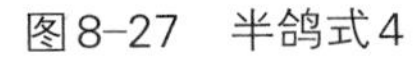

图8-27　半鸽式4

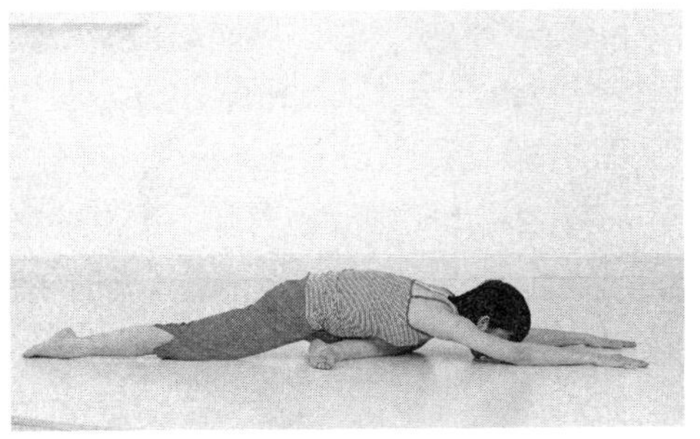

图8-28　半鸽式5

4. 打电话（Telephone Pose）

这个动作与打电话很像，因而得名。它不是经典瑜伽体式，而是一个瑜伽热身时锻炼下肢关节的常用动作，可以锻炼髋关、膝关节的灵活性，预防坐骨神经痛。

1）方法与步骤

坐在垫子上，背部挺直，双手抱住右脚，深吸气时放松，呼气时把脚轻轻地贴向右耳朵，像打电话一样（见图8-29），保持5次深呼吸，然后交换另外一侧。重复3~5遍。

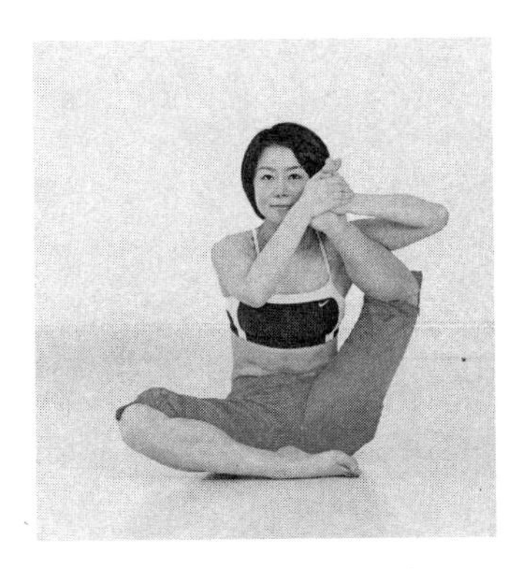

图8-29　打电话式

2）注意事项

这个动作对于初学者有一定难度。脚抬不高很正常，关键是头不要低下来，背部要把持挺直，颈椎也要放松，呼吸要自然，不要憋气。一般情况下，每周练习5次，坚持练习，女性1个月，男性3个月，就可以轻松完成这个动作。

婴儿常常不经意间会吃脚趾头，上年纪的人腿根本抬不起来。经常练习“打电话”，剪脚趾甲变得轻而易举。规律地练习“打电话”，可促进全身关节的灵活性，使人保持婴儿状态，从而延年益寿，提高生活质量。

5. 射手式（Shooting Pose）

这个体式应模仿战士在拉弓射箭而得名，是经典瑜伽体式之一。射手式增加髋关节、膝关节的灵活性，滋养坐骨神经，强壮腰椎，提高下肢柔韧性。

1）方法与步骤

（1）坐在垫子上，两腿伸直，身体前屈，用大拇指、食指和中指抓住大脚趾（见图8-30）。

（2）深吸气时放松身体，呼气时把右脚脚趾拉向右耳朵，左手抓紧左脚趾，左腿伸直紧贴地板，目视前方（见图8-31），保持5~7次深呼吸，然后交换另外一侧，重复三遍。

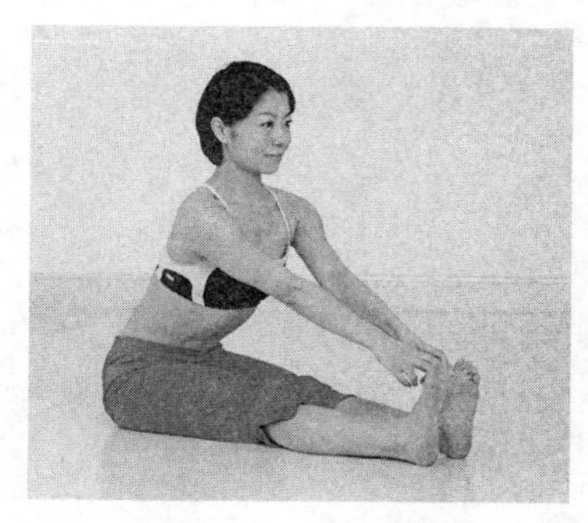
图8-30 射手式1

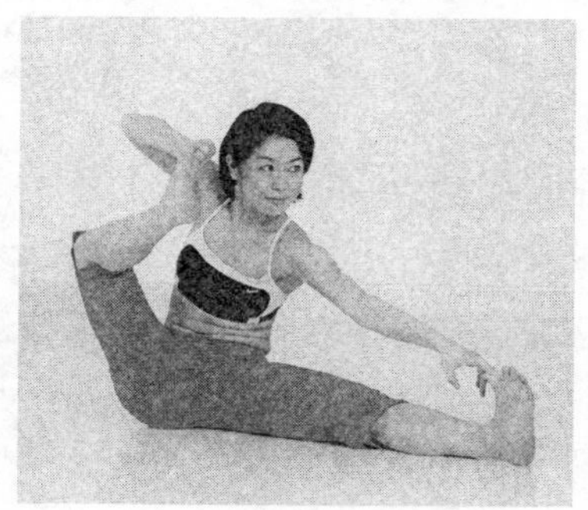
图8-31 射手式2

2）注意事项

初学者会感到很困难，可以借助瑜伽绳子帮助练习。

第三节 有益于运动系统的饮食调理

从饮食养生的角度看，首先饮食要规律，每天多食用蔬菜、水果、海藻等碱性食品，补钙的同时适当补磷，植物性食物中的谷类，特别是米糠和麸皮含磷最多。建议每天摄取适量的镁补充剂。如种子、坚果、小麦胚、豆类、蜂蜜、绿叶蔬菜和巧克力等。忌肥腻、辛辣、过咸、过甜等刺激性食品；忌烟、酒；避免食用过量的茶、咖啡等刺激性的东西和油炸食品；少吃海产品。

适宜食用

酸奶中的乳酸本身可以作为人体的营养源，可向人体提供热量；乳酸还有乳酸钙，便于人体吸收利用。长期饮用酸奶可以显著提高人体对磷、钙、铁的吸收利用率，从而预防骨质疏松。柠檬能提高体内对钙、铁的吸收率。

卷心菜富含延缓衰老的抗氧化成分，具有提高免疫力、增进身体健康的作用。卷心菜中还含有较多的维生素K，有助于增强骨质。苹果中含有能增强骨质的矿物元素硼与锰，能预防骨质疏松症，而且青苹果更利于牙齿和骨骼强壮。甜椒富含维生素A和维生素K以及钾。

颈椎病宜食偏温性的蔬菜水果，如韭菜、香菜、胡萝卜、山药、桃子、葡萄、橘子、杏仁、核桃仁等。

一般性运动饮食

（1）拉西（Lassis）：拉喜是印度的传统饮品，富含营养，同时还能预防骨质疏松。具体做法是酸奶1杯，蜂蜜1大匙，柠檬1/2个，小茴香子粉1汤匙。将柠檬去籽切片，将所有原料放入搅拌机内，加水搅拌均匀。

（2）卷心菜蔬果汁：卷心菜1个，甜椒1/2个，苹果2个。将卷心菜先切碎，甜椒去籽和蒂，苹果去皮和核，切块后用榨汁机榨成汁，早晚饮用。具有健胃益肾、通络壮骨、填补脑髓。蔬果汁含丰富的维生素A、C、K和钾，增强骨质，预防骨质疏松和坐骨神经痛。

一、腰肌劳损

1. 腰肌劳损的成因

腰肌劳损又称功能性腰痛、慢性下腰损伤、腰臀肌筋膜炎等，实为腰部肌肉及其附着点筋膜或骨膜的慢性损伤性炎症，是腰痛的常见原因之一，主要症状是腰或腰骶部胀痛、酸痛，反复发作，疼痛可随气候变化或劳累程度而变化，如日间劳累加重，休息后可减轻，时轻时重，为临床常见病、多发病，发病因素较多。导致腰肌劳损的主要因素包括：

（1）急性腰扭伤后及长期反复的腰肌劳损。

（2）长期反复的过度腰部运动及过度负荷，如长时期坐位、久站或从弯腰位到直立位手持重物、抬物，均可使腰肌长期处于高张力状态，久而久之可导致慢性腰肌劳损。

（3）运动损伤，如足球、羽毛球、篮球、瑜伽等运动时，准备活动不充分，或者技术方法不正确，以及意外的碰撞等。

（4）慢性腰肌劳损与气候、环境条件也有一定关系，气温过低或湿度太大都可促发或加重腰肌劳损。

2. 饮食推荐

腰肌劳损的饮食原则是常吃具有壮腰补肾、活血通络的食品，如核桃、栗子、里脊肉、虾、动物肾、韭菜、山楂、丝瓜、枸杞等。

（1）枸杞羊肾粥：鲜枸杞叶500克，洗净，切碎；羊肾2只，洗净，去筋膜、臊腺，切碎。两料与大米250克，加水适量，用小火煨烂成粥，加调味品食用。每日1次，连服7~10天。

（2）鹌鹑枸杞杜仲汤：鹌鹑1只，去毛及内脏，加枸杞30克，杜仲15克，加水共煎，去药渣，食肉饮汤。每日1次，连服5~7天。

（3）韭菜黄酒饮：生韭菜30克，切细，黄酒100克，加热后趁热温服。

（4）薏苡仁生姜羊肉汤：薏苡仁50克，生姜20克，羊肉250克，加水适量煲汤，调味佐膳。

三、膝关节骨性关节炎

膝关节骨性关节炎是指由于膝关节软骨变性、骨质增生而引起的一种慢性骨关节疾患，又称为膝关节增生性关节炎、退行性关节炎及骨性关节病等。本病多发生于中老年人，也可发生于青年人；可单侧发病，也可双侧发病。

1. 原因

（1）慢性劳损。长期姿势不良，负重用力，体重过重，导致膝关节软组织损伤。

（2）肥胖。体重的增加和膝骨性关节炎的发病成正比。肥胖亦是病情加重的因素。肥胖者的体重下降则可以减少膝骨关节炎的发病。

（3）外伤和力的承受。经常的膝关节损伤，如骨折、软骨、韧带的损伤。异常状态下的关节，如在髌骨切除术后环节处于不稳定状态时，当关节承受肌力不平衡并加上局部压力，就会出现软骨的退行性病变。正常的关节在活动甚至剧烈运动后是不会导致骨性关节炎的。

（4）遗传因素。同种族的关节受累情况是各不相同的，如髋关节、腕掌关节的骨性关节炎在白种人多见，但有色人种及中国人中少见，性别亦有影响，本病在女性较多见，女性发病率高于男性。

2. 表现

（1）膝关节活动时疼痛加重，其特点是初起疼痛为阵发性，后为持续性，劳累及夜间更甚，上下楼梯疼痛明显。

（2）膝关节活动受限，甚则跛行。极少数患者可出现交锁现象或膝关节积液。

（3）关节活动时可有弹响、摩擦声，部分患者关节肿胀，日久可见关节畸形。

（4）膝关节痛是本病患者就医常见的主诉。其早期症状为上下楼梯时的疼痛，尤其是下楼时为甚，呈单侧或双侧交替出现。有的出现关节肿大，多因骨性肥大造成，也可是关节腔积液。出现滑膜肥厚的很少见。严重者出现膝内翻畸形。

3. 饮食原则

骨性关节炎在患病期间，一定不要忽视饮食和运动，虽然这两项看似与疾病没有任何关系，但是健康的饮食和合理的运动对病情的恢复相当有益。膝关节骨性关节炎饮食少食甜食，因其糖类易致过敏，可加重关节滑膜炎的发展，易引起关节肿胀和疼痛加重。少饮酒和咖啡、茶等饮料，注意避免被动吸烟，因其都可加剧关节炎恶化。要少食牛奶、羊奶等奶类和花生、巧克力、小米、干酪、奶糖等含酪氨酸、苯丙氨酸和色氨酸的食物，因其能产生致关节炎的介质前列腺素、白三烯、酪氨酸激酶自身抗体及抗牛奶IgE抗体等，易致过敏而引起关节炎加重、复发或恶化。可适量多食动物血、蛋、鱼、虾、豆类制品、土豆、牛肉、鸡肉及牛“腱子”肉等富含组氨酸、精氨酸、核酸和胶原的食物等。

4. 饮食推荐

（1）杜仲猪腰汤：杜仲30克，猪腰一对，熬汤，每日一次，连服一周。

（2）黄酒菜根饮：新鲜金针菜的根10克，赤小豆30克，水煮去渣，冲入黄酒100克，温服，每日一次，连服一周。

思考题

1. 人体运动系统主要包括哪些组织和器官？

2. 瑜伽练习对人体运动系统有何影响？

3. 如何通过瑜伽练习改善颈椎的功能?
4. 怎样才能做好牛面式?
5. 怎样通过饮食调理改善运动系统的功能?

瑜伽箴言

瑜伽增加内在的包容量,让人能从容地面对生活中的压力,同时保持青春,美丽,健康。尽管人有失误和脆弱的时候,但仍然可以拥有健康,快乐和虔诚的心态,这就是修炼瑜伽的目的。

——Yogi Bhajan

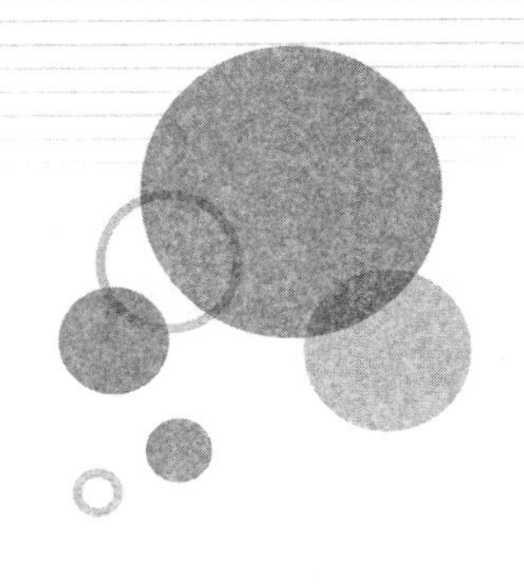

第九章 瑜伽对人体生殖和泌尿系统的作用与实践

生殖系统包括内生殖器和外生殖器，生殖系统的基本功能是产生生殖细胞、繁殖新个体、分泌性激素以维持性别特征，性激素对人体的新陈代谢、骨关节系统都有影响作用。性功能的状况，以及女子的月经是否规律，与心理因素和生活习惯也有直接的联系。

泌尿系统由肾、输尿管、膀胱和尿道组成，其基本功能是排出新陈代谢产生的尿酸、尿素和多余的水分等。前列腺是男性特有的，包绕在尿道根部，由腺组织、平滑肌和结缔组织构成。男性儿童时期的前列腺很小，青春期迅速生长，老年期逐渐退化，常见前列腺内结缔组织增生，形成前列腺肥大，引起排尿困难。

从瑜伽实践的角度看，体位法的练习可以调节内分泌系统的机能，甲状腺、胸腺、肾上腺、性腺等腺体，都有针对性的练习方法。蝗虫式、眼镜蛇式、弓式等体位法，可以提高性刺激的耐受力，会阴部挈合法可以提高性的控制力，而猫式、蛇击式等体位法，通过对脊椎神经的调整，可以改善女性月经紊乱等问题。

第一节　瑜伽对生殖和泌尿系统的影响

练习瑜伽可使生殖系统充满活力，预防并辅助治疗多种生殖系统疾病。特别是对女性来说，瑜伽中的蹲式、狮子式等体位都具有促进子宫血液循环、平衡子宫代谢、提高机能、保护卵巢、强壮子宫的功能。长期练习瑜伽体位法可刺激脑下垂体，还能够按摩、调整脊柱、活化生殖系统神经，从而纠正子宫下垂、移位等问题。同时，正确的瑜伽体位能够确保性腺的健康，促进性激素的释放，保持经血健康正常，强化子宫内膜，抑制黄体萎缩，明显改善月经不调、痛经等月经病症。

瑜伽体位对腹部起到的良好的锻炼作用，可以保持肾脏的健康。帮助人体有效排出代谢产物如尿酸、尿素。在瑜伽体位中，很多体位都对排泄系统具有内在按摩的作用，能有效地促进排泄，防止体内毒素沉积、结石等等不良现象发生。

从中医学的角度看，中医所说的“肾”，除了涵盖西医的泌尿系统功能之外，还包括人的生殖系统功能。男女性功能、女子月经、男性前列腺疾病，都与肾气的强弱有决定性的关联。提高性功能的关键是强壮肾功能；而女子的月经，则与子宫内的寒气，以及气血的运行密切相关。

第二节　有益于生殖和泌尿系统的瑜伽练习

一、基础练习

1. 会阴部收束法（Mula Bandha）

收束法即班达（梵文Bandha，音译班达），意为“约束或控制、封锁”。它是瑜伽中特有的练习方法之一，含有收缩、束缚的意思。收束法可以使人聚敛散布在体内各处的气息能量，进行集中和控制。收束法主要包括下颌收束法、腹部收束法和会阴部收束法三种，广泛地应用到调息和契合练习中。

会阴收束法包含有身与心两方面的因素，但其着重点在于对生殖器与肛门之间的区域，即会阴部位进行控制和收缩。会阴收束法几乎总是和提肛契合法一起做的。会阴收束法有助于激发昆达利尼蛇能量，促进生殖器区域的供血，增加对性刺激的耐受力，在引导或控制性欲方面非常有用，还有助于痔疮和便秘的控制与治疗。

1）方法与步骤

（1）左腿伸直，右腿屈膝，把右脚跟贴在左大腿侧（见图9–1）。

（2）用手臂把身体抬起，把右脚跟抵住会阴部，背部挺直（见图9–2）。

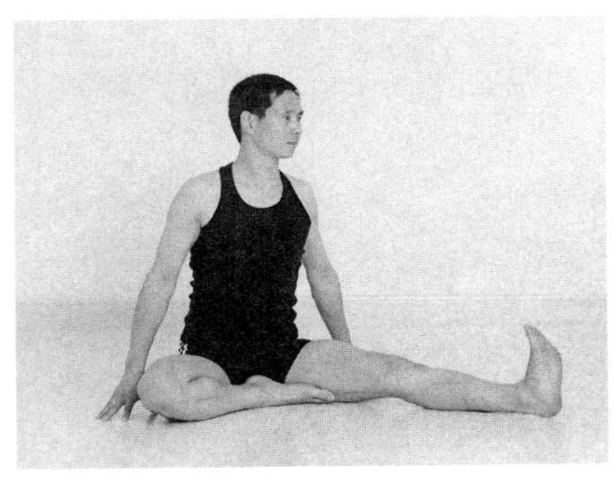

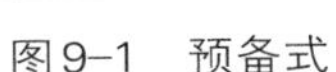

图9-1　预备式

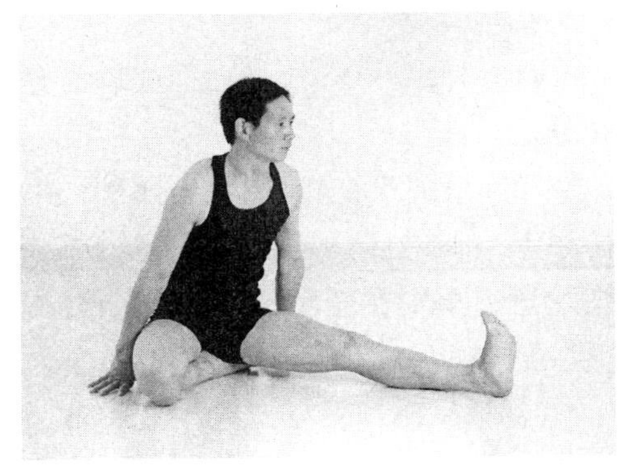

图9-2　会阴部收束法1

(3) 双手向前，把脚掌轻轻向后拉，胸部向前挺起，保持背部挺直、右腿伸直，把注意力集中在会阴部，保持10次深呼吸，然后交换另外一侧。左右各。重复3遍（见图9-3）。

2) 注意事项

身体柔韧性较差者，可以借助瑜伽带或者毛巾做辅助练习（见图9-4）。

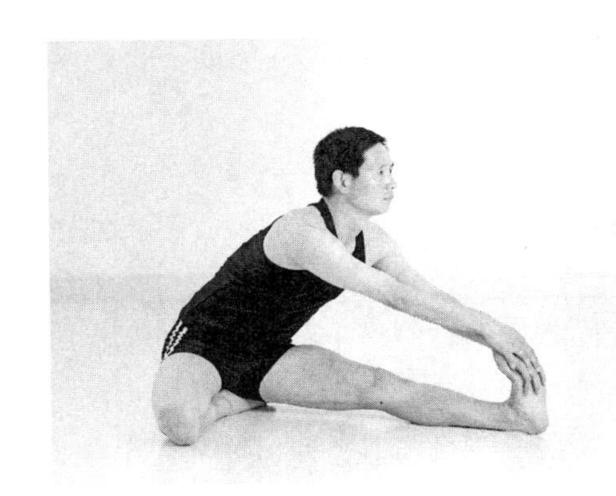

图9-3　会阴部收束法2

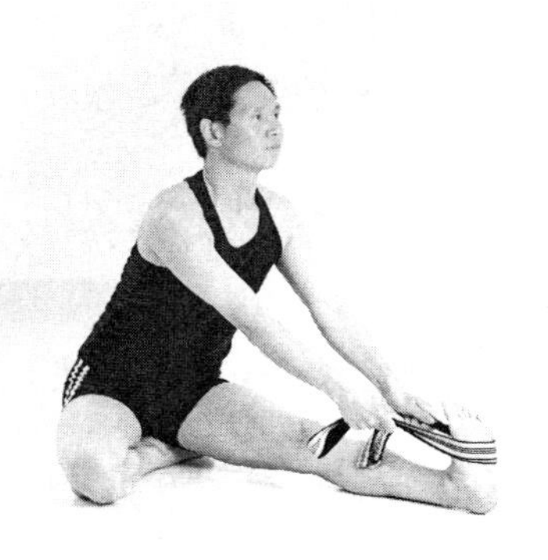

图9-4　会阴部收束法辅助练习

2. 根式（Root Pose）

瑜伽理论认为，人体内部有7个能量中心，最下面的是“根轮”，也叫海底轮。就像树的能量供应来自树根一样，根式激发海底轮的能量，调理性腺，对于性冷淡、尿频、前列腺炎等生殖、泌尿相关问题均有裨益。

1）方法与步骤

（1）脚跟并拢蹲在地面上，膝盖分开，脚跟完全着地。

（2）把脚跟收起，贴住会阴部，膝盖贴在瑜伽砖头上，背部挺起，双手胸前合十，或者放在腿上，把注意力集中在会阴部（见图9–5），深长地呼吸，保持1分钟左右。

（3）松开双脚，活动一下踝关节，再用婴儿式放松身体。重复3遍。

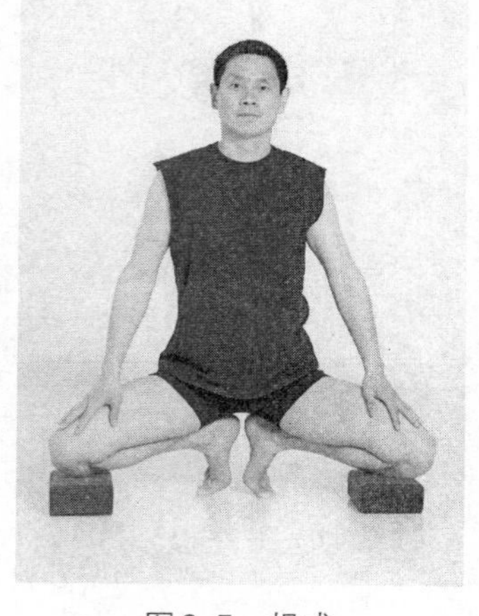

图9–5　根式

2）注意事项

（1）练习前后，做好踝关节和膝关节的热身与放松练习。

（2）配合会阴部收束法，效果将更好。

3. 猫式（Cat Pose）

猫式因模仿猫伸懒腰的动作而得名，是瑜伽练习中最常用和最受欢迎的体式之一。经常练习猫式的益处是多方面的，如增加脊椎的灵活性和脊椎神经的供血，调节内分泌系统，缓解、预防女性生理期腰酸、腹痛等症状，还助于改善形态，塑造丰胸翘臀的优美姿态。

1）方法与步骤

（1）跪在垫子上，膝盖分开，与骨盆同宽。双手分开与肩宽，掌心平稳地放在垫子上。

（2）深吸气，把头和臀部往上翘，把腰背部向下塌，使整个脊柱充分伸展，把注意力集中在整个腰背部（见图9–6）。

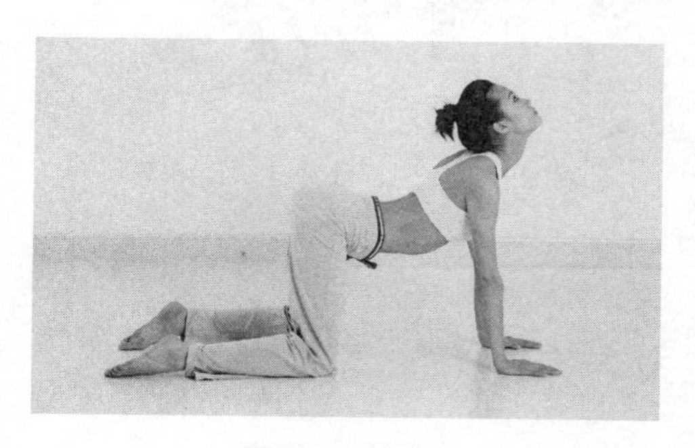

图9–6　猫式1

（3）深呼气，把头和臀部往里收，整个腰背部向上拱起，注意力集中在整个腰背部（见图9–7）。

（4）像猫伸懒腰一样，连续做9次，然后把臀部坐在脚跟上，用婴儿式放松身体（见图9–8），约15秒钟。重复猫式练习3遍。

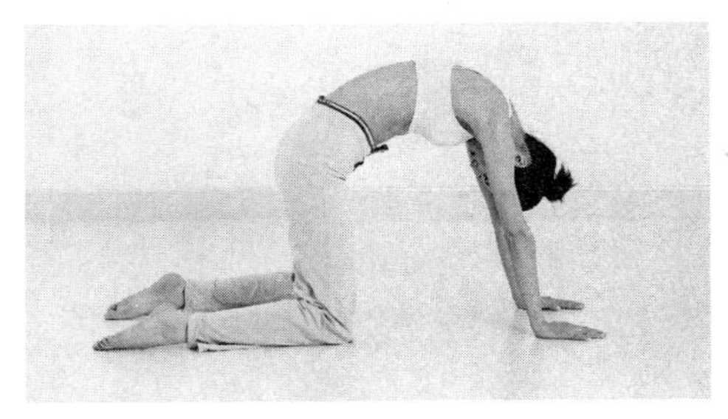
图9-7　猫式2

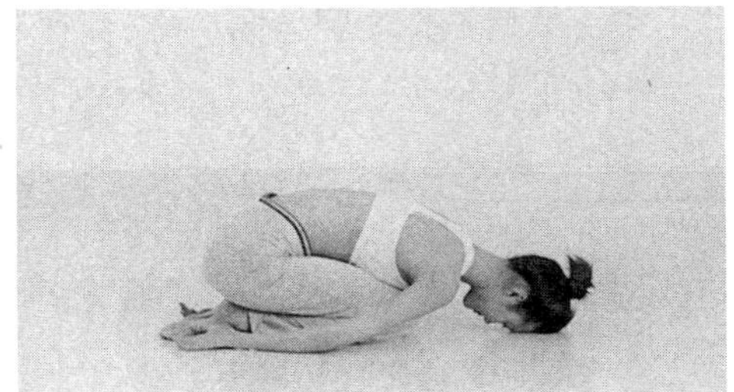
图9-8　放松

2）注意事项

（1）吸气时，尾椎、臀部、腰椎、胸椎、颈椎依次上翘。

（2）呼气时，臀部、头部同时内收，腰部拱起。

（3）呼吸与想象协同一致，要想象猫伸懒腰的状态，把整个脊柱伸展开。

4. 虎式（Tiger Pose）

虎式是猫式的进阶，应模仿老虎愤怒时尾巴翘起而得名。猫式是动态练习，虎式是静态练习。虎式改善脊椎和脊椎神经的供血，缓解、预防女性生理期的腰酸腹痛症状。同时增加腰部、背部肌肉力量，还有臀部塑形的作用。

1）方法与步骤

（1）膝盖分开与肩宽，跪在垫子上；双手分开与肩宽，掌心平稳地放在垫子上（见图9-9）。

（2）把头和臀部往上翘，右腿向上摆起，目视前上方，把腰背部向下塌，使整个脊柱充分伸展，把注意力集中在整个腰背部（见图9-10），保持30秒钟。

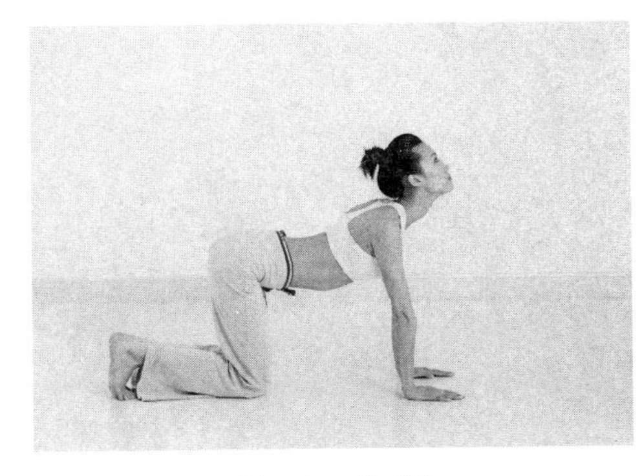
图9-9　虎式1

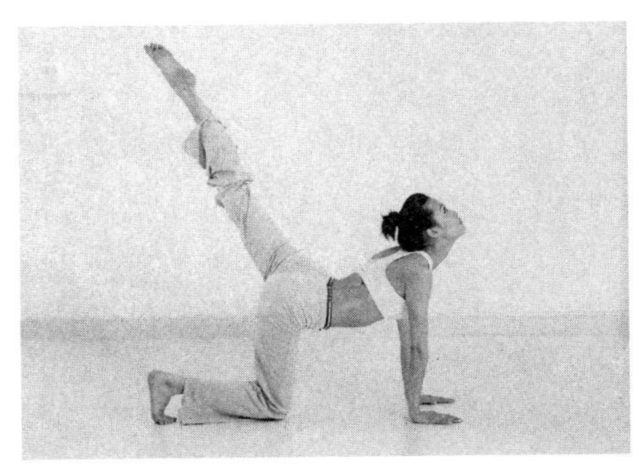
图9-10　虎式2

（3）然后再把右腿伸向后方，保持30秒钟。

（4）重复整个过程，左右各3次后，用婴儿式放松身体。重复3遍。

2）注意事项

（1）后腿抬起时，不要弯曲膝关节。

（2）身体重心保持平稳，两手臂平均用力，不要偏移。

5. 蝗虫式（Locust Pose）

蝗虫式是经典瑜伽体式，因模仿蝗虫伏在地上时的姿势而命名。蝗虫式增加肾脏的功能，促进生殖区域的供血，缓解、预防女性月经期间的腰酸腹痛症状；强壮臀部、腰背部肌肉，按摩内脏，增强消化系统的机能。

1）方法与步骤

（1）俯卧在垫子上，掌心向下，贴在垫子上，慢慢把右腿伸直，向上、向后抬起，下巴贴在地面上，把注意力集中在臀部、腰部和大腿的后面（见图9–11），保持30秒钟。

（2）交换另外一侧，要领同上（见图9–12）。

（3）然后两腿伸直一起抬起，臀部夹紧，双脚并拢，其他要领同上（见图9–13）。重复三组。

2）注意事项

（1）下巴要紧贴地面；注意力集中在臀部、腰部和大腿的后面。

（2）常见错误：腿弯曲；憋气。

（3）禁忌：腰椎椎间盘突出者忌练。

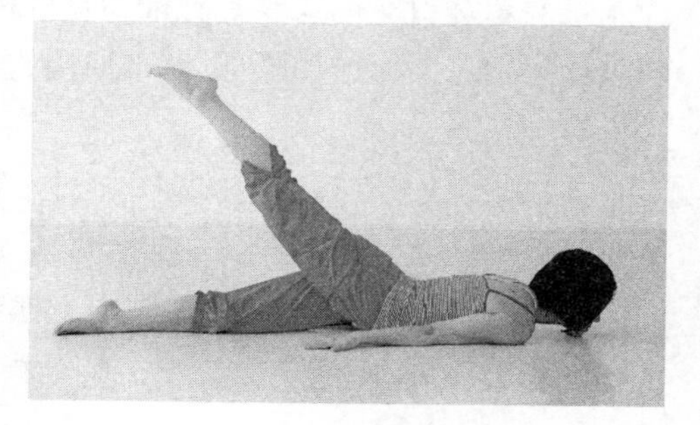

图9–11　蝗虫式1

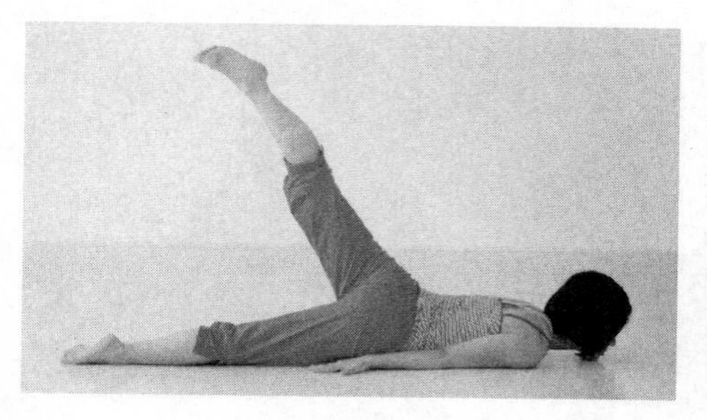

图9–12　蝗虫式2

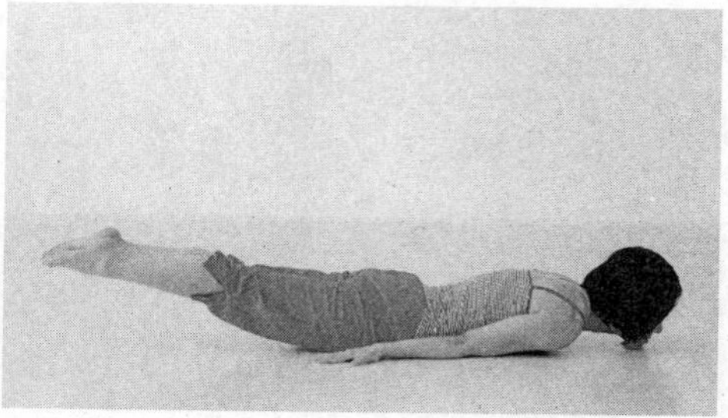

图9–13　蝗虫式3

二、提高阶段

1. 蛇击式（Snake Moving Pose）

因模仿眼镜蛇从洞中钻出、准备攻击猎物而得名。蛇击式能改善脊椎和脊椎神经的供血，调理内分泌系统，缓解、预防女性生理期的腰酸、腹痛等症状。

1）方法与步骤

（1）双膝分开跪地，身体前屈，手臂伸直（见图9–14），胸部贴地板，下巴贴地板，把身体充分伸展开来。

（2）双手不要移动，下巴贴着垫子，身体匍匐向前，当下巴与手指成一直线时，停止移动，深呼吸，保持30秒钟，把注意力集中在腰背部（见图9–15）。

（3）慢慢把双手交叉，直臂上举，进一步伸展，深呼吸，保持30秒钟，把注意力集中在腰背部。

（4）松开双手，俯卧放松身体。重复三遍。

2）注意事项

（1）臀部尽量上翘，把注意力集中在腰背部，呼吸要保持自然。

（2）常见错误：屏气；呼吸紊乱。

（3）禁忌：不适合于颈椎病患者。

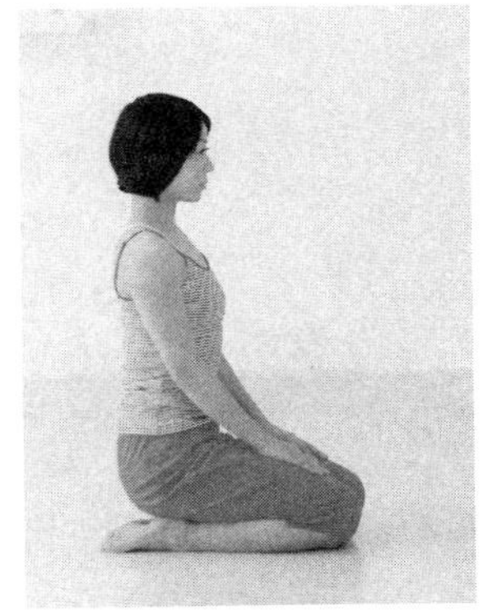

图9–14　蛇击式1

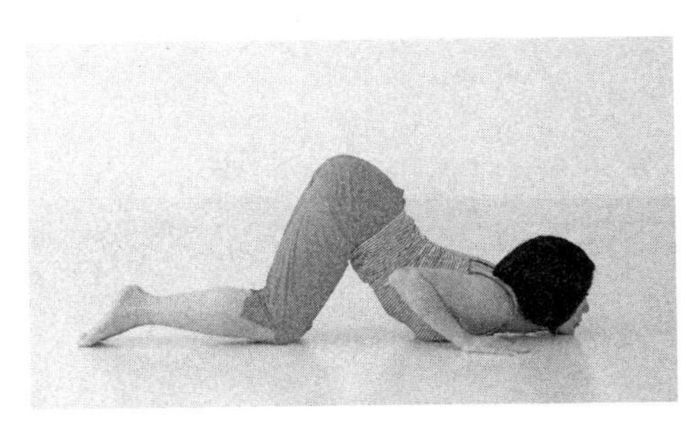

图9–15　蛇击式2

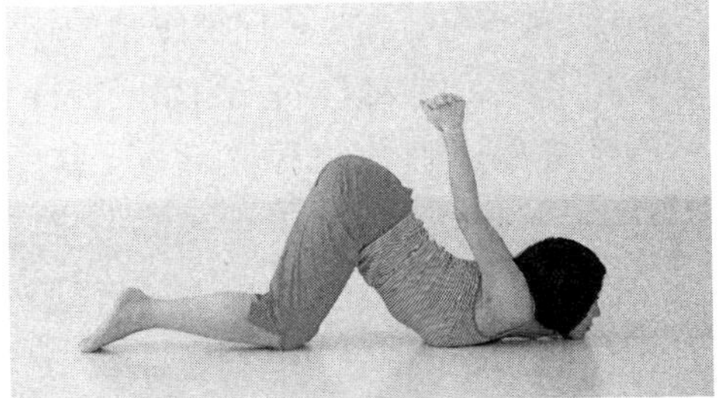

图9–16　蛇击式3

2. 桥式及其变化（Bridge Pose）

桥式是经典瑜伽体式之一，因整个身体被撑起像一座小桥而得名。桥式锻炼脊柱的颈部、胸部和腰部，具有调节内分泌系统的作用，缓解女性生理期的腰酸、腹痛等症状。

1）方法与步骤

（1）仰卧在垫子上，把两腿弯曲，两脚平放于地面上。

（2）缓缓将臀部抬起，将髋部向上顶，把手掌在腰部后方，用上臂和肘关节支撑身体（见图9–17）。吸气时把腹部向外鼓出来，呼气时把腹部向内收缩，眼睛看着腹部的起伏，保持30秒钟。

（3）慢慢把两腿向前挺直（见图9–18），保持30秒钟。

（4）回到俯卧姿势，休息10秒钟。重复整个练习3遍。

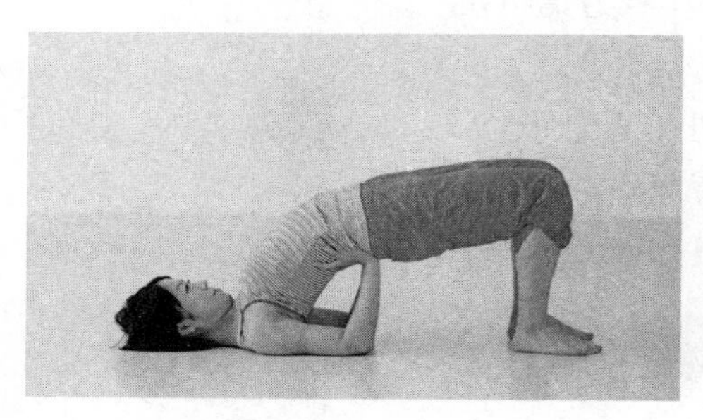

图9–17 桥式1

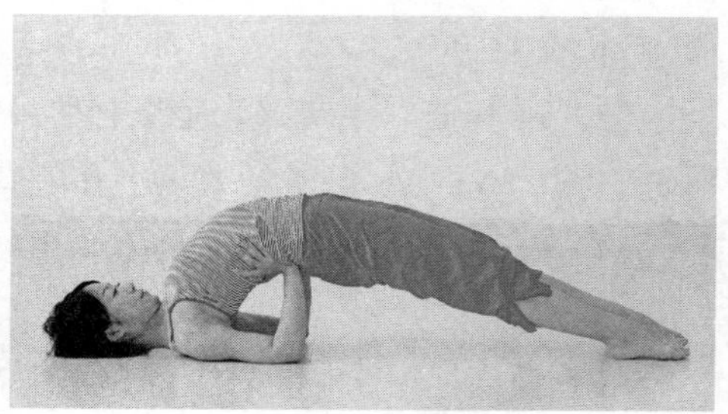

图9–18 桥式2

2）注意事项

（1）肘关节内收，小臂与地面垂直。

（2）整个过程中，要保持呼吸的均匀自然。

3. 弓式的变化（Varied Bow Pose）

弓式是经典瑜伽体式之一，其作用是多方面的。弓式的变化式是在弓式基础上的提高，对于生殖系统而言，弓式强壮、调理腰椎部位的脊髓神经，促进生殖区域的供血，增强肾脏和肾上腺的功能，提高对性刺激的耐受力和控制力。

1）方法与步骤

（1）俯卧在垫子上，弯曲两腿，用双手握住脚踝。

（2）吸气的同时伸直两臂，绷紧两腿肌肉，使背部成为拱形，同时将头部、胸部和大腿抬离地面（见图9–19），把注意力集中在生殖器区域，均匀呼吸，保持这个姿势30秒钟。

（3）身体缓缓回复预备姿势，右手抓住右脚踝，左把手向上、向后伸展（见图9-20），其他要领不变，保持30秒钟。

（4）交换另外一侧，保持30秒钟。

（5）放松身体10秒钟。重复练习3遍。

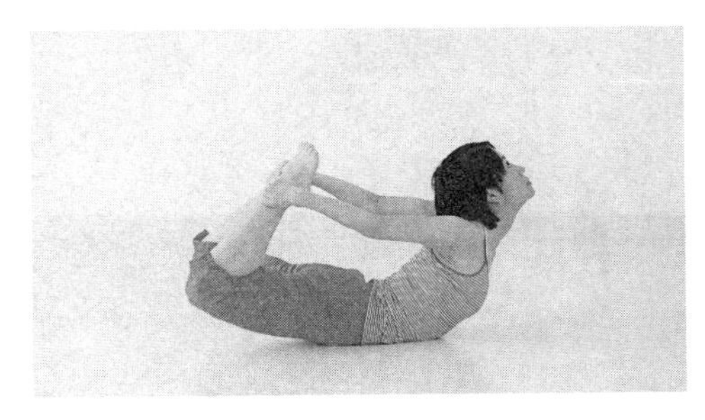

图9-19　弓式的变化1

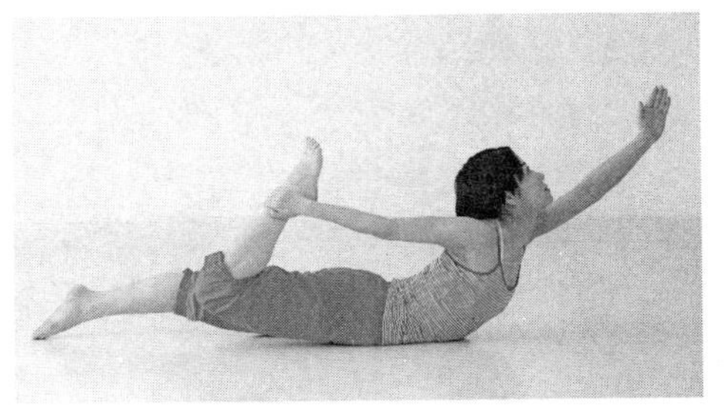

图9-20　弓式的变化2

2）注意事项

（1）量力而行，不要勉强拉伸。

（2）保持动作与放松，交替进行，避免腰部过于疲劳。

（3）整个过程中，要保持呼吸的均匀自然。

4.轮式及其变化（Wheel Pose）

轮式是瑜伽经典体式之一，因身体被撑起呈半圆形、像轮子一样而命名。轮式对人体多个系统有益处，可以滋养腰椎和胸椎，强壮整个脊椎神经；滋养卵巢、子宫等内脏器官；调整胸腺、性腺等内分泌腺体。

1）方法与步骤

（1）仰卧，膝盖弯曲，肘部弯曲，手掌侧置于两耳旁边。

（2）深吸气，提胸，将髋部向上顶，躯干离开地面，逐渐把双臂伸直，脚跟着地，身体呈一个拱桥形状（见图9-21），颈部放松，保持9次深呼吸。

（3）慢慢把手臂松开，仰卧放松身体。

（4）身体条件较好者可先做成轮式，再把右腿向上抬起，与地面垂直；左脚保持平放于地上，保持7次深呼吸，然后换左腿练习（见图9-22）。

（5）慢慢把手臂松开，仰卧放松身体。重复练习3遍。

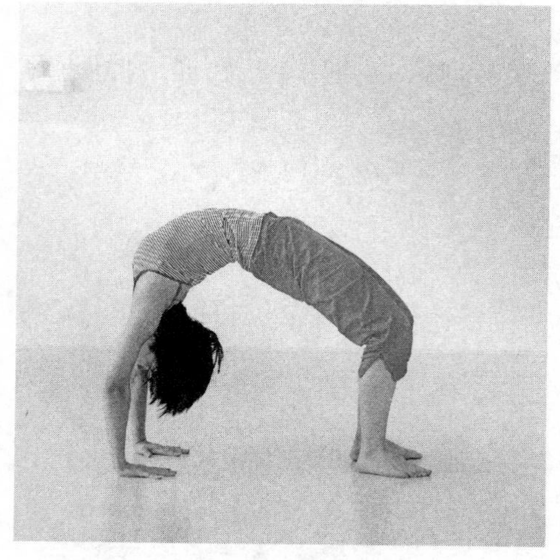

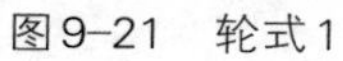
图9-21　轮式1

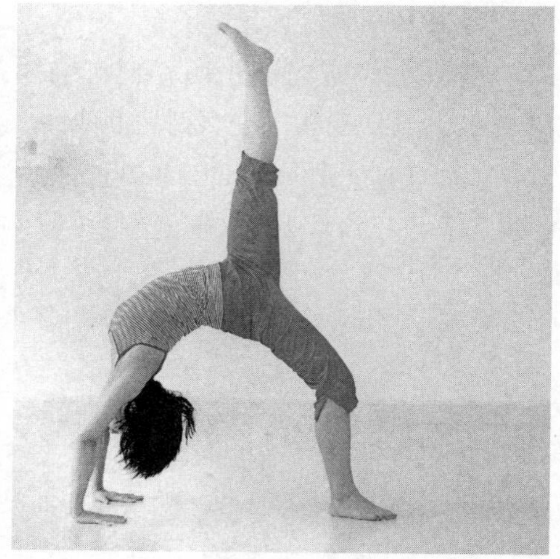

图9-22　轮式2

2）注意事项

（1）轮式对腰部的柔韧性要求较高，不可勉强。

（2）禁忌：腰部及椎间盘受伤者慎练。

（3）整个过程中，要保持呼吸的均匀自然。

第三节　有益于生殖和泌尿系统的饮食调理

由于生殖系统与肾的关系密切，日常饮食应当多吃一些补肾气、固肾精的食物。女性的饮食保健原则，要避免寒凉、酸辣刺激性的食物，尽量少吃冷饮或冰冻过的食品，适当食用一些具有补血活血功效的食材。阿育韦达养生学推荐食用豆类，认为豆类可以净化人体，同时豆类也有益肾补肾的作用。

适宜食用

豆类中的刀豆有暖脾胃、益肾、补充元气的作用；长豆角能补肾健胃、生精髓；鹰嘴豆药用功能广泛，益肾强骨，具有植物性类雌激素，可以平衡性激素水平，防治性激素类癌症（如乳腺癌和前列腺癌）。西红柿所含的西红柿红素的抗氧化作用最强，有助于预防前列腺癌、胃癌、皮肤癌、乳腺癌、宫颈癌和心脑血管病等。

一、尿路感染

1. 关于尿路感染

尿路感染又称泌尿系统感染，是尿路上皮对细菌侵入导致的炎症反应，通常伴随有菌尿和脓尿。

尿路感染常多发于女性，尤其多发于性生活活跃期及绝经后女性。尿路感染根据感染部位分为上尿路感染和下尿路感染；根据两次感染之间的关系可分为孤立或散发性感染和复发性感染，后者又可分为再感染和细菌持续存在，细菌持续存在也称为复发；根据感染发作时的尿路状态又可分为单纯性尿路感染、复杂性尿路感染及尿脓毒血症。平时注意多饮水，多休息，适量运动，注意卫生和清洁，预防感染，尿路感染很容易复发。

预防尿路感染要平时加强营养，增强体质。万一不幸得了该病，饮食宜清淡，多食富含水分的新鲜蔬菜、瓜果等，如黄瓜、生菜、鲜藕、番茄、西瓜、梨等，因含有丰富的维生素C和胡萝卜素等，有利于控制炎症，帮助泌尿道上皮细胞修复。还应多吃有清热解毒、利尿通淋功效的食物，如菊花、荠菜、马兰头、冬瓜、赤小豆等，可起辅助治疗的作用。

2. 忌吃食物

（1）忌胀气之物，包括牛奶、豆浆、蔗糖等，尿路感染常出现小腹胀痛之感，而腹部胀满往往使排尿更加困难。

（2）忌发物，如猪头肉、鸡肉、蘑菇、带鱼、螃蟹、竹笋、桃子等，对炎症发热有加重病情的作用。

（3）忌助长湿热之品，包括酒类、甜品和高脂肪食物，本病的病因为湿热太盛，凡助长湿热之品都能加重病情。

（4）忌辛辣刺激之物，大蒜、辣椒、花椒等辛辣调味科可使尿路刺激症状加重，排尿困难。

3. 推荐饮食

（1）西红柿汁鹰嘴豆：鹰嘴豆1米杯，红西红柿中等大小5个，黄油2块，小茴香子1汤匙，姜末1汤匙，姜黄粉1汤匙，新鲜香菜叶1/4米杯切末。将鹰嘴豆洗净，浸泡过夜；捞出后加清水和黄油同煮，煮沸后改小火焖烧。西红柿洗净，用沸水略焯，去皮切小块。黄油入锅小火加热，加入小茴香子、姜末，翻炒，放入西红柿块、姜黄粉、一半香菜叶，搅匀共煮至西红柿软烂成稠厚酱汁。将焖烧至酥软的鹰嘴豆倒入西红柿酱汁中，小火煮10分钟。可加水调成浓汤。熄火后加盐，撒上剩下的香菜叶。功效：补中益气，温肾壮阳。预防生殖系统肿瘤，也是糖尿病、高血压和肾虚体弱者理想的健康食品。

附：鹰嘴豆（学名：cicer arietinum），又名桃尔豆、鸡豆、鸡心豆等，是印度和巴基斯坦的重要的蔬菜之一，在欧洲食用鹰嘴豆也十分普遍，也是维吾尔医常用药材。因其面形奇特，尖如鹰嘴，故称此名。鹰嘴豆为豆科草本植物，起源于亚洲西部和近东地区。是世界上栽培面积较大的豆类植物，约一亿五千万亩，其中印度和巴基斯坦两国的种植面积占全世界的80%以上，中国只有零星分布。鹰嘴豆的淀粉具有板栗香味。鹰嘴豆粉加上奶粉制成豆乳粉，易于吸收消化，是婴儿和老年人的营养食品。

（2）石榴苹果汁：石榴1个，苹果2个。将石榴去皮及白膜，苹果去皮、核，切小块放入榨汁机内，早晚饮用。功效：收敛、涩肠、生津，提高性功能。常用于性功能低下，预防前列腺疾病。

（3）甘蔗白藕汁：鲜甘蔗500克，去皮切碎，榨汁。嫩藕500克，去节切碎，绞汁。两汁混合，1日内分3次饮完。常食有清热解毒、利尿的作用。

（4）蔓越莓汁：蔓越莓又称蔓越橘、小红莓，是一种生长在矮藤上、表皮鲜红的小圆果。很久以前，蔓越莓就被美洲印第安人用来治疗膀胱和肾脏疾病。近年来，关于蔓越莓汁预防尿路感染的作用，大量科学研究发现，食蔓越莓汁能改变大肠杆菌菌毛结构和性质，从而阻止大肠杆菌黏附在尿道细胞表面。有研究人员建议，每天喝350毫升以上的蔓越莓汁或摄入等量的提取物，对预防泌尿路感染及膀胱炎很有帮助。

二、月经失调

月经失调也称月经不调，是妇科常见疾病，表现为月经周期或出血量的异常，可伴月经前、经期时的腹痛及全身症状。一般分为提前型、滞后型和无定期型三种。月经不调会引起女性头痛，并伴有头晕、心悸少寐，神疲乏力等症状。行经期间，经血如果过量，就会造成血液大量流失导致气血亏损。病因可能是器质性病变或是功能失常。

1. 引起月经不调的常见环境因素

1）情绪异常引起月经失调

长期的精神压抑、生闷气或遭受重大精神刺激和心理创伤，都可导致月经失调或痛经、闭经。这是因为月经是卵巢分泌的激素刺激子宫内膜后形成的，卵巢分泌激素又受脑下垂体和下丘脑释放激素的控制，所以无论是卵巢、脑下垂体，还是下丘脑的功能发生异常，都会影响到月经。

2）寒冷刺激引起月经过少甚至闭经

据研究，女性经期受寒冷刺激，会使盆腔内的血管过分收缩，可引起月经过少甚至闭经。因此，女性日常生活应有规律，避免劳累过度，尤其是经期要防寒避湿。

3）节食引起月经不调

有研究表明，少女的脂肪至少占体重的17%，方可发生月经初潮；体内脂肪至少达到体重22%，才能维持正常的月经周期。过度节食，由于机体能量摄入不足，造成体内大量脂肪和蛋白质被耗用，致使雌激素合成障碍而明显缺乏，影响月经来潮，甚至经量稀少或闭经，因此，追求身材苗条的女性，切不可盲目节食。

2. 引起月经不调的常见病理因素

（1）神经内分泌功能失调引起：主要是下丘脑—垂体—卵巢轴的功能不稳定或是有缺陷，即月经病。

（2）器质病变或药物等引起：包括生殖器官局部的炎症、肿瘤及发育异常、营养不良；颅内疾患；其他内分泌功能失调如甲状腺、肾上腺皮质功能异常、糖尿病、肝脏疾病、血液疾病等。

饮食护理月经不调，要注意日常活动中的细节问题，如很多女性都喜欢喝咖啡、浓茶提神，但月经不调的女性不宜喝浓咖啡、浓茶。

3. 适宜饮食

（1）蔬菜、水果、全谷类、全麦面包、糙米、燕麦等食物含有较多纤维，可促进动情激素排出，增加血液中镁的含量，有调整月经及镇静神经的作用。

（2）在两餐之间吃一些核桃、腰果、干豆等富含维生素B群的食物。

（3）午餐及晚餐多吃肉类、蛋、豆腐、黄豆等高蛋白食物，补充经期所流的营养素、矿物质。

（4）可避免血糖时而升高、时而降低，减少心跳加速，头晕、疲劳、情绪不稳定等不适。

（5）咖啡、茶等饮料会增加焦虑、不安的情绪，可改喝大麦茶、薄荷茶。

4. 饮食推荐

（1）玫瑰花茶：玫瑰花10克，茉莉花5克。将花与茶同置于大杯中，以沸水冲泡5分钟即可，连续服用4周。玫瑰花味甘微苦、性温，最明显的功效就是理气解郁、活血散淤和调经止痛。此外，玫瑰花的药性非常温和，能够温养人的心肝血脉，舒发体内郁气，起到镇静、安抚、抗抑郁的功效。女性在月经前或月经期间常会有些情绪上的烦躁，喝点玫瑰花可以起到调节作用。在工作和生活压力越来越大的竞争时代，即使非月经期，也可以多喝点玫瑰花，安抚、稳定情绪。

（2）红枣益母汤：大枣20枚，益母草10克，红糖10克，加水炖饮汤，每日早晚各1次。适宜于经期受寒所致后延，月经过少等症。

（3）当归生姜羊肉汤：生姜、当归、生姜各10克，羊肉片100克，加水同煮，熟后加盐，饮汤食肉。适宜于月经后延、量少、腹冷痛等症。

（4）龙眼枣仁饮：龙眼肉（桂圆）、枣仁各10克，芡实12克，水煎服，每日2次。适宜于气血不足型月经失调者。

（5）乌骨鸡炖枸杞：乌骨鸡肉100克，枸杞10克，炖汤。食肉，喝汤，每周2~3次。适宜于肾虚血亏型月经失调者。

（6）山药莲肉桂花粥：淮山药、莲子各30克，桂花10克，共煮食并饮汤，每周2~3次。适宜于脾胃虚弱型月经无定期者。

思考题

1. 瑜伽练习对人体生殖和泌尿系统有何影响？
2. 怎样练习会阴部契合法？
3. 蝗虫式作用和要领是什么？
4. 怎样才能做好轮式？
5. 怎样通过饮食调理改善生殖和泌尿系统的功能？

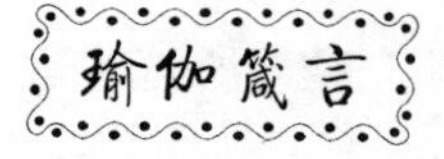

健康不是一件可以讨价还价的商品，她必须通过辛勤的汗水来换取。

——B. K. S Iyengar

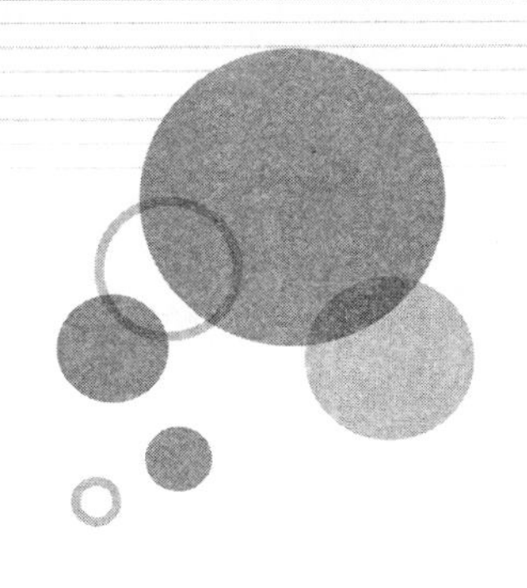

第十章
瑜伽对人体心理情志问题的作用与实践

一个人完整的个体包括心、身两个部分，两者互相影响。外界刺激可同时引起机体的心理反应和生理、生化反应，两者之间存在一定的因果关系。心理活动，中医学将其统称为情志，或叫做情绪，它是人在接触和认识客观事物时人体本能的综合反映。情志，即指喜、怒、忧、思、悲、惊、恐等人的七种情绪。任何事物的变化都有两重性，既能有利于人，也能有害于人。同样，人的情绪、情感的变化亦有利有弊。合理的心理保健是人体健康的一个重要环节，在人生中有重要价值，自古以来就被人类所注目。心理反应的程度受机体对外界刺激的认知和评价、应对经验和能力以及个性特点所制约。这些心理反应反过来又调节着机体生理、生化反应的强弱。人的高级心理机能能够认知、支配或调节自身的生理机能，从而达到治病、防病和养生保健的目的。

瑜伽是一种“生理–心理”的体验，与心理学有密切关系。按照传统瑜伽理论，人体内有三条脉：中脉、水脉和火脉；七个轮“Chakra，能量中心”，都在脊椎附近，每条脉络和每个能量中心都有不同的作用。生病或烦恼时脉络会扭结在一起。瑜伽体位法的练习以脉论和能量中心为重点，把体内的脉络的扭结打开，身心就会恢复健康。冥想和一些瑜伽动作对抑郁、焦虑有显著控制和治疗效果。同时，瑜伽练习还有助于形成积极的思维模式。

第一节 瑜伽对人体神经系统的影响

瑜伽运动对神经系统机能的改善起着重要的作用。练习者注意力高度集中，从而引起机体某区域兴奋，其他区域进入保护性抑制状态，使人脑皮层得到安静休息，平衡人脑皮层的兴奋和抑制机能，降低交感神经紧张性活动，安定心神。瑜伽体位对脊椎的锻炼，可促进脊椎内部脊髓及交感神经髓健康。瑜伽体位及收腹收束法都能强健胸部、腹部、从而改善位于这些部位的神经。

瑜伽还有安静神经的功效，使人精神平和。瑜伽练习的“仰卧放松式”，有放松及静心作用，给人一种松弛平和的感觉。冥想是有意识地把注意力集中在某一点或想法上，在长时间反复练习下，能够改变大脑的电生理学数据，练习者低频段的电生理活动（EEG）测量数据中，长期冥想练习者的低频段波和α波生理活动显示出电量的增强，同时产生积极情绪的脑部区域（左额叶皮质层）变得活跃，左额叶区域的θ波活动和喜悦感的强度正相关，α波活动的增强和焦虑程度的减低相关联。瑜伽练习能够改善紧张–焦虑、抑郁–消沉等负面情绪的状况。

在传统中医中，现代医学和生理学的心理精神层面主要体现在心的功能上，所谓“心藏神”、“心主神明”。如果心主神志的生理功能异常，就会出现精神意识思维活动的异常，如失眠、多梦、神志不宁等。这些病理变化是心之阴阳气血失调的结果，此外与肝、脾、肾、胆等脏腑的关系也比较密切。

第二节 有益于心理情志问题的瑜伽练习

一、基础练习

1. 婴儿式（Baby Pose）

婴儿式因模仿婴儿的姿势而得名，是瑜伽中常用的放松体式，用作体式之间的休息和衔接。婴儿式不仅仅是模仿婴儿放松的姿势，更重要的是心理状态也要回到天真无邪、无忧无虑的世界。婴儿式可以缓解压力，放松身心，恢复精力。

方法与步骤

双膝跪地，坐于脚后跟上，两个大脚趾并拢，把上身置于大腿上，身体轻轻向前弯曲。前额轻轻贴地。双臂置于体侧，双手贴脚，手心向上，全身放松。呼吸均匀自然，设想自己像一个婴儿一样，内心感到纯净、安宁、祥和（见图10–1）。保持3分钟左右。

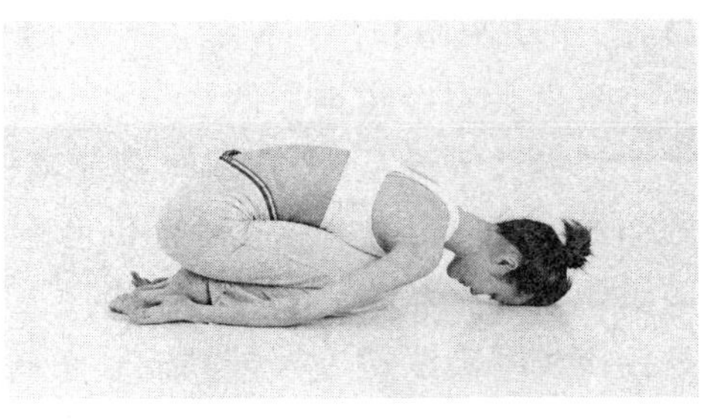

图10–1　婴儿式

2. 烛光凝视法（Candle Gazing）

烛光凝视法是烛光冥想的基础，烛光凝视可以加快眼部的血液循环，流出的眼泪又可以排出眼中的杂质；以凝视烛光产生的泪水为载体，把心中积压的郁闷、苦恼宣泄出来，恢复平和与自信。

1）方法与步骤

最好是在晚上，找一个安静的环境，以舒适的姿势坐好，点燃一支有芳香味的蜡烛，放在距自己1米左右、高度与眼平的台子上，静静地凝视烛光（见图10–2），坚持不要眨眼睛，让眼泪流下来。如果不能流眼泪，可以坐得再近一些。有的人比较容易流眼泪，有人则不容易。但是多一些时间去尝试，一定会流泪的。有人看火焰顶部容易流泪，有人则是看火焰的中间，找到适合自己的方法，让泪水流出来。眼泪是一个标志，眼泪流出来后，闭上眼睛，让它自然地流。同时，把心中的郁闷、苦恼、压抑，尽情地宣泄出来。有泪就尽情地流吧，去掉一切的自我束缚，回到纯净的状态。

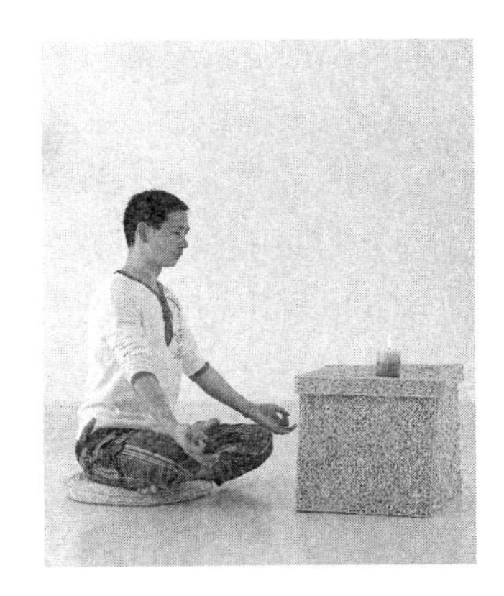

图10–2　凝视

2）注意事项

做烛光凝视时，不要间断，坚持每天晚上练习5分钟，2周左右可以看到明显的效果。

3. 左右鼻孔交换呼吸法（Alternate Nostril Breating — Anuloma Viloma Pranayama）

左右鼻孔交替呼吸法是瑜伽呼吸控制法的重要练习内容之一，对于疏通鼻腔、平衡阴阳和将精神专注于从容平和的运动有很好的效果。一般人们每两小时就会不经意地用两个鼻孔交替呼吸，只是一般从未觉察而已。用右边鼻孔呼吸会刺激左边的大脑（控制人的理智和分析能力），并让身体做好肢体运动的准备；用左边鼻孔呼吸则会刺激右边大脑（控制人的创造力和情感）。如果两个鼻孔堵塞，呼吸就会变得不平衡，身体的能量也就不会平衡。左右鼻孔交替呼吸法通过呼吸的控制来调节神经系统，对失眠和减轻压力也有所帮助。

1）方法与步骤

（1）以舒服的姿势坐好，腰部挺直。右手的食指和中指弯曲（见图10-3），用右手的大拇指轻轻堵住右鼻孔（见图10-4），用左鼻孔慢慢地吸气，这个吸气的过程称为“Puraka”。

（2）把呼吸停住，大拇指轻轻捂住鼻子做屏息（见图10-5），保持一会儿，但是不要憋气。屏息的过程称为“Kumbhaka”。

（3）然后用无名指把左鼻孔堵住，用右鼻孔缓缓呼气（见图10-6），这个呼气的过程称为“Rechaka”。

（4）再用右鼻孔缓缓地吸气，然后把呼吸停住，做屏息，但是不要憋气。

（5）再用左鼻孔慢慢地呼气。这样是一个回合，练习10个回合，然后恢复自

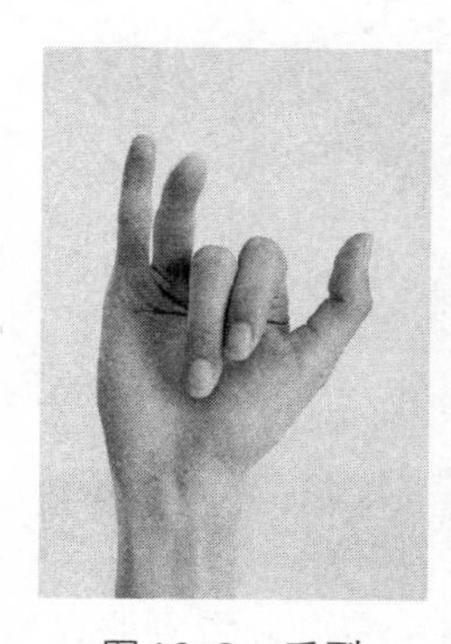

图10-3　手型

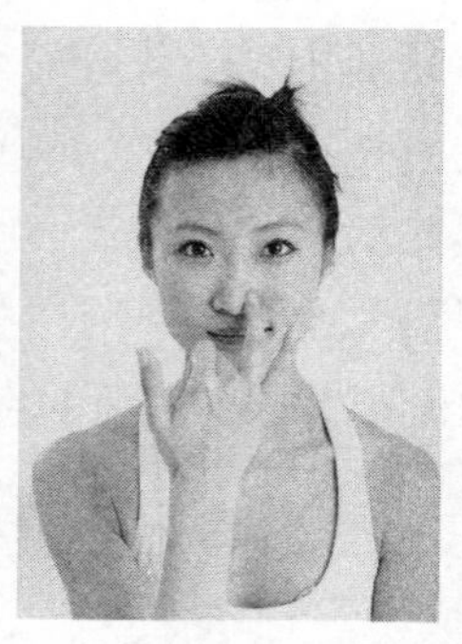

图10-4　左右鼻孔交换呼吸法1

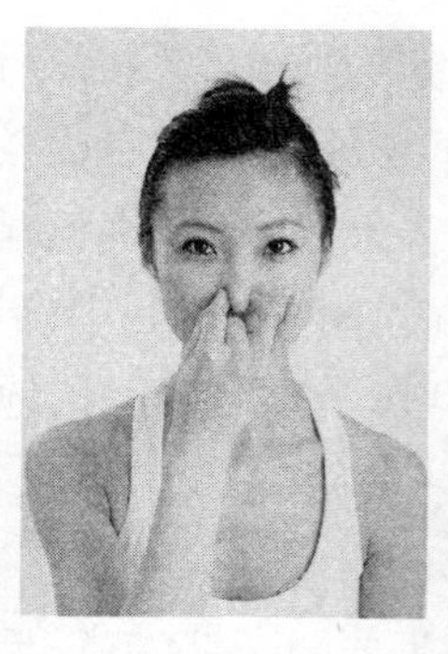

图10-5　左右鼻孔交换呼吸法2

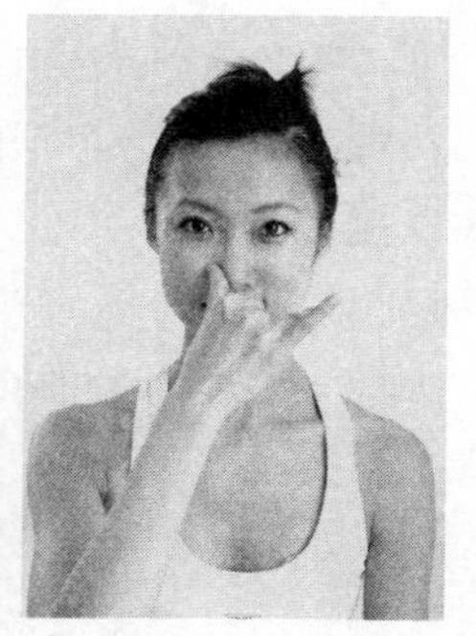

图10-6　左右鼻孔交换呼吸法3

然呼吸，休息调整一下。每次重复三遍，合计约10分钟左右。

2）注意事项

（1）这是一种很重要的呼吸法，屏息和呼气的时间都比吸气的时间长，理想的频率是：

吸气（Puraka）：屏息（Kumbhaka）：呼气（Rechaka）=1：2：4

（2）瑜伽呼吸控制法的目的不是为了增大肺活量，而是为了使副交感神经兴奋，缓解压力和紧张，达到内心的专注与平和。

4. 抱肘体前屈（Elbow across forward Bending）

抱肘体前屈不是一个完整的瑜伽体式，只是直立体前屈的预备动作，但是抱肘体前屈简单实用，可以促进大脑供血，恢复精力，放松身心，缓解压力。

1）方法与步骤

（1）两脚分开与肩同宽，直体平行站立（见图10–7）。双手抱住肘关节，慢慢向前弯曲，前额自然贴在手臂（见图10–8）上，两腿伸直，尽量放松，深呼吸。

（2）每次呼气时，使肘关节向地板的距离近一点点，把全部的注意力集中在头部，尽量放松（见图10–9），保持2分钟左右。

2）注意事项

（1）抱肘体前屈不是伸展大腿后面的韧带，而是放松练习，柔韧性差者，两

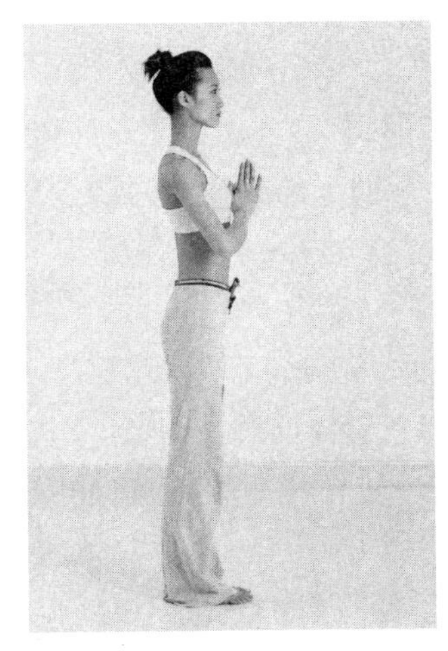

图10–7　抱肘体前屈1

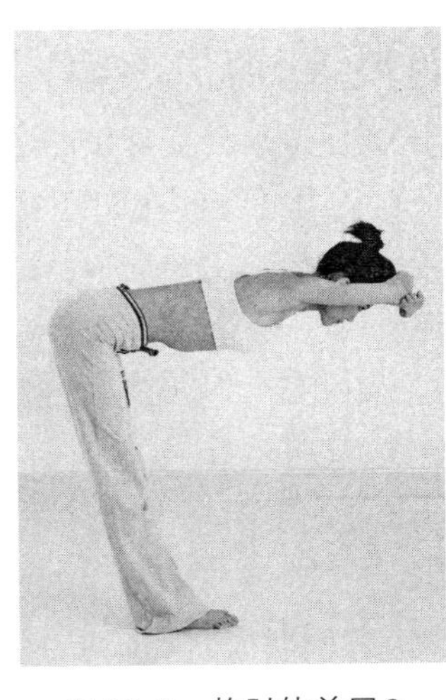

图10–8　抱肘体前屈2

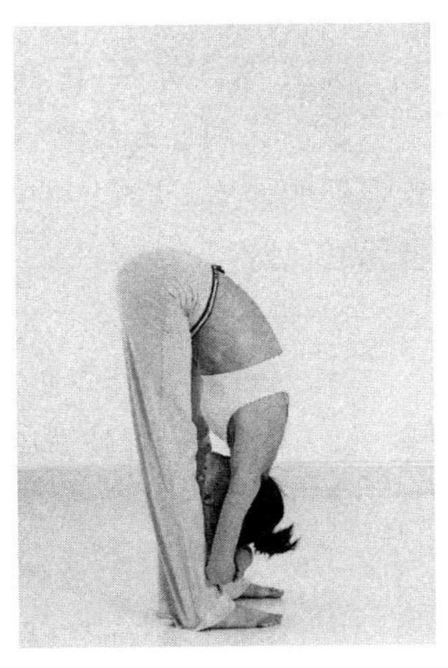

图10–9　抱肘体前屈3

腿可以略弯曲。练习的目标是促进大脑的供血。

（2）常见错误：颈椎和肩膀没用放松。

（3）禁忌：不适合高血压、低血糖患者。

5. 幻椅式（The Fancy Chair Pose）

幻椅式因想象坐在椅子上而命名，与一般的放松体式相反，幻椅式是兴奋和激发类体式。它强壮脊柱两侧的神经，使人精力充沛；使胸腔横膈膜提升，扩大胸腔，轻柔地按摩心脏；使腿部、背部变得强壮有力。

1）方法与步骤

（1）直体站立，深吸气，直臂上举，手臂内侧轻贴耳朵（见图10–10）。

（2）深呼气，屈腿下蹲，胸部向前挺，臀部向后翘，手臂向上伸展，把整个脊柱伸展开来。

（3）把注意力集中在整个腰背部，保持10次深呼吸后，休息调整10秒钟，重复3遍。

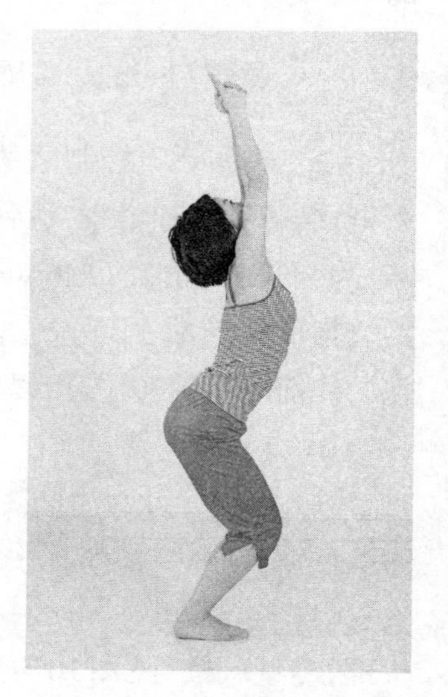

图10–10　幻椅式

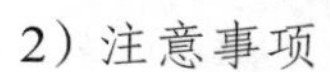

2）注意事项

幻椅式是比较费力的体式。练习时脚跟不要离开地面。腿部力量弱者，下蹲姿势可以高一点。

6. 直立体前屈（Forward Bend Standing Pose）

直立体前屈是经典瑜伽体式，是站立姿势中的主要体式之一。它使脊柱得到强烈的伸展，使脊柱神经焕发活力，促进大脑的供血，有助于消除疲劳，强健肝脏、脾脏、肾脏，减轻抑郁。

1）方法与步骤

（1）从站立姿势开始（见图10–11），深吸气，直臂上举，充分背部伸展。

（2）深呼气，保持背部挺直，双腿伸直，慢慢向前、向下做体前屈。

（3）当手指接触地板时，试着把头抬起，把背部挺起，使脊柱伸展，双腿伸直（见图10–12），保持两次深呼吸。

（4）慢慢把腹部靠近大腿，颈椎放松，深长均匀地呼吸，保持1分钟左右（见图10–13）。

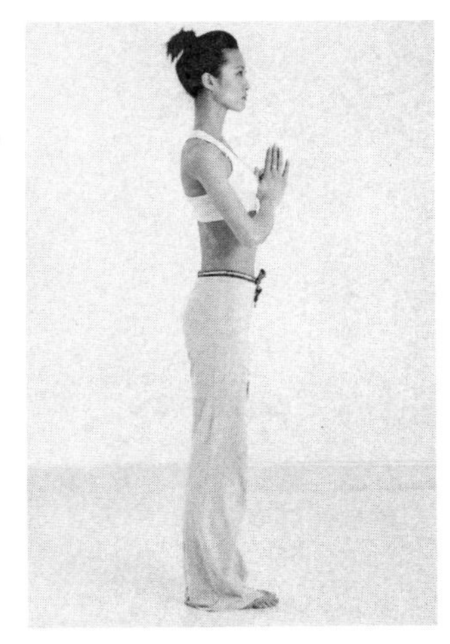

图10-11　直立体前屈1

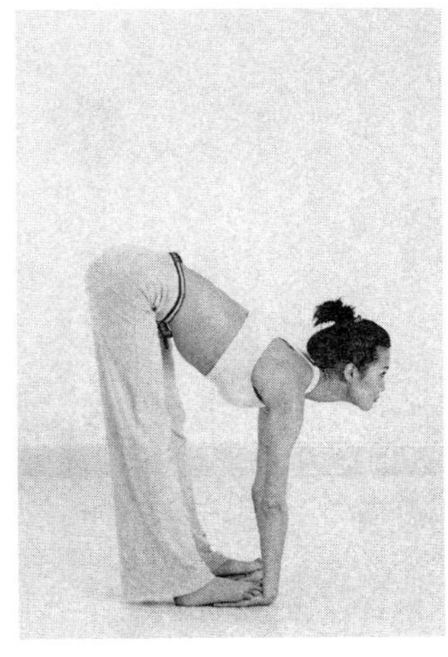

图10-12　直立体前屈2

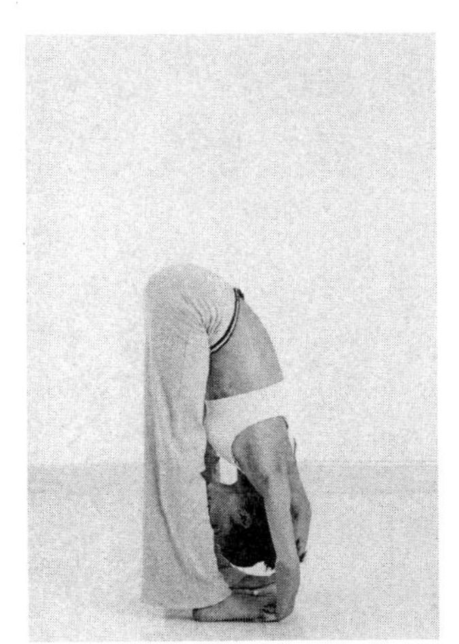

图10-13　直立体前屈3

2）注意事项

（1）练习的核心是伸展脊柱，而不是伸展大腿后面的韧带。初学者，以及身体不够灵活者，可以借助瑜伽砖头来做辅助练习，同样有效。

（2）常见错误：颈部没有放松；过分拉伸；腿没有伸直。

（3）禁忌：不适合腰椎椎间盘突出者。

二、提高阶段

1. 脊柱半扭转式（Half Spinal Twist Pose）

脊柱半扭转式是瑜伽经典体式圣玛里琪的基础练习。它通过脊柱的扭转，调节起源于脊柱两侧的植物神经系统，使紊乱的神经系统重新回到兴奋和抑制相对平衡的状态，活力焕发。

1）方法与步骤

（1）两腿伸直，背部挺直，坐在垫子上（见图10-14）。

（2）右腿屈膝，右脚踝在左膝关节内侧，双手抱住右腿（见图10-15）。

（3）右手向右后方伸展，左肘贴在右膝外侧，背部挺直，身体向右后方扭转，保持1分钟（见图10-16）。

（4）把左手放下，掌心贴地板，进一步扭转身体，保持1分钟。然后交换另外一侧，做同样练习。重复3遍（见图10-17）。

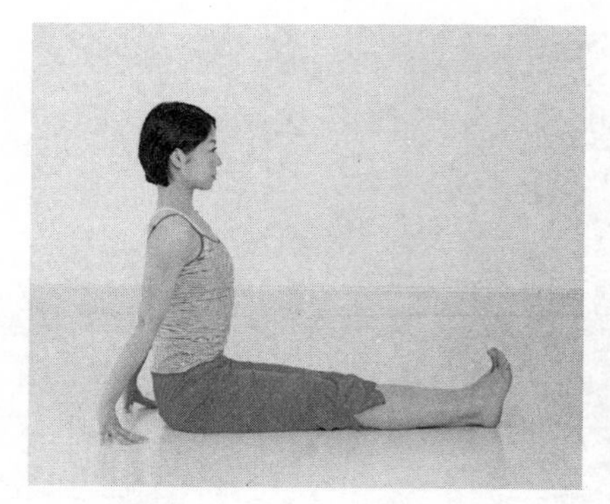
图10-14　背柱扭转式1

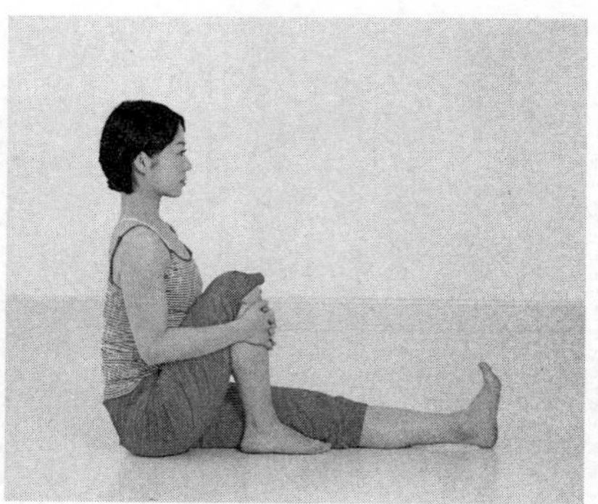
图10-15　背柱扭转式2

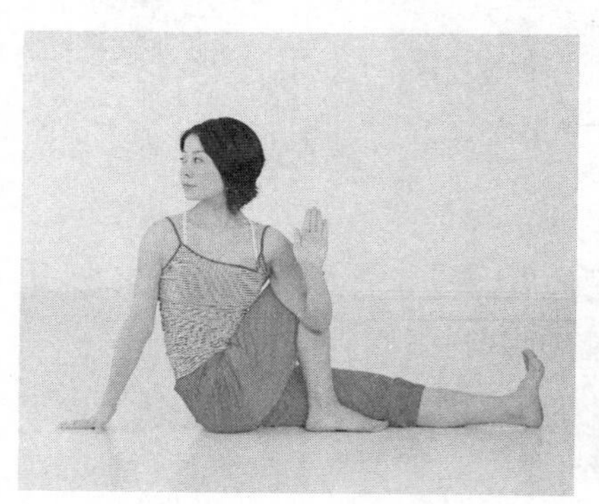
图10-16　背柱扭转式3

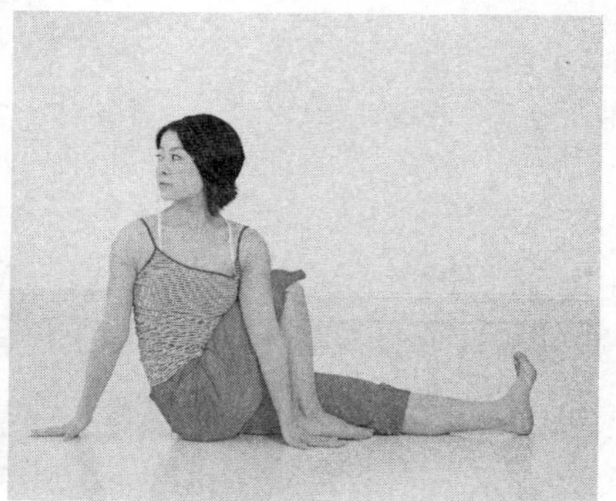
图10-17　背柱扭转式4

2）注意事项

（1）背部保持挺直；臀部不要离开地面。

（2）常见错误：耸肩；臀部外翻；身体向后倾斜。

（3）禁忌：不适合椎间盘突出患者。

2. 脊柱半扭转式的提高（Half Spinal Twist Advanced Pose）

当脊柱半扭转变得轻而易举时，可以做进一步的扭转。强化的扭转可滋养脊椎神经，增加髋关节、肘关节、肩关节的灵活性。

方法与步骤

在脊柱半扭转式的基础上，把右腿跨过左腿，左手穿过右膝，右手向后拉住左手，进一步向后扭转身体（见图10-18、图10-19和图10-20），要领与保持时间同前。

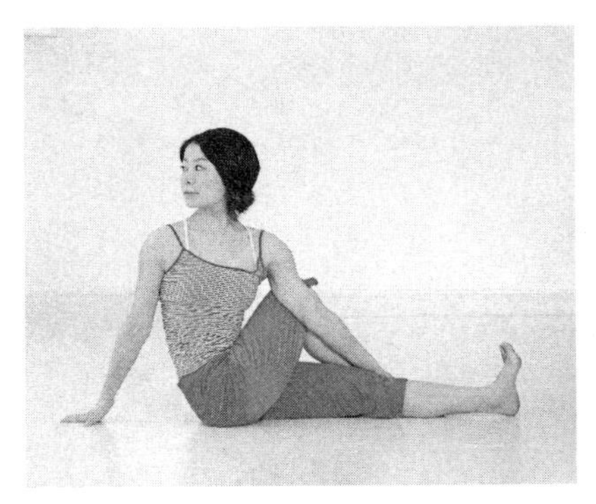

图10-18　脊柱扭转式5

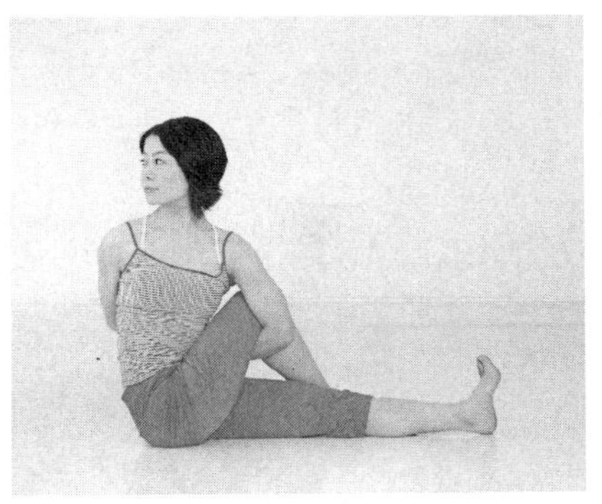

图10-19　脊柱扭转式6

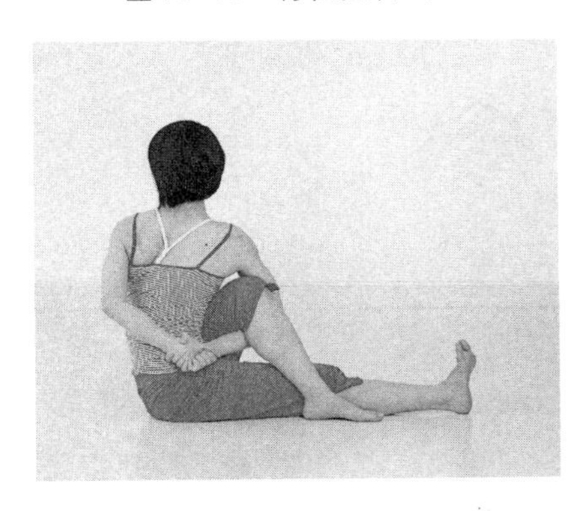

图10-20　脊柱扭转式(背面)

3. 战士系列(The Warrior Series)

战士系列体式,也称为"勇士"体式,意思是像英勇作战的战士一样,充满斗志。战士系列共有三个体式,属于瑜伽经典体式,可以激发身体的活力,培养勇敢、坚毅和勇气;增加全身和头脑的机敏性;增加腿部、背部和脊柱的力量;培养内心的专注和身体的平衡能力。

1)方法与步骤

战士第一式

(1)两脚开立,直臂平举(见图10-21)。

(2)左腿蹬直,向右转身,屈腿成右弓步,右腿大小腿成90度夹角;双手十指相扣,背部挺直,把整个脊椎向上伸展;眼睛注视前上方,想象自己像一名勇敢的战士一样,全身充满了力量(见图10-22)。保持30秒钟。

(3)慢慢还原,转身向左侧,做同样的练习,保持同样的时间。

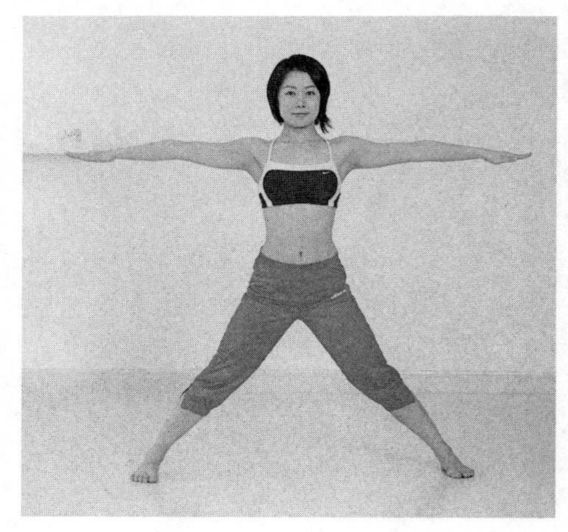

图10-21　战士第一式1

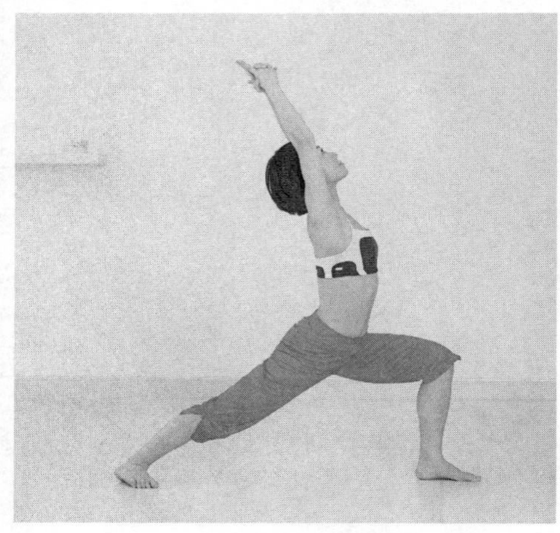

图10-22　战士第一式2

战士第二式

（1）从战士第一式开始，把双手分开，与肩同高，尽量向两侧伸展；把脊柱挺直，向上伸展，好像长高了一样，躯干与地面垂直；眼睛注视前方，像勇敢的战士一样，展现出威武英勇的气概（见图10–23），保持30秒钟。

（2）慢慢还原，转身向左侧，做同样的练习，保持同样的时间。

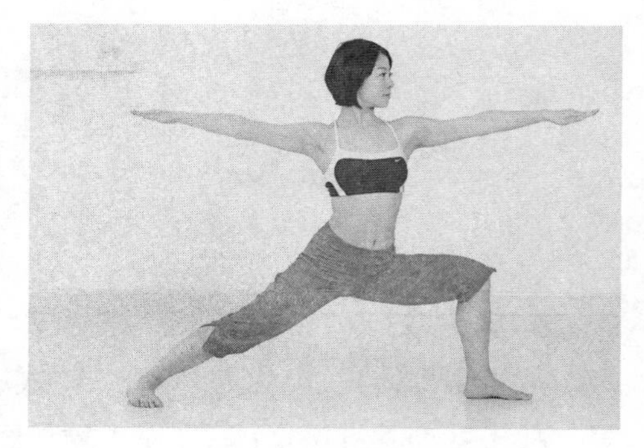

图10–23　战士第二式

战士第三式

（1）回到战士第一式，慢慢把重心移到右腿，手臂向前伸展，胸部贴住右大腿，保持2次深呼吸。

（2）继续把重心前移，手臂向前伸展，左腿像棍子一样伸直抬起，左腿、身体、手臂成一条直线，与地面平行；眼睛注视手的延长线，保持30秒钟（见图10–24）。

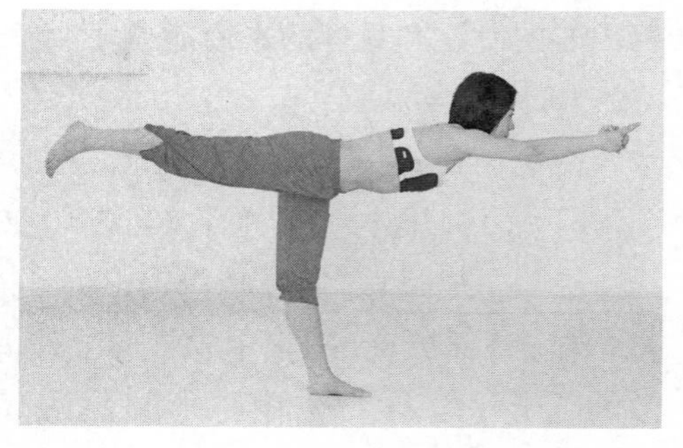

图10–24　战士第三式

（3）慢慢还原，转身向左侧，做同样的练习，保持同样的时间。

2）注意事项

战士式系列是比较费力的体式，其中第一式和第二式属于力量类型，第三式是平衡练习。这三个动作传达的是力量、意志与均衡。身体的练习与想象力的结合，会产生更好的效果。

4. 抱头倒立（Head Stand Pose）

抱头倒立被称为“瑜伽体位法之王”，是最重要的瑜伽体式之一。其作用的多方面的：促进大脑的供血，消除大脑的疲劳，使思维清晰、活跃；滋养脑垂体和松果体，改善内分泌系统的机能；预防静脉曲张、便秘等疾病；增强自我平衡和心灵的警觉性。

1）方法与步骤

（1）采用跪姿坐，心平气和（见图10–25）。

（2）抱住肘关节，与肩同宽。

（3）双手十指相扣，肘关节和前臂贴紧地面（见图10–26）。

（4）头顶着地，贴紧双手；臀部抬起，把重心移到肘关节和前臂（见图10–27）。

（5）保持背部挺直，进一步把重心移到肘关节和前臂，慢慢把双腿向上提起（见图10–28、图10–29和图10–30，）与地面垂直，自然均匀地呼吸，保持2~5分钟（见图10–31）。

（6）慢慢把双腿放下，用婴儿式放松身体。

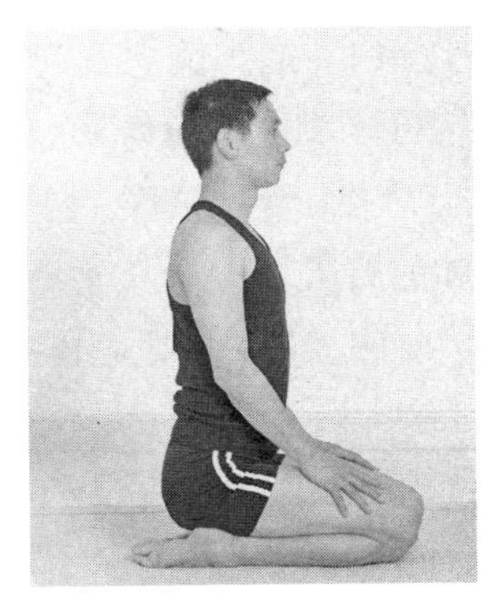
图10–25　抱头倒立1

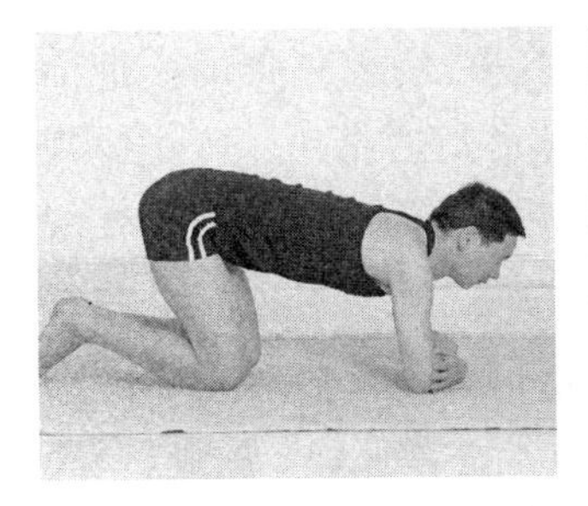
图10–26　抱头倒立2

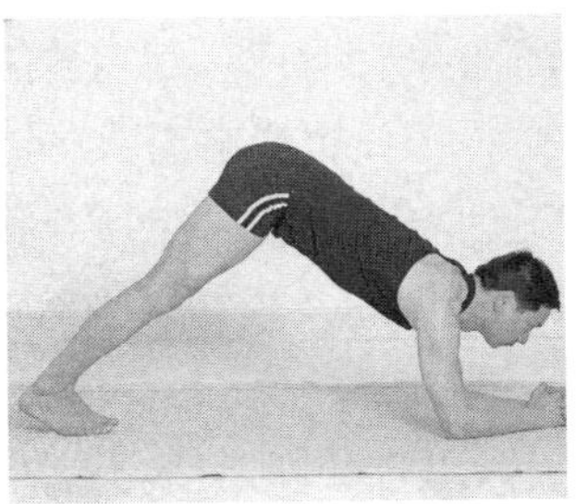
图10–27　抱头倒立3

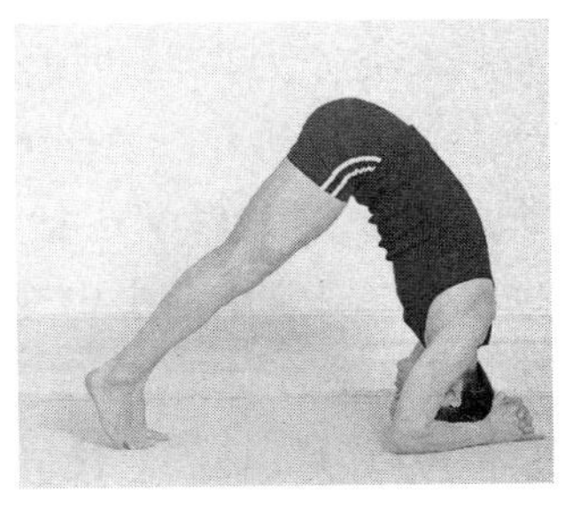
图10–28　抱头倒立4

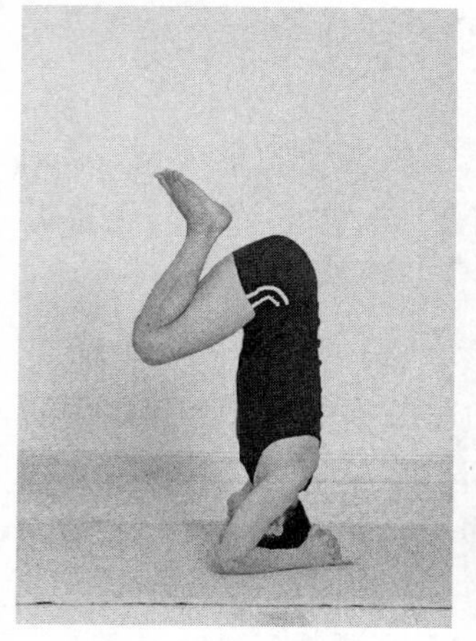

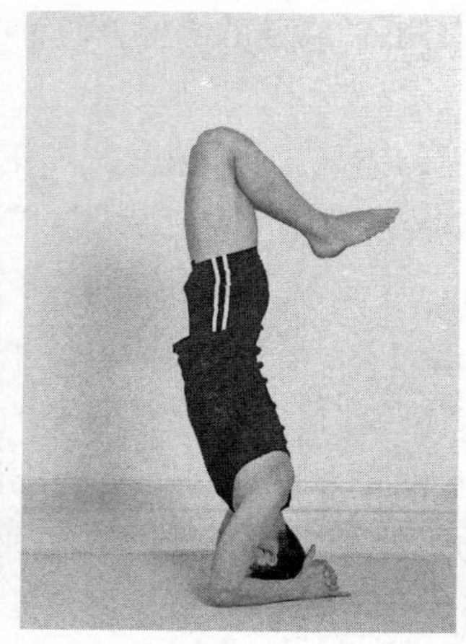

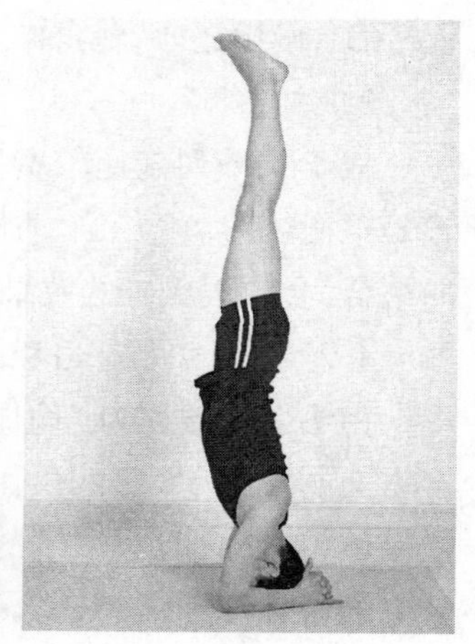

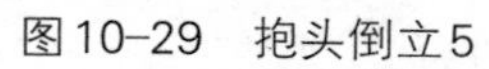

图10-29 抱头倒立5　　图10-30 抱头倒立6　　图10-31 抱头倒立7

2）注意事项

（1）抱头倒立看起来很难，但只要学会掌握平衡，并不需要很大的力量。开始可以靠着墙壁练习，也可以让同伴帮助练习，一旦学会了，就很轻松。

（2）常见错误：肘关节分开太宽；头部用力太多，身体重量没有放在肘关节和前臂上。

（3）禁忌：高血压患者，眼压高者，以及女性生理期，不适合这一练习。

第三节　心理情志问题的饮食调理

人类作为高等动物，除了生理活动外，还有丰富多彩、纷繁复杂的心理活动。心理活动可以说伴随人的一生，也影响着人的一生。好心情对于人类健康非常重要，现代医学在19世纪创立了心理治疗，心理咨询兴起于20世纪，主要解决人们在日常生活中出现的心理困惑及烦恼。中医认为情志与人体脏腑关系密切，与人体的生理、病理变化有密切关系。人有复杂多样的心理活动，总结归纳起来可以分为喜、怒、忧、思、悲、恐、惊，即七情。七情与人体五脏相对应，肝在志为怒，心在志为喜，脾在志为思，肺在志为忧，肾在志为恐。当七情在一定的范围和程度内变化，能够自我调控时不会引起疾病，但是当情志活动异常且持久存在，就会产生一系列疾病。七情内伤以损害脏腑为主要特征。中医认为不同的情志异常致病时各自影响不同的脏腑，如喜伤心、怒伤肝、思伤脾、悲忧伤肺、惊恐伤肾。

中医对于心理学的认识源远流长，自古就认识到心理对健康的影响，中医学称其为情志致病，并由此衍生出"情志医学"。情志医学是研究人的情志活动即心理活动对人体健康的影响，也可称为"中医心理学"或"中医心身医学"。近年来，中医学中的心理保健思想正在逐渐引起人们的注意，世界卫生组织给健康下的定义是：健康不仅仅是没有疾病，而且是"个体在身体上、精神上、社会上完好的状态"。由于"人类已进入情绪负重的非常时代"，当代社会由精神因素引起的心身疾患已是人类社会普遍存在的多发病和流行病。

从饮食养生的角度看，脂类是构成脑组织的重要物质，其中卵磷脂含量最多。服用大量卵磷脂，有利于细胞之间的联系，可增强记忆力，改善脑功能，对神经衰弱有较好的疗效；富含脂类的食物有黄油、大豆、玉米、芝麻、花生及核桃等。维生素E是一种强力的抗氧化剂，它能保护卵磷脂不受氧化失效；维生素B族和维生素PP（烟酸与烟酷胺）是神经系统新陈代谢的一种辅酶，具有催化作用，可促进了脑细胞的兴奋和抑制。富含维生素B族、维生素PP和维生素E的食物：如豆类、小麦、胚芽、糙米、燕麦、小米、甘薯、卷心菜及海藻等。

适宜食用

小米、莲子、酸枣仁、红枣、麦仁、桂圆干等食物有安神作用，咖啡、茶、酒等有兴奋作用。蜂蜜可缓解神经紧张，促进睡眠，并有一定的止痛作用，蜂蜜中的葡萄糖、维生素、镁、磷、钙等能够调节神经系统，促进睡眠。西红花具有很强的活血化瘀、凉血解毒和解郁安神的功效。

一、神经衰弱

1. 关于神经衰弱

来自社会越来越多的压力导致神经衰弱患者不断地增加，神经衰弱已经严重影响着人们的健康。神经衰弱是指患者精神活动长期过度紧张，导致大脑的兴奋和抑制功能失调，属于神经官能症的一种类型。神经衰弱的表现有易兴奋、易疲劳、失眠、多梦、注意力难集中、记忆力减退、精神萎靡、易激动、紧张爱挑剔、难以控制自己的情绪、肌肉可出现紧张性疼痛，还可能出现头昏、眼花、耳鸣、多汗、夜尿多、阳痿等症状。营养障碍时也会出现神经衰弱的一些症状。饥饿时人可以出现疲劳感、注意力涣散、行动迟缓、头痛头晕、嗜睡或失眠等神经衰弱症状，除食物以外对任何事物都不感兴趣。此外维生素B、维生素C的缺乏，水、盐的摄入不足等等，都可以出现神经衰弱症状。大脑需要的营养物质，除了脂类、蛋白质、糖类、氧气和水分以外，其他如维生素、钙、磷、钾、镁以及微量元素等也是不可缺少的。

2. 推荐饮食

神经衰弱患者在饮食疗法方面应特别注意食用下列对脑有营养价值的食物。

富含脂类的食物：如肝、鱼类、蛋黄、黄油、大豆、玉米、羊脑、猪脑、芝麻、花生及核桃等。脂类是构成脑组织的重要物质，其含量比身体其他器官都丰富，其中卵磷脂含量最多。服用大量卵磷脂，可使脑细胞膜变柔软，因而有利于细胞之间的联系，可增强记忆力，改善脑功能，对神经衰弱有较好的疗效。

富含蛋白质的食物：如瘦猪肉、羊肉、牛肉、牛奶、鸡、鸭、鱼、蛋及豆制品等。脑细胞35%由蛋白质构成，就其脑功能来说，蛋白质是大脑神经细胞兴奋和抑制过程的基础，人的感觉、记忆、语言、运动等无不和脑神经细胞的兴奋和抑制有关。

富含糖的食物：如白糖、红糖、蜂蜜、甘蔗、萝卜、大米、面粉、红薯、大枣、甜菜及水果等。糖类在体内分解为葡萄糖，才能通过血脑屏障，被脑细胞所利用，是脑细胞唯一的能量来源。

富含维生素B族、维生素PP（烟酸与烟酯胺）和维生素E的食物：如酵母、肝、卷心菜及海藻等。

富含维生素C的食物：一般水果及蔬菜中均含有丰富的维生素C，如西红柿、草莓、猕猴桃。富含微量元素的食物：如动物肝、肾脏与牡蛎、粗粮、豆制品、鱼肉、菠菜、大白菜等。美国学者哥斯德曾指出，学习成绩优良的学生，在他们头发中锌和铜的含量都较高，而碘、铅和锰的含量却较低。

（1）桂圆莲子粥：圆糯米60克，桂圆肉10克、去芯莲子20克、红枣6克，冰糖适量。先将莲子洗净，红枣去核，圆糯米洗净，浸泡在水中。莲子与圆糯米加600毫升的水，小火煮40分钟，加入桂圆肉、红枣再熬煮15分钟，加冰糖适量，即可食用。百合红枣粥：百合25克，大枣15枚，粳米50克。三物合煮成粥服用。

（2）百合绿豆粥：百合20克，绿豆25克，粳米50克。先煮绿豆至半熟，放入百合和粳米，再煮成粥。一日三餐均可服用，尤以临睡前服用最好，因要发挥安神作用，一般在食入30~60分钟后。若决定临睡前服用，晚饭不要吃太多，否则会加重消化道负担。临睡前服用有助于改善第二天的精神状况，提高工作效率。

（3）灵芝大麦：灵芝10克，大麦50克。将灵芝剪碎加水，煎煮取汁。大麦磨碎，用灵芝汁煮，加白糖适量。可当做早餐或夜宵食用，每日1次。

（4）猪心枣仁汤：猪心1个，酸枣仁、茯苓各15克，远志5克。把猪心切成两半，洗干净，放入净锅内，然后把洗干净的酸枣仁、茯苓、远志一块放入，加入适量水置火上，用大火烧开后撇去浮沫，移小火炖至猪心熟透后即成。每日1剂，吃心喝汤。具有补血养心、益肝宁神之功用，有益于缓解心肝血虚引起的心悸不宁、失眠多梦、记忆力减退等症状。

（5）天麻什锦饭：取天麻5克，粳米100克，鸡肉25克，竹笋、胡萝卜各50克，香菇、芋头各1个，酱油、料酒、白糖适量。将天麻浸泡1小时左右，使其柔软，然后把鸡肉切成碎末，竹笋及洗干净的胡萝卜切成小片；芋头去皮，同水发香菇洗净，切成细丝。粳米洗净入锅中，放入白糖等调味品，用小火煮成稠饭状，每日1次，当午饭或晚饭食用，有健脑强身、镇静安眠的功效，有助于改善头晕眼花、失眠多梦、神志健忘等症状。

（6）龙眼冰糖茶：龙眼肉25克，冰糖10克。把龙眼肉洗净，同冰糖放入茶杯中，沸水，加盖焖一会儿，即可饮用。每日1剂，随冲随饮，随饮随添开水，最后吃龙眼肉，有补益心脾、安神益智之功用。用于思虑过度、精神不振、失眠多梦、心悸健忘。

（7）远志枣仁粥：远志15克，炒酸枣仁10克，粳米75克。粳米淘洗干净，放入适量清水锅中，加入洗净的远志、酸枣仁，用大火烧开移小火煮成粥，可作夜餐食用，有宁心安神、健脑益智之功效，用于血虚所致的惊悸、失眠、健忘等症。

（8）桂圆芡实粥：桂圆、芡实各25克，糯米100克，酸枣仁20克，蜂蜜20克。把糯米、芡实分别洗净，入适量清水锅中，加入桂圆，大火烧开，移小火煮25分钟，再加入枣仁，煮20分钟，食前调入蜂蜜。分早晚2次服食，有健脑益智、益肾固精之功用。有益于改善神经衰弱、智力衰退、肝肾虚亏等症状。

（9）绞股蓝红枣汤：绞股蓝15克，红枣8枚。洗净后放入适量水锅中，用小火煮20分钟即可。每日1剂，吃枣喝汤。具有健脑益智、镇静安神之功用。可改善神疲、食欲不振、失眠健忘、夜尿频多等症状。

二、抑郁

抑郁症又称抑郁障碍，以显著而持久的心境低落为主要临床特征，是心境障碍的主要类型。临床可见心境低落与其处境不相称，情绪的消沉可以从闷闷不乐到悲痛欲绝，自卑抑郁，甚至悲观厌世，可有自杀企图或行为；甚至发生木僵；部分病例有明显的焦虑和运动性激越；严重者可出现幻觉、妄想等精神病性症状。每次发作持续至少2周以上，长者甚或数年，多数病例有反复发作的倾向，每次发作大多数可以缓解，部分可有残留症状或转为慢性。

迄今抑郁症的病因并不清楚，但可以肯定生物、心理与社会环境诸多方面因素参与了抑郁症的发病过程。生物学因素主要涉及遗传、神经生化、神经内分泌、神经再生等方面，与抑郁症关系密切的心理学易患素质是病前性格特征，如抑郁气质。成年期遭遇应激性的生活事件，是导致出现具有临床意义的抑郁发作的重要触发条件。然而，以上这些因素并不是单独起作用的，目前强调遗传与环境或应激因素之间的交互作用，以及这种交互作用的出现时点在抑郁症发生过程中具有重要的影响。

1. 抑郁的主要症状

（1）心境低落。表现为显著而持久的情感低落，抑郁悲观。轻者闷闷不乐、无愉快感、兴趣减退；重者痛不欲生、悲观绝望、度日如年、生不如死。典型患者的抑郁心境有晨重夜轻的节律变化。在心境低落的基础上，患者会出现自我评价降低，产生无用感、无望感、无助感和无价值感，常伴有自责自罪，严重者出现罪恶妄想和疑病妄想，部分患者可出现幻觉。

（2）思维迟缓。患者思维联想速度缓慢，反应迟钝，思路闭塞，自觉“脑子好像是生了锈的机器”，“脑子像涂了一层糨糊一样”。临床上可见主动言语减少，语速明显减慢，声音低沉，对答困难，严重者交流无法顺利进行。

（3）意志活动减退。患者意志活动呈显著持久的抑制。临床表现行为缓慢，生活被动、疏懒，不想做事，不愿和周围人接触交往，常独坐一旁，或整日卧床，闭门独居、疏远亲友、回避社交。严重时连吃、喝等生理需要和个人卫生都不顾，蓬头垢面、不修边幅，甚至发展为不语、不动、不食，称为“抑郁性木僵”。伴有焦虑的患者，可有坐立不安、手指抓握、搓手顿足或踱来踱去等症状。严重的患者常伴有消极自杀的观念或行为。消极悲观的思想及自责自罪、缺乏自信心可萌发绝望的念头，认为“结束自己的生命是一种解脱”，“自己活在世上是多余的人”，并会使自杀企图发展成自杀行为。这是抑郁症最危险的症状，应提高警惕。

（4）认知功能损害。主要表现为近事记忆力下降、注意力障碍、反应时间延长、警觉性增高、抽象思维能力差、学习困难、语言流畅性差、空间知觉、眼手协调及思维灵活性等能力减退。认知功能损害导致患者社会功能障碍，而且影响患者远期预后。

（5）躯体症状。主要有睡眠障碍、乏力、食欲减退、体重下降、便秘、身体任何部位的疼痛、性欲减退、阳痿、闭经等。躯体不适的体诉可涉及各脏器，如恶心、呕吐、心慌、胸闷、出汗等。自主神经功能失调的症状也较常见。病前躯体疾病的主诉通常加重。睡眠障碍主要表现为早醒，一般比平时早醒2~3小时，醒后不能再入睡，这对抑郁发作具有特征性意义。有的表现为入睡困难，睡眠不深；少数患者表现为睡眠过多。体重减轻与食欲减退不一定成比例，少数患者可出现食欲增强、体重增加。

2. 推荐饮食

（1）蜂蜜牛奶：牛奶1杯，蜂蜜1汤匙。将蜂蜜加入牛奶中搅匀，睡前温服。具有清热补中、安神助眠的效果，可用于缓解失眠，帮助消除紧张心理，减轻压力。

（2）藏红花饭：藏红花1/8汤匙，小茴香子1汤匙，长香米1米杯。长香米洗净沥干。西红花和小茴香子在油锅中略翻炒，加入长香米、水、盐同煮。其功效是活血通经，养血祛瘀，消肿止痛，解郁安神。适应于抑郁、情绪低落等。

附：藏红花，原名番红花，又称西红花，为鸢尾科植物番红花*crocus sativus. L*的干燥柱头。原产地在希腊、小亚细亚、波斯等地。《本草纲目》记载：“藏红花即番红花，译名泊夫兰或撒法郎，产于天方国。”功效：“心忧郁积，气闷不散，活血。久服令人心喜。又治惊悸。”“天方国”即指波斯等国家。番红花是经印度传入西藏，由西藏再传入中国内地。所以，人们把由西藏运往内地的番红花，误认为西藏所产，称为“藏红花”。藏红花具有疏经活络、通经化瘀、散瘀开结、消肿止痛、凉血解毒，长期坚持服用可收到令人欣喜、全面提高人体的免疫力的功效。现代药理研究证明它对改善心肌供血、供氧等方面疗效确切，藏红花含有多种甙的成分，多种甙可明显增加大冠状动脉的血流量。

（3）养心安神粥：莲子、龙眼肉、百合各20克，大米150克。上述中药与大米洗净后加水适量同煮成粥状即可。服用方法：每晚1次。有养心安神之效，可治疗抑郁症、失眠等。这款粥品味美香甜，不仅可作为抑郁症的食疗方法，平时心情沉闷，偶有失眠也可食用。

（4）首乌桑葚粥：何首乌20克、合欢、女贞子、桑葚子各15克，小米150克。将上述四味药加水煎煮，去渣取药汁300毫升再与小米粥同煮5分钟后即可。服用方法：逐日2次、有滋补肝肾之效，用于抑郁症食疗，对失眠、忘记、烦躁也有改善作用。

（5）甘麦饮：小麦30克，红枣10枚，甘草10克，水煎。每日早晚各服1次。适用于绝经前后伴有潮热出汗、烦躁心悸、忧郁易怒、面色无华者。

（6）蒸百合枸杞：百合150克，枸杞子100克，蜂蜜适量。将百合、枸杞子加蜂蜜拌匀，同蒸至百合烂熟。每晚临睡前食用50克，可补肾养血，清热除烦，宁心安神。

思考题

1. 瑜伽练习对人体神经系统的影响是什么？
2. 怎样练习烛光凝视法？
3. 瑜伽体位法战士系列动作的作用和要领是什么？
4. 怎样才能做好抱头倒立？
5. 怎样通过饮食调理改善心理抑郁状态？

瑜伽箴言

山间溪流由于不断流动而保持纯净，但沟里的水却是死水一潭，没有什么可以繁衍生长。一个倦怠的人如同行尸走肉一般，这样的人无法专注于任何事情。

——《薄伽梵歌》

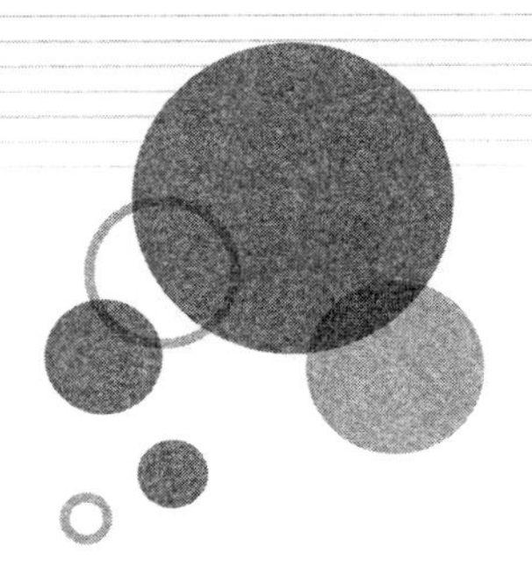

参考文献

[1] Ganguly M S K. Teaching Methods for Yogic Practices[M]. India: Scientific Research Department Kaivalyadhama. 2001.

[2] Gore M. Anatomy and Physiology of Yogic Practices[M]. India: Scientific Research Department Kaivalyadhama. 2005.

[3] Om Prakash Tiwari. Astanga Yoga[M]. India: Scientific Research Department Kaivalyadhama. 1983.

[4] Boghal R S. Yoga and Mental Health[M]. India: Scientific Research Department Kaivalyadhama. 2004.

[5] Iyengar B K S. The Tree of Yoga[M]. India：Fine Line Books LtD. 1988.

[6] 莫汉.Yogi Yoga悠季瑜伽（中国）培训学院教师培训教材[M].2006.

[7] Y+ Yoga center.200小时瑜伽教练培训教材[M].2005.

[8] 霍华德.J.瑜伽经——现在开始讲解瑜伽[M].西安：陕西师范大学出版社，2007.

[9] 王莲芸等.现代医学导论[M].北京：科学出版社，2010.

[10] 杨逢财.瑜伽饮食养生全书[M].西安：陕西师范大学出版社，2005.

[11] 印度自然疗法和瑜伽研究所自然疗法[M].李增友译.重庆：重庆出版社，2008.

[12] 诺娃贝琳.瑜伽手册[M].北京：北京人民体育出版社，2004.

[13] 艾扬格B K S.艾扬格瑜伽[M].天津：天津社会科学院院出版社，2011.

附录 瑜伽与健康实践导引

附录1 血液循环系统的瑜伽实践

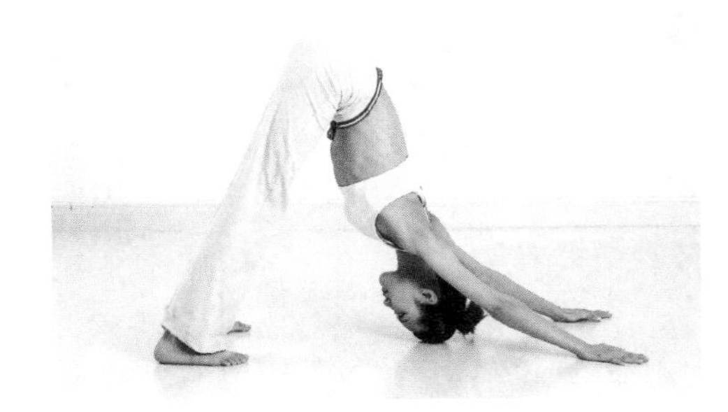

下犬式（图5-1）

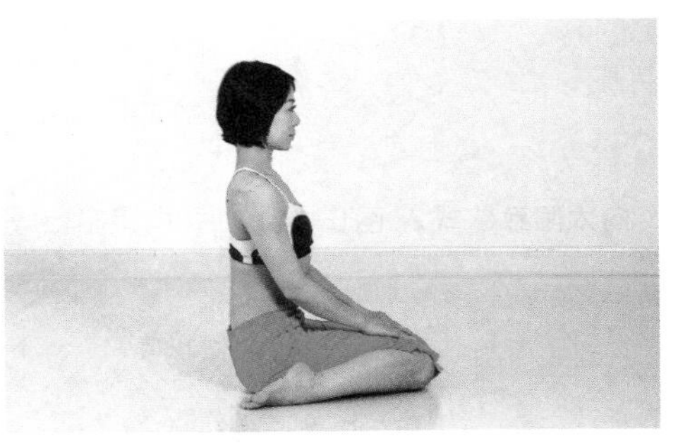

榻式1（图5-4）

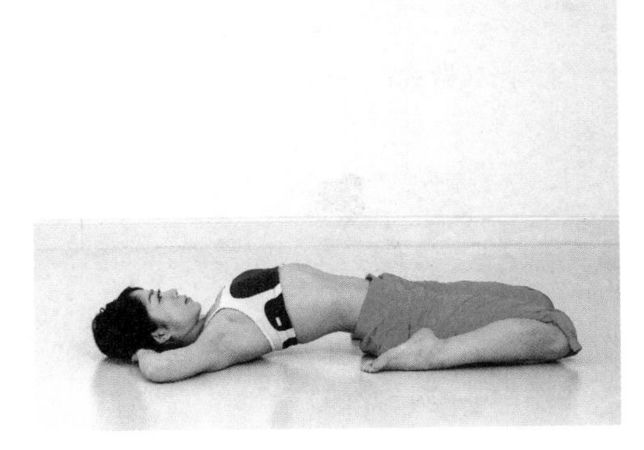

榻式2（图5-5）

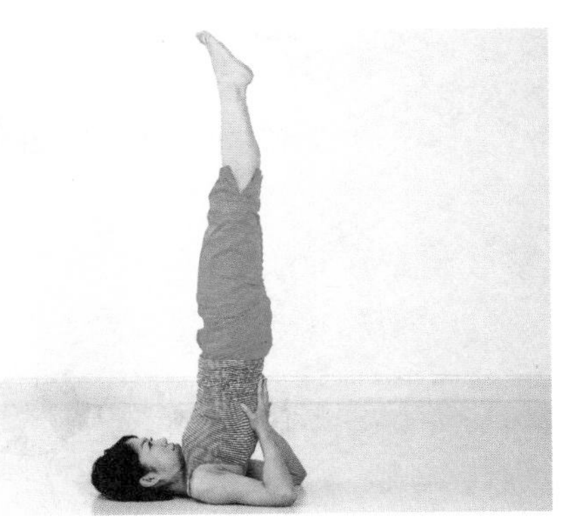

肩肘倒立1（图5-8）

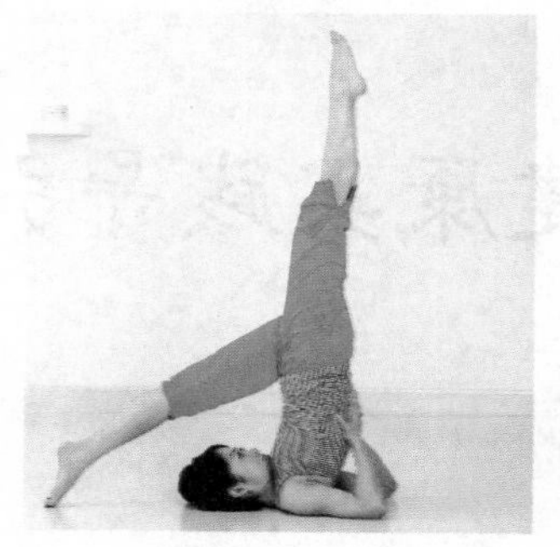

肩肘倒立2（图5–9）

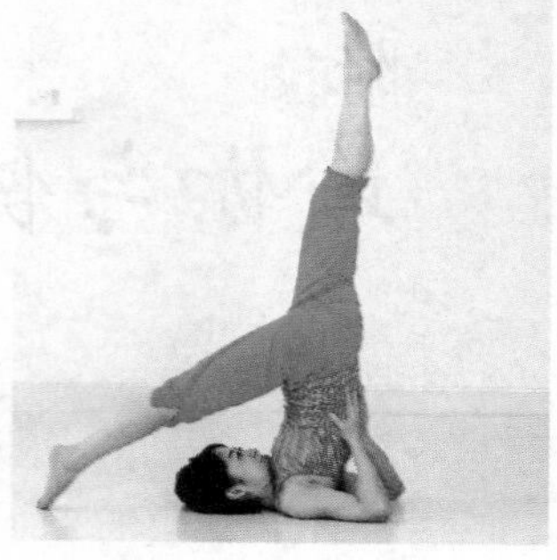

肩肘倒立3（图5–10）

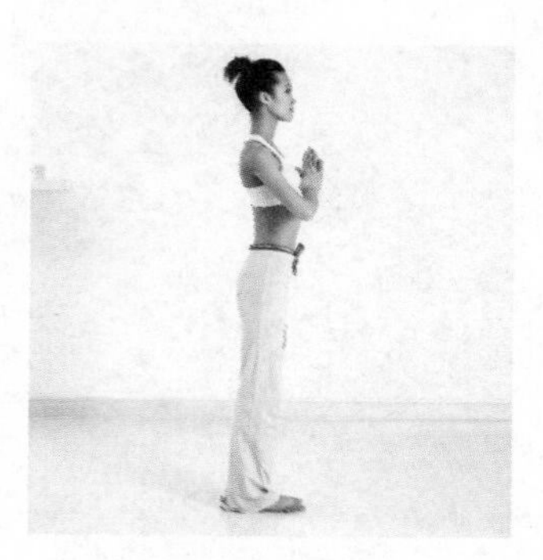

向太阳致敬式1（图5–13）

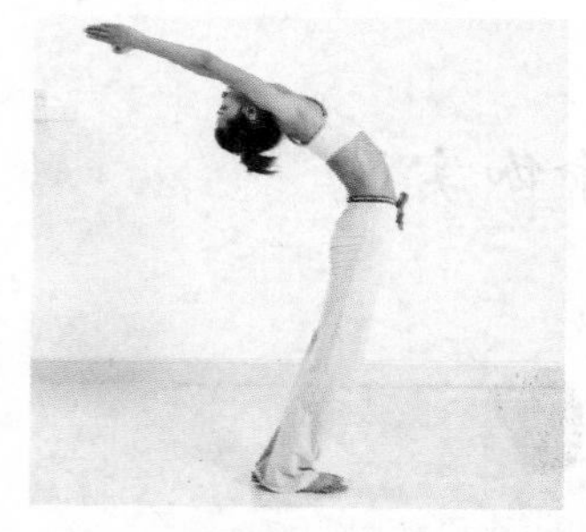

向太阳致敬式2（图5–14）

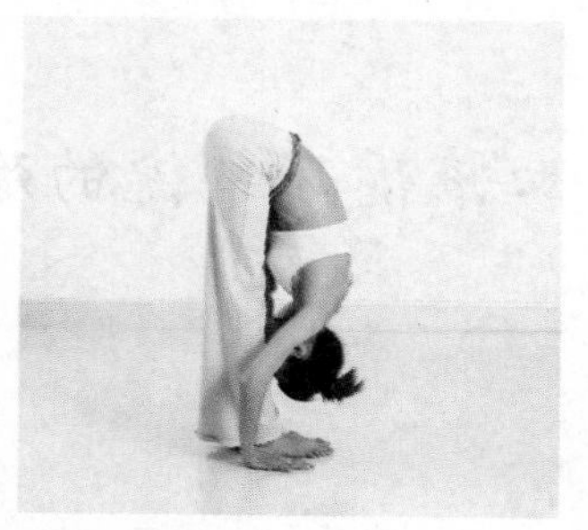

向太阳致敬式3（图5–15）

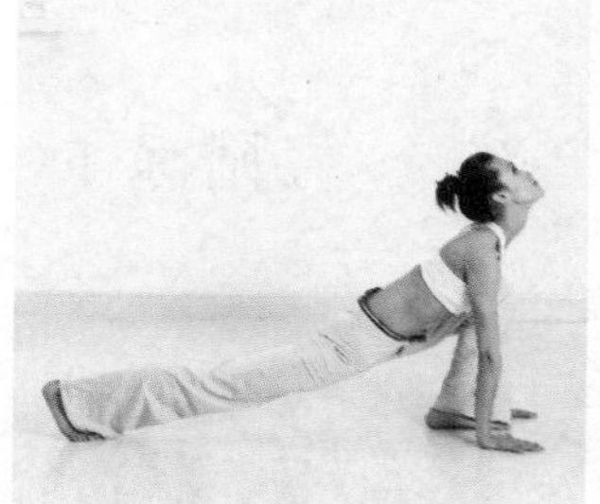

向太阳致敬式4（图5–16）

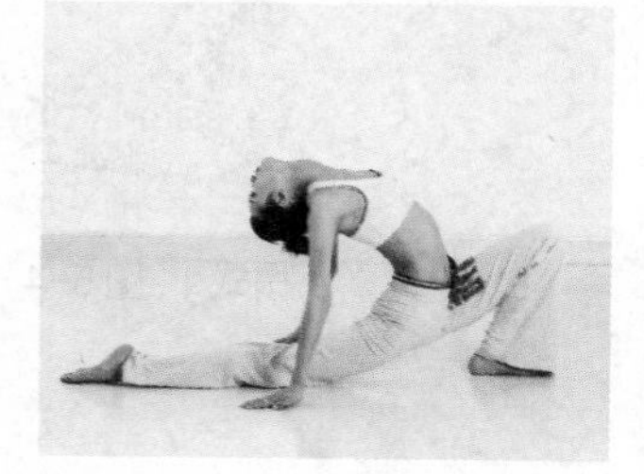

向太阳致敬式5（图5–17）

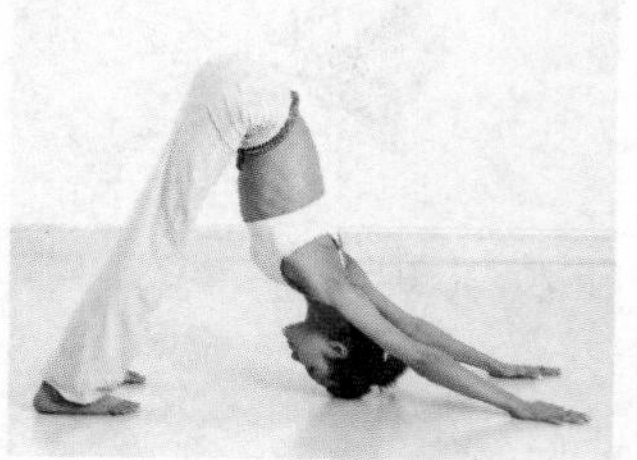

向太阳致敬式6（图5–18）

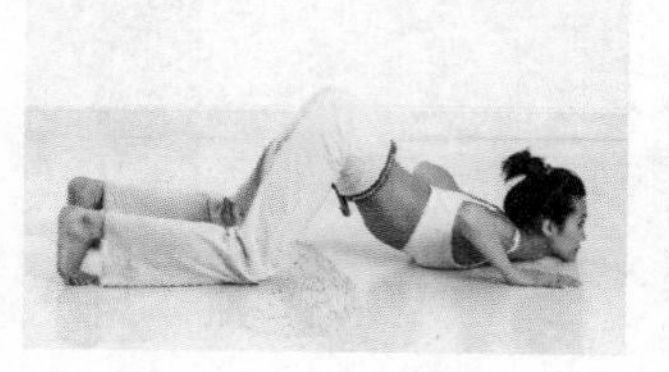

向太阳致敬式7（图5–19）

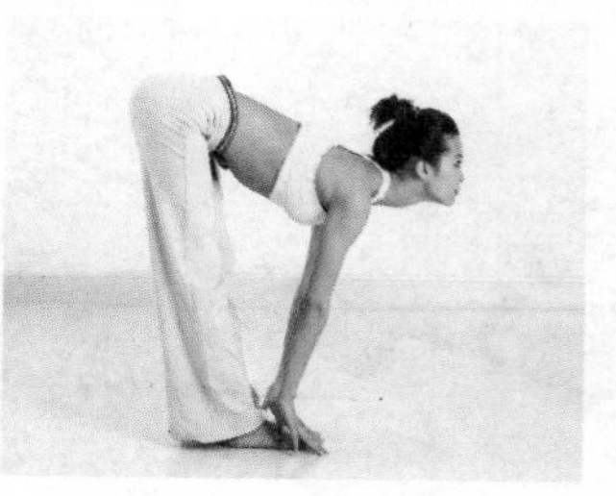

向太阳致敬式12（图5–24）

附录2　消化系统的瑜伽实践

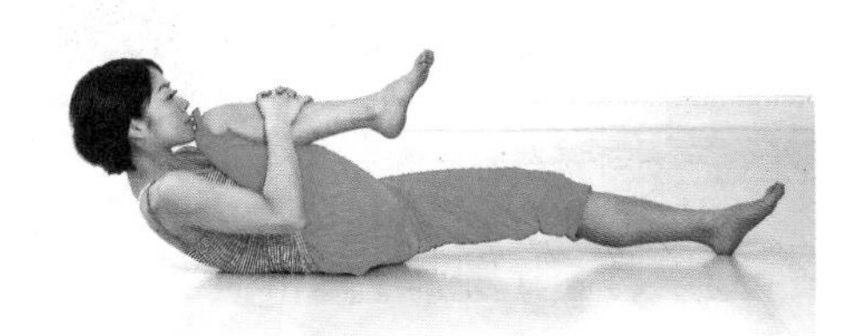

单腿屈膝团身（图6-2）

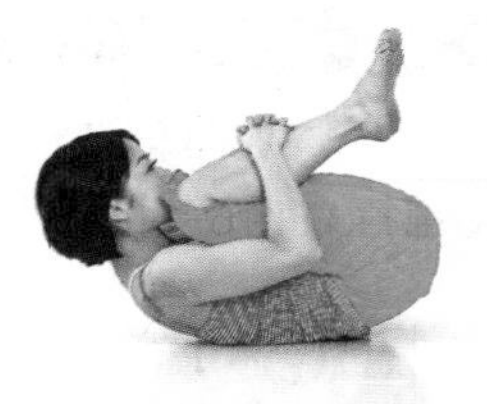

双腿屈膝团身（图6-3）

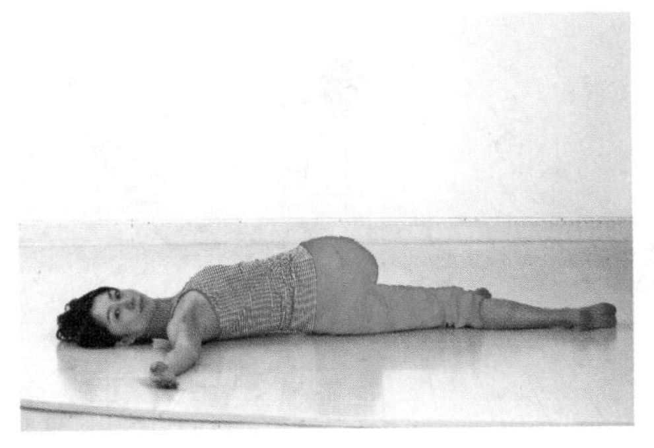

仰卧脊柱扭转2（图6-5）

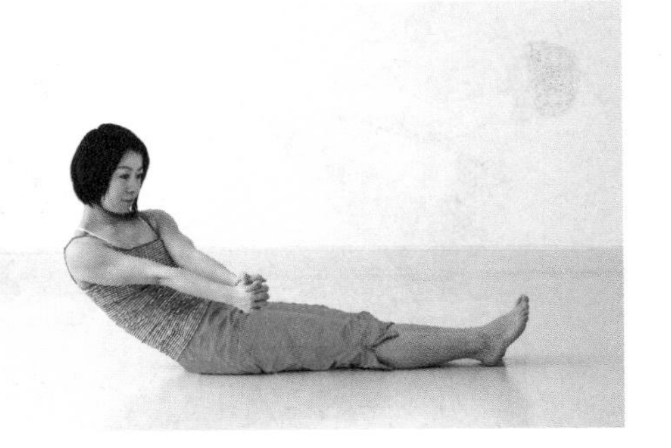

推磨式（图6-7）

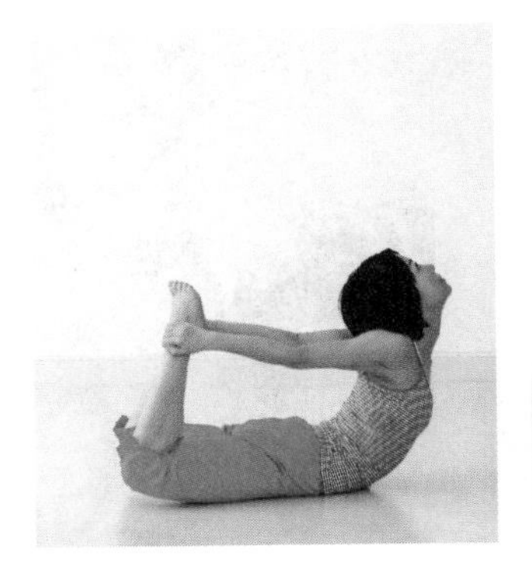

弓式前后摇摆1（图6-8）

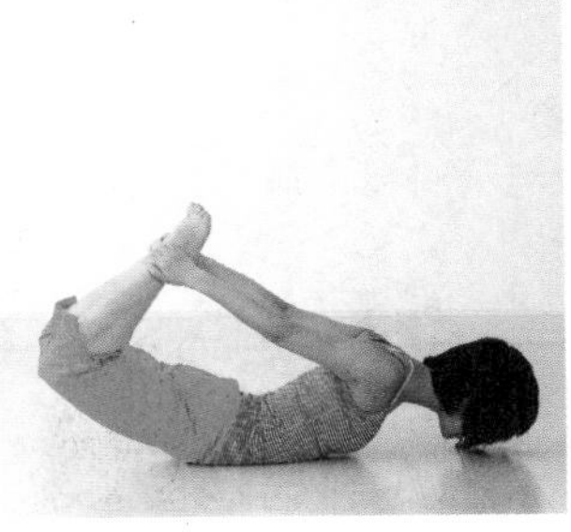

弓式前后摇摆2（图6-9）

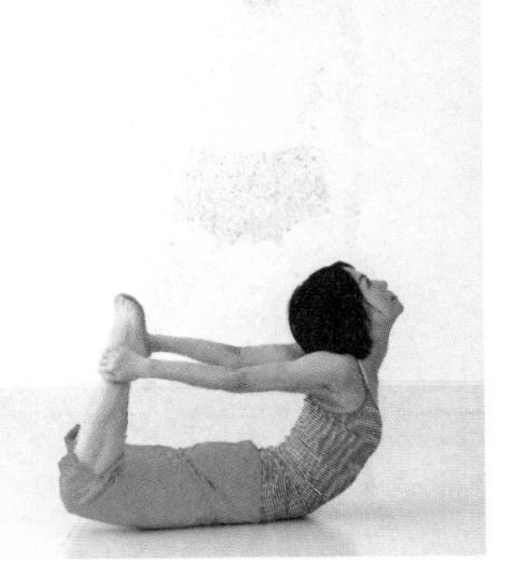

弓式前后摇摆3（图6-10）

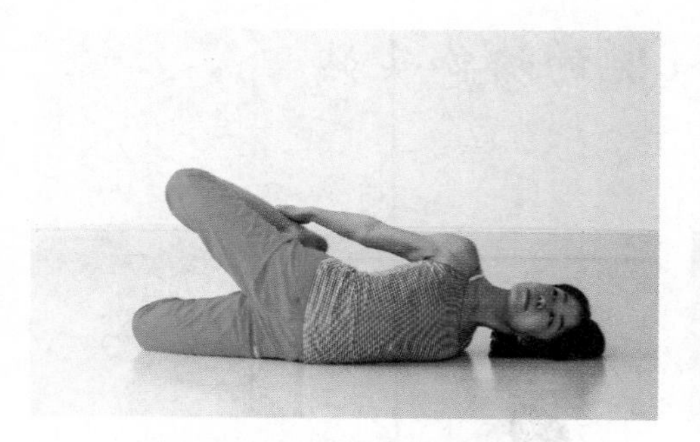

弓式左右摇摆1（图6-11）

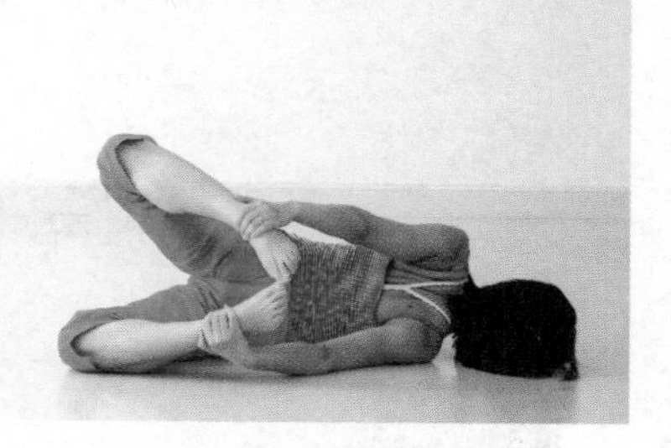

弓式左右摇摆2（图6-12）

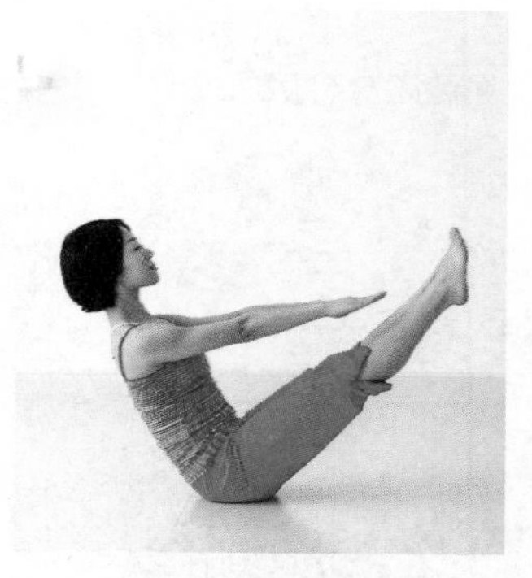

船式1（图6-14）

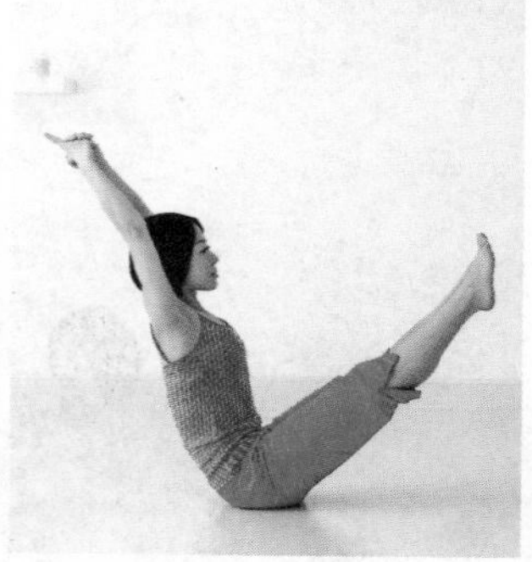

船式2（图6-15）

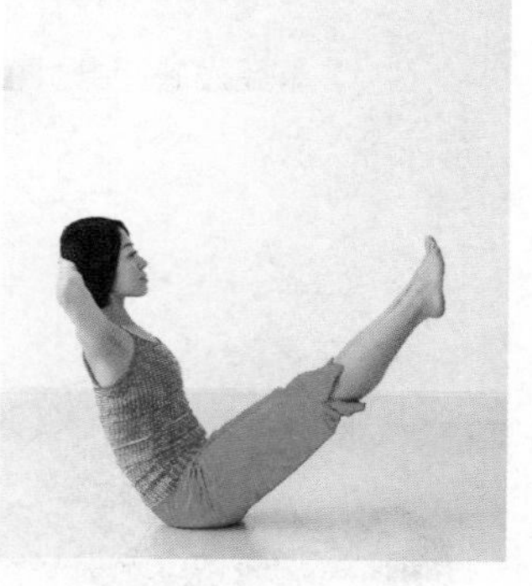

船式3（图6-16）

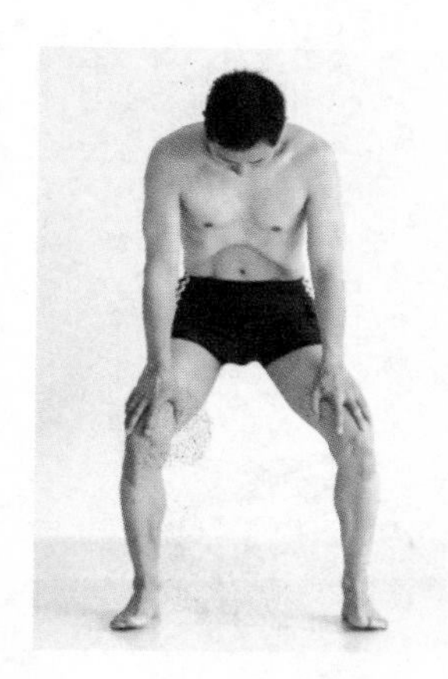

瑙力1（6-17）

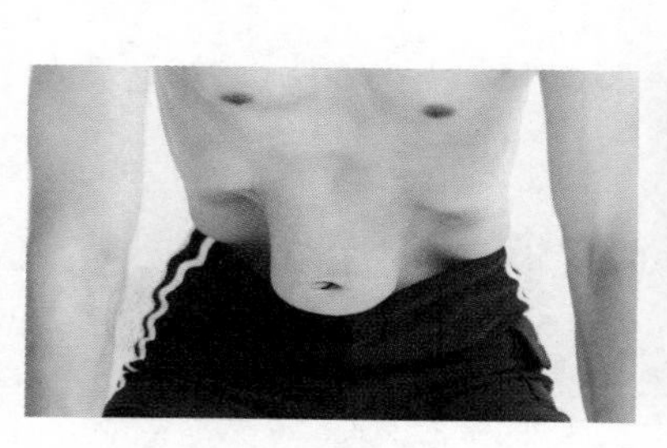

瑙力2（6-17）

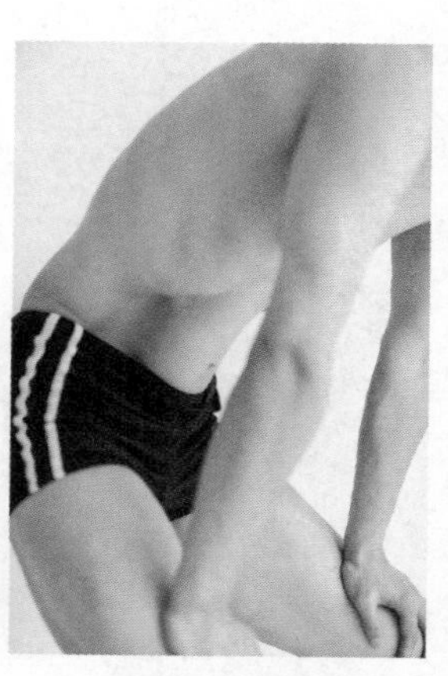

瑙力侧面（图6-19）

附录3　呼吸系统的瑜伽实践

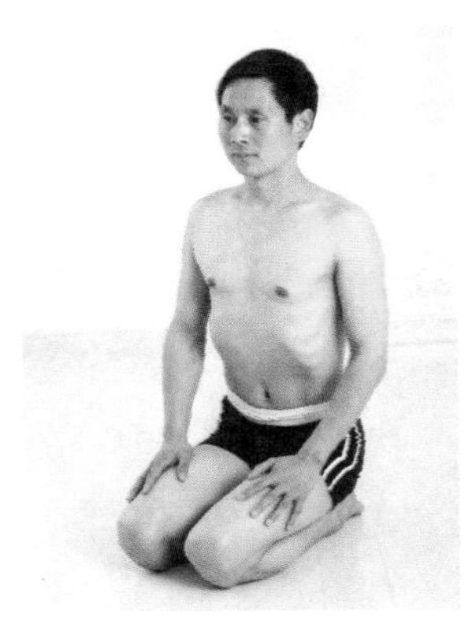

清洁呼吸法1（图7-1）

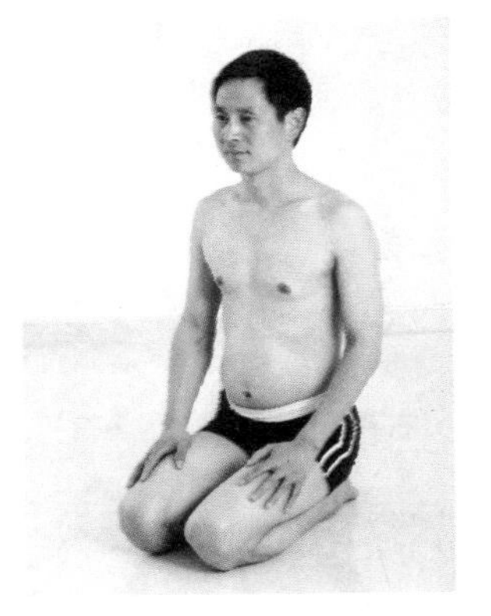

清洁呼吸法2（图7-2）

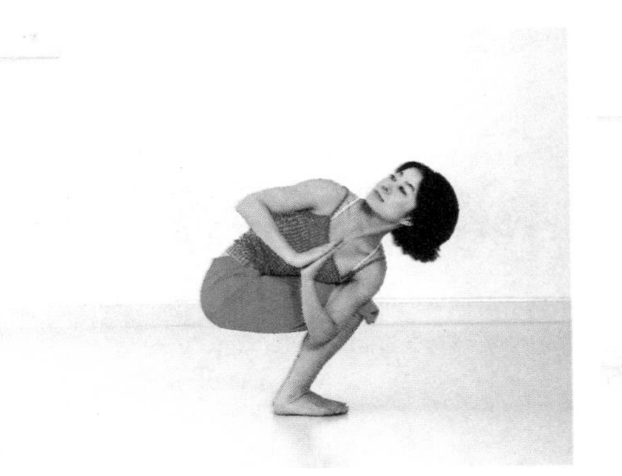

半蹲扭转式1（图7-4）

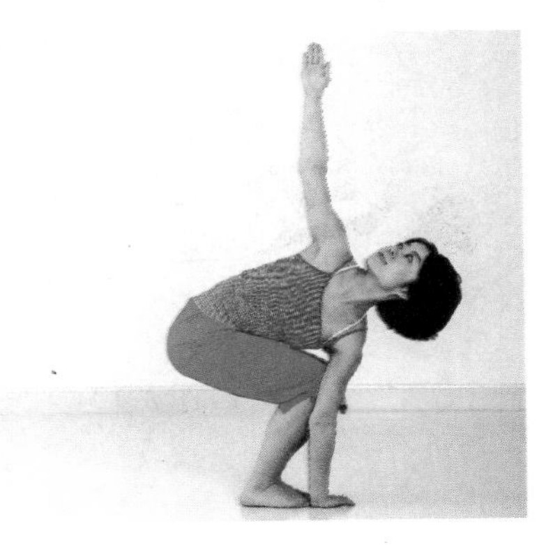

半蹲扭转式2（图7-5）

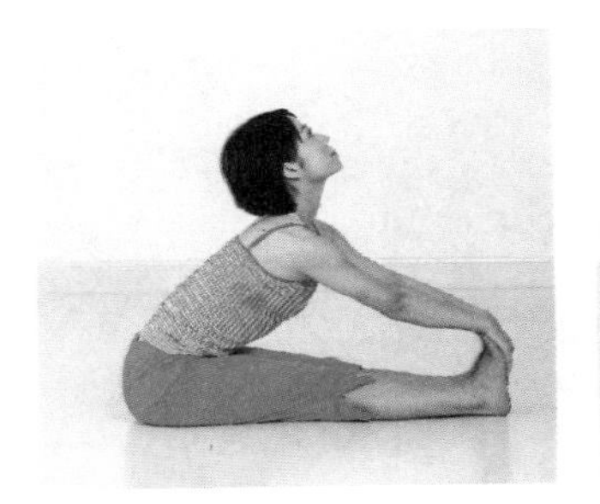

坐姿背部前屈伸展式1（图7-6）

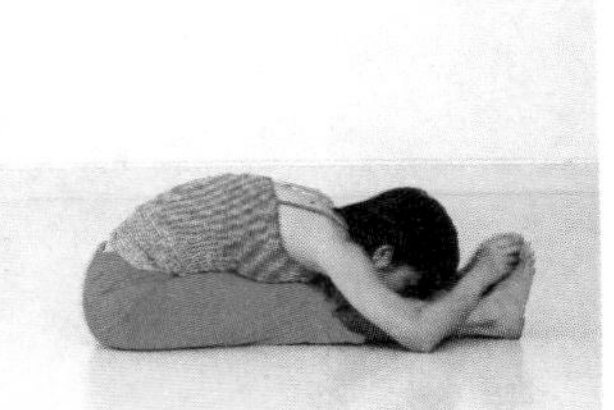

坐姿背部前屈伸展式2（图7-7）

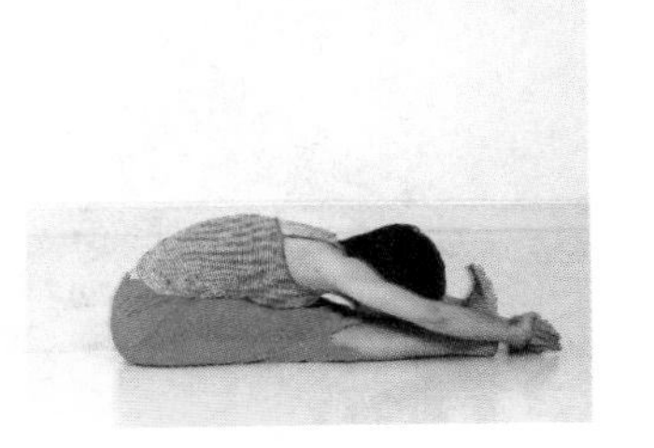

坐姿背部前屈伸展式3（图7-8）

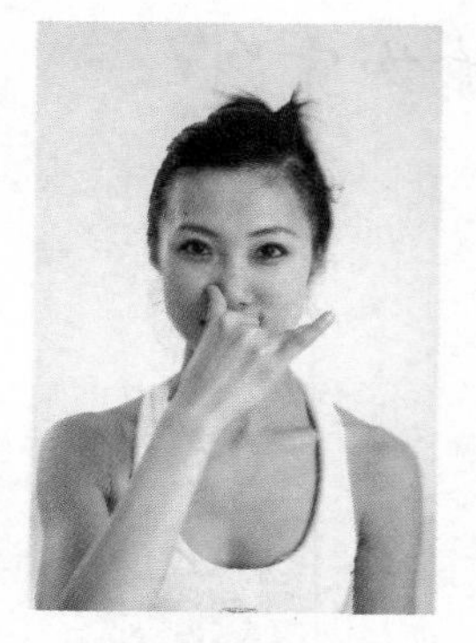

右鼻孔呼吸法（图7–3）

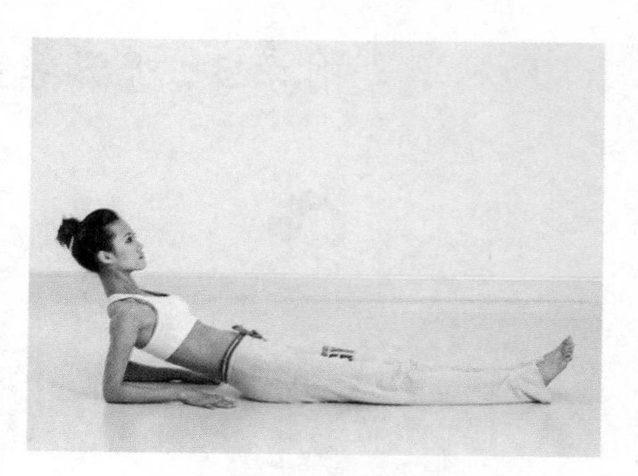

半鱼式1（图7–9）

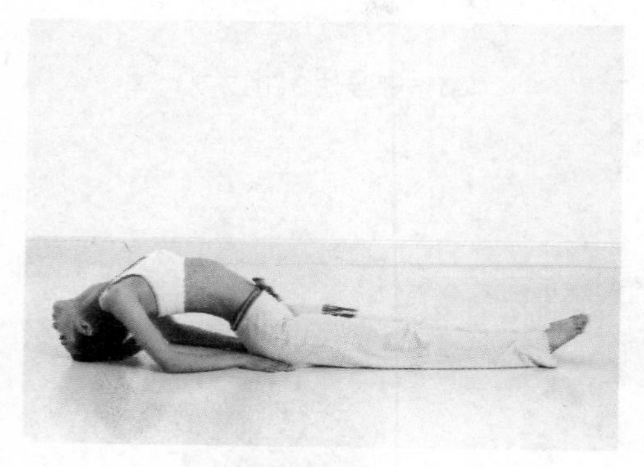

半鱼式2（图7–10）

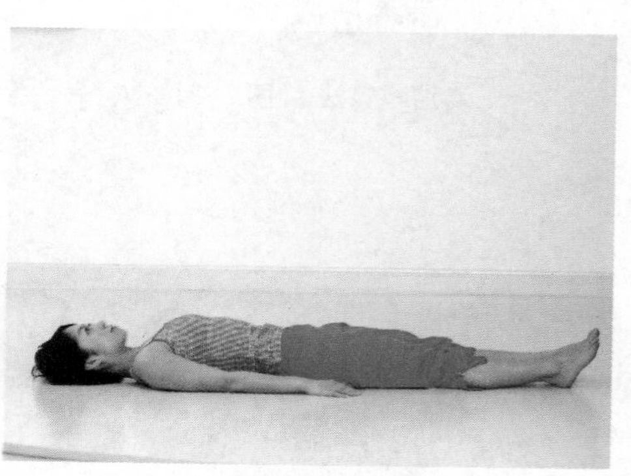

犁式1（图7–12）

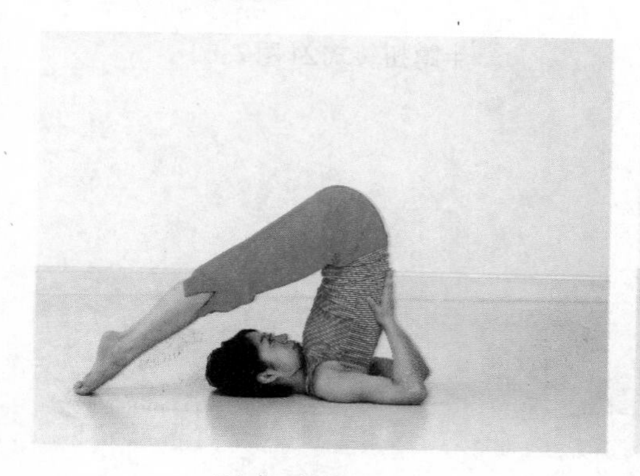

犁式2（图7–13）

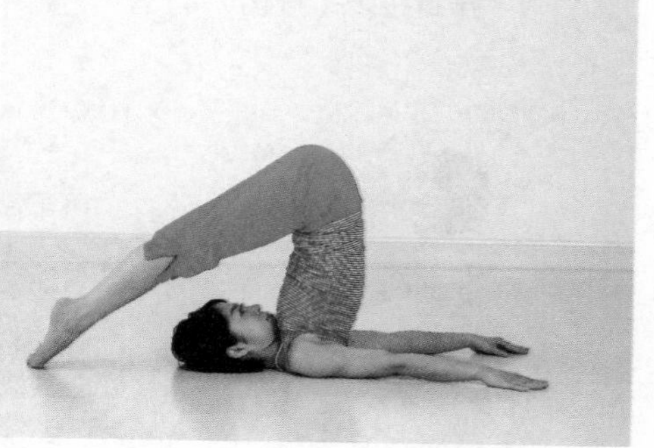

犁式3（图7–14）

附录4　运动系统的瑜伽实践

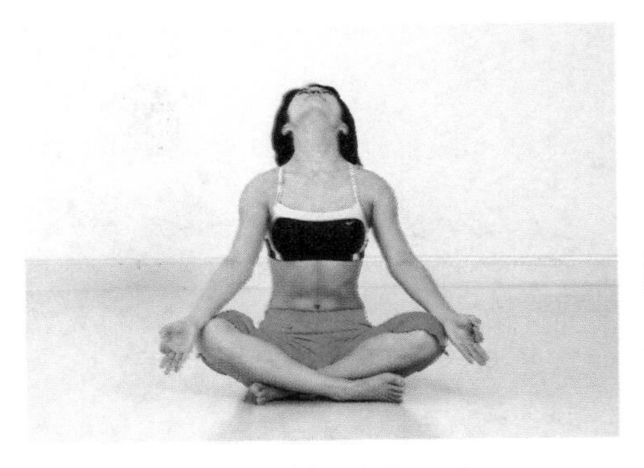

颈椎运动操1（图8-1）

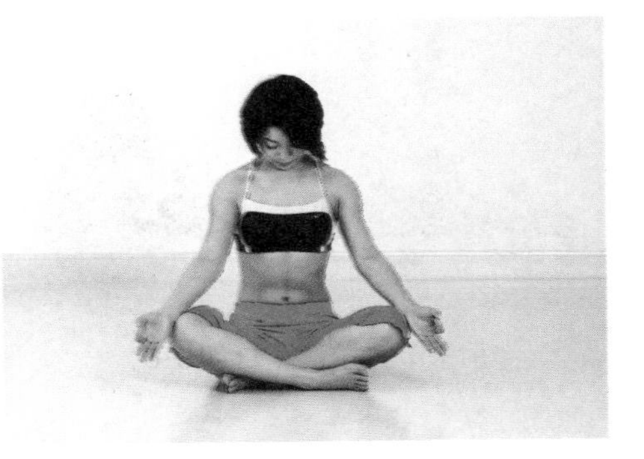

颈椎运动操2（图8-2）

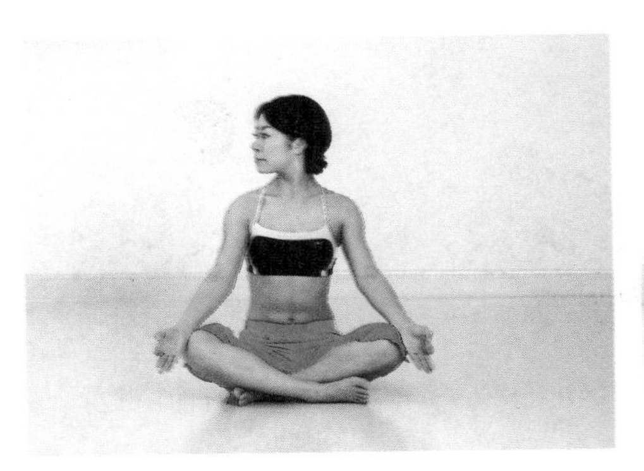

颈椎运动操3（图8-3）

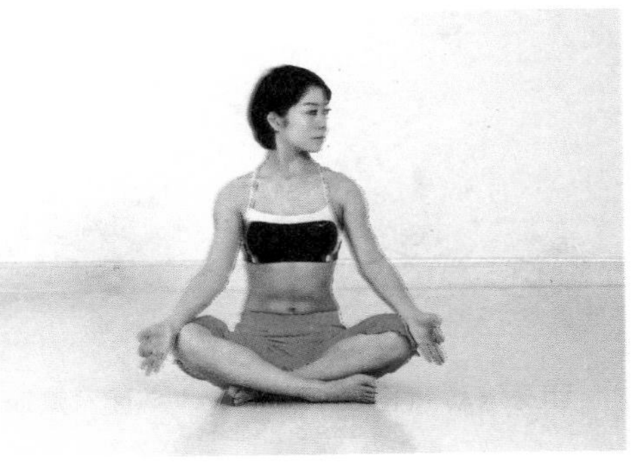

颈椎运动操4（图8-4）

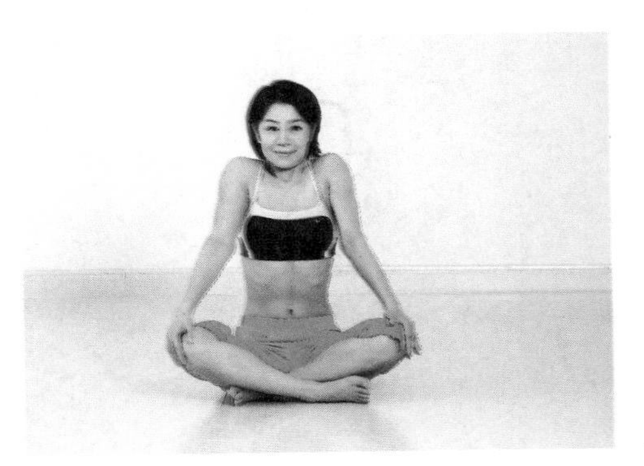

肩膀的提起与放下（图8-5）

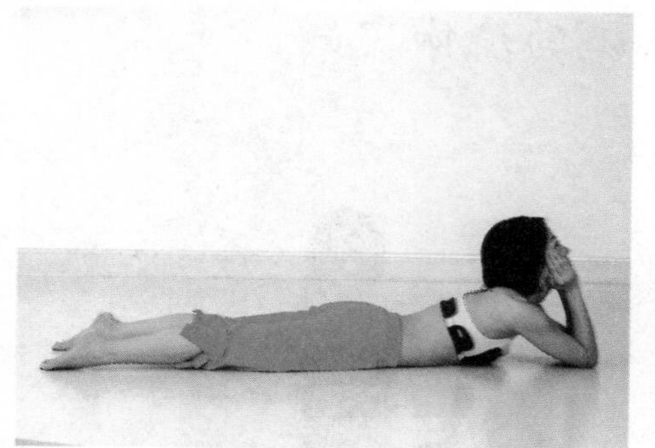

肘关节支撑颈椎1(图8-6)

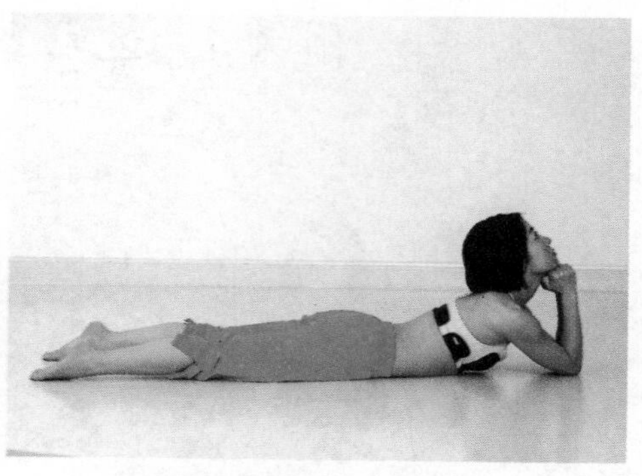

肘关节支撑颈椎2(图8-7)

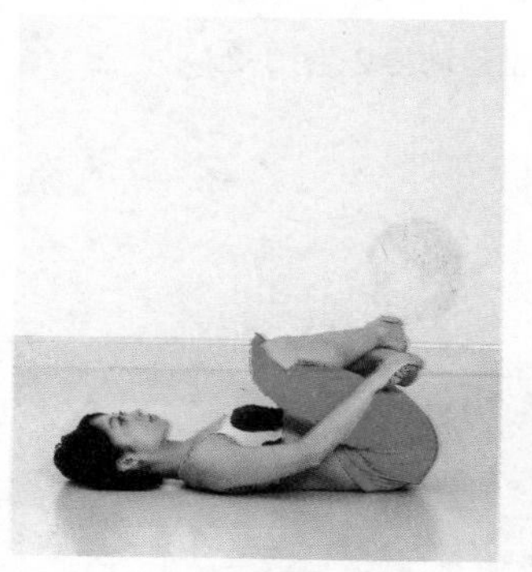

团身滚动1(图8-10)

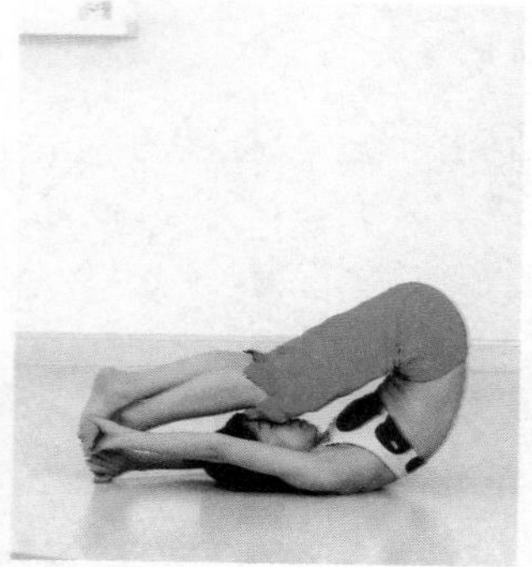

团身滚动2(图8-11)

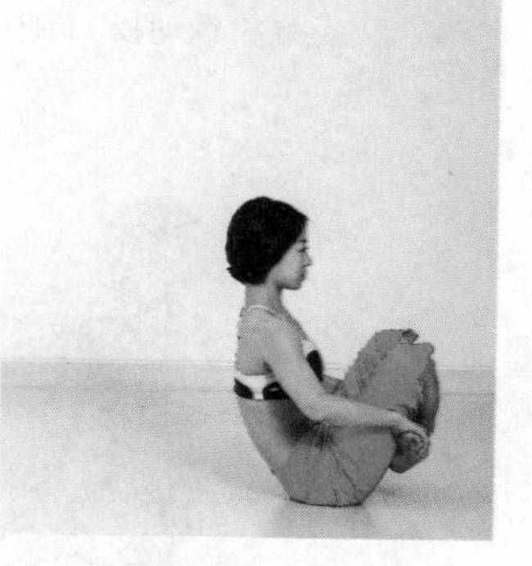

团身滚动3(图8-12)

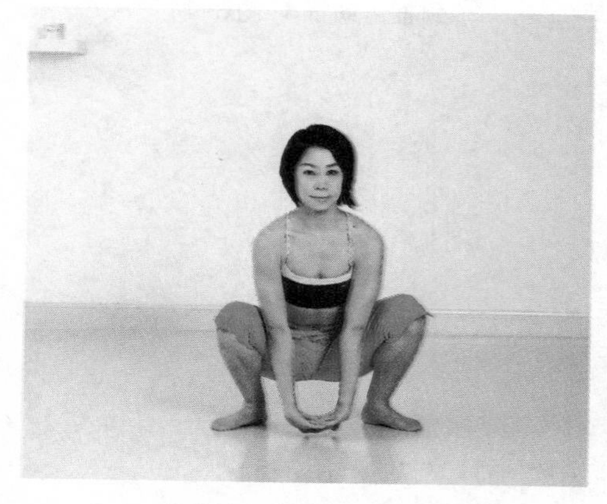

劈柴式1(图8-13(1))

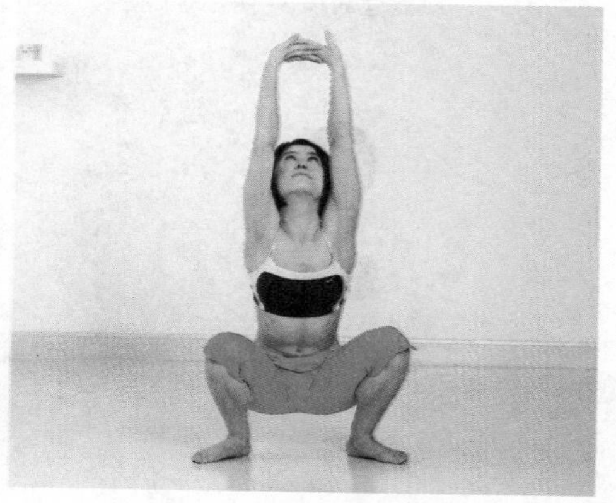

劈柴式2(图18-14(1))

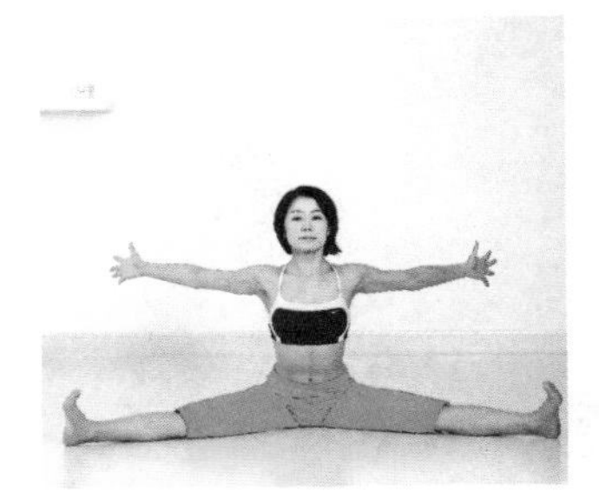
坐角扭转式1（图8-15）

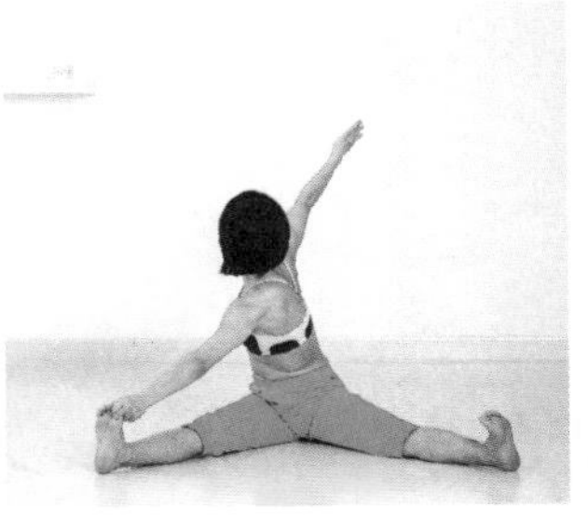
坐角扭转式2（图8-16）

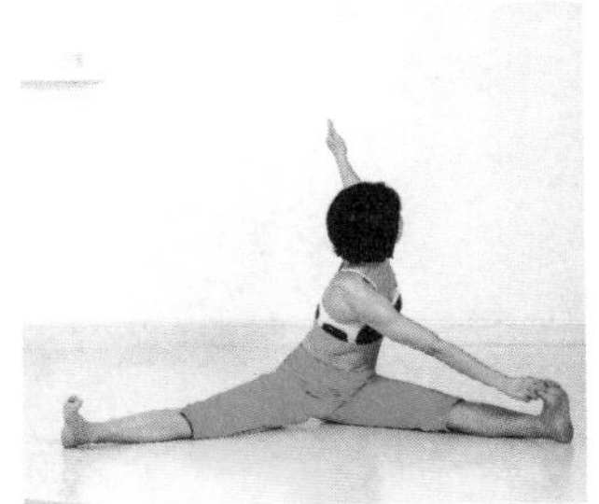
坐角扭转式3（图8-17）

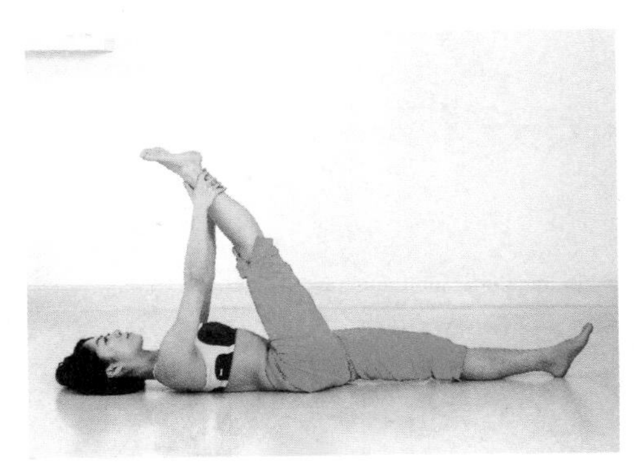
仰卧腿部伸展式（图8-18）

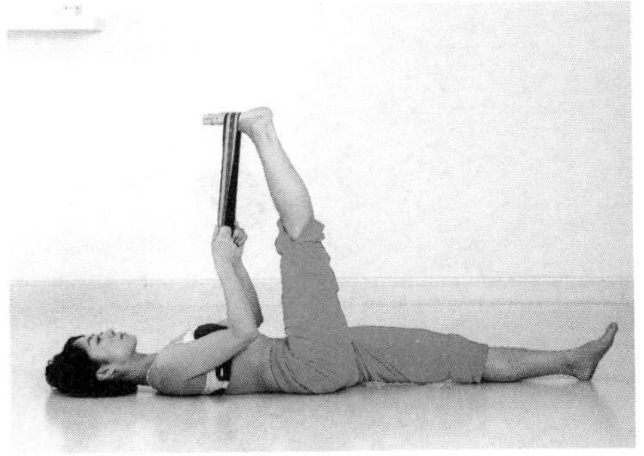
仰卧腿部伸展式辅助练习（图8-19）

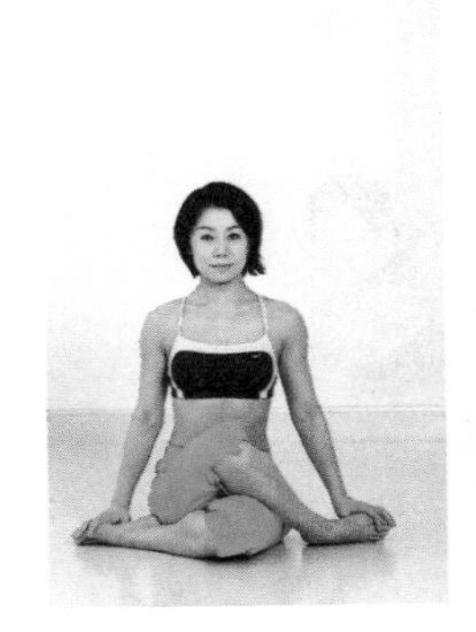
牛面式1（图8-20）

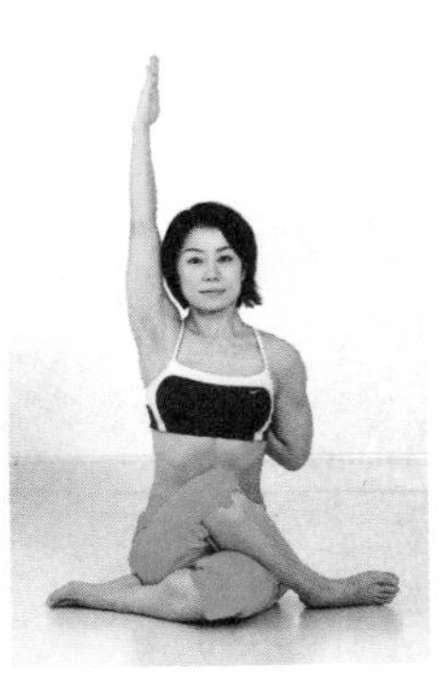
牛面式2（图8-21）

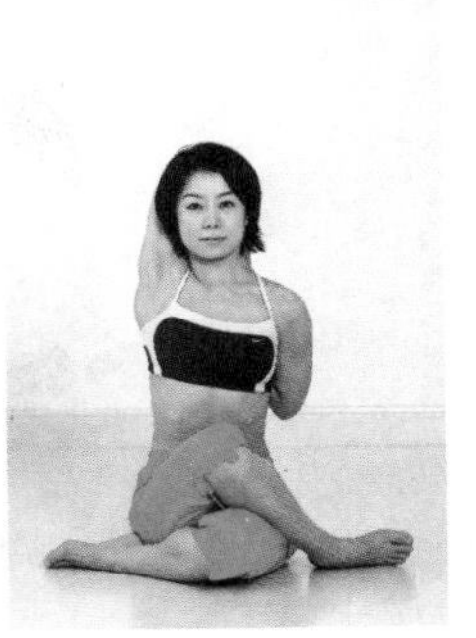
牛面式3（图8-22）

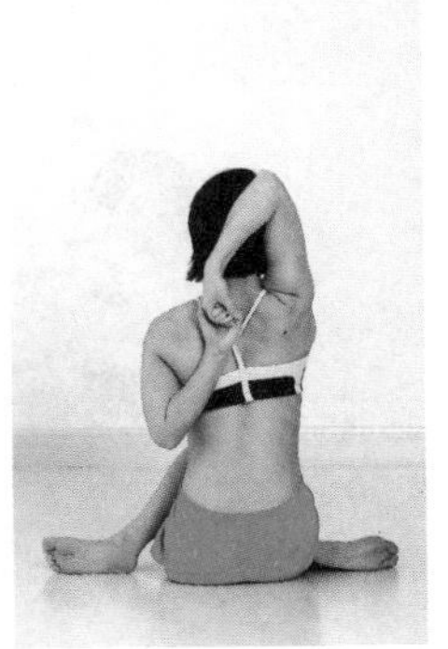
牛面式（背面）（图8-23）

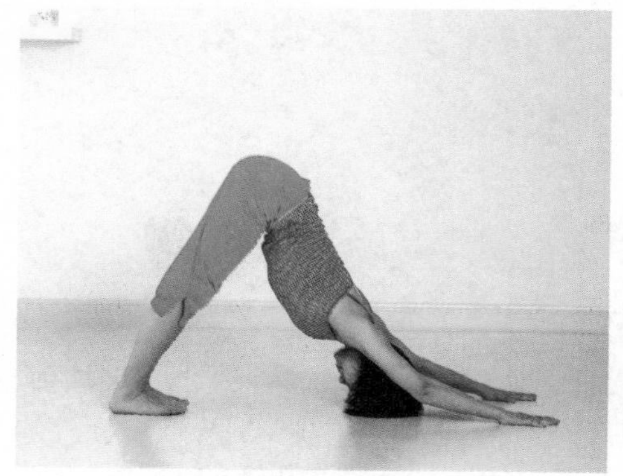

半鸽式1（图8-24）

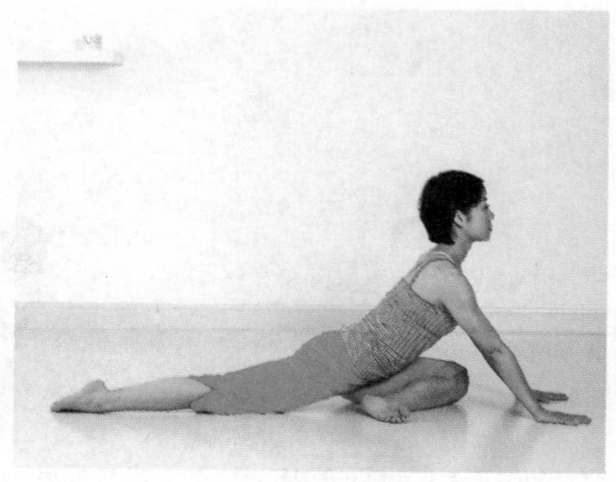

半鸽式2（图8-25）

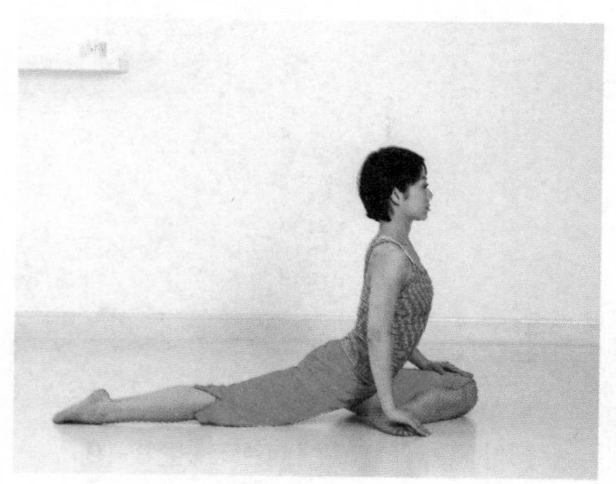

半鸽式3（图8-26）

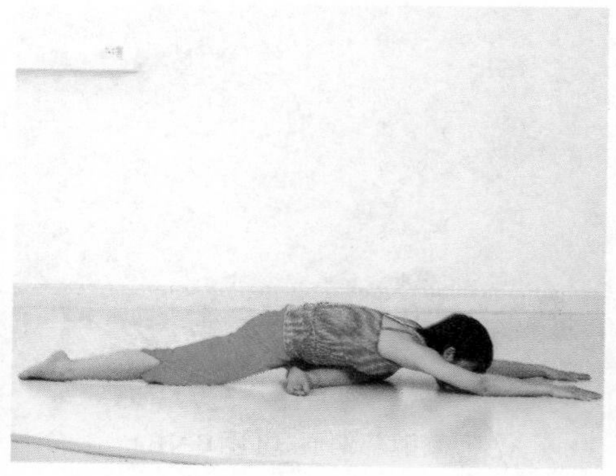

半鸽式5（图8-28）

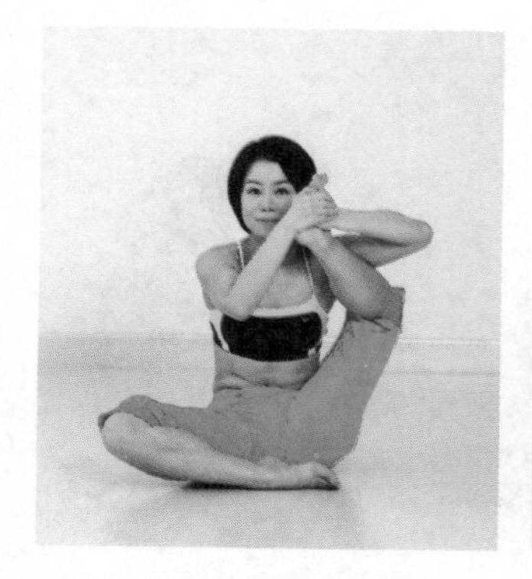

打电话式（图8-29）

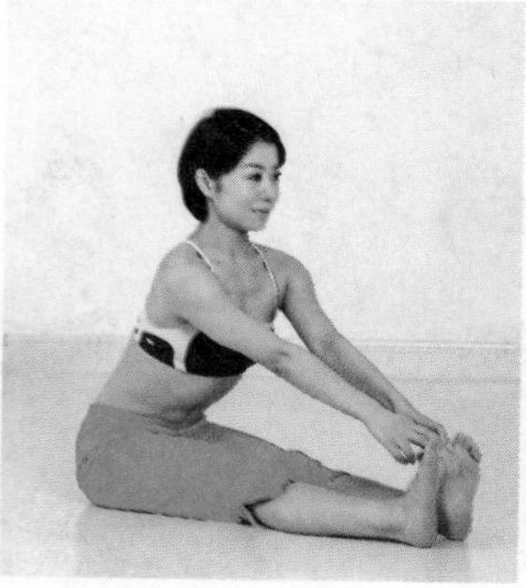

射手式1（图8-30）

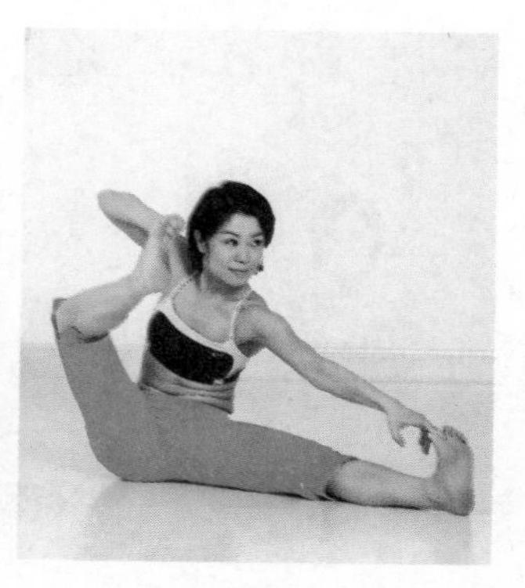

射手式2（图8-31）

附录5 生殖和泌尿系统的瑜伽实践

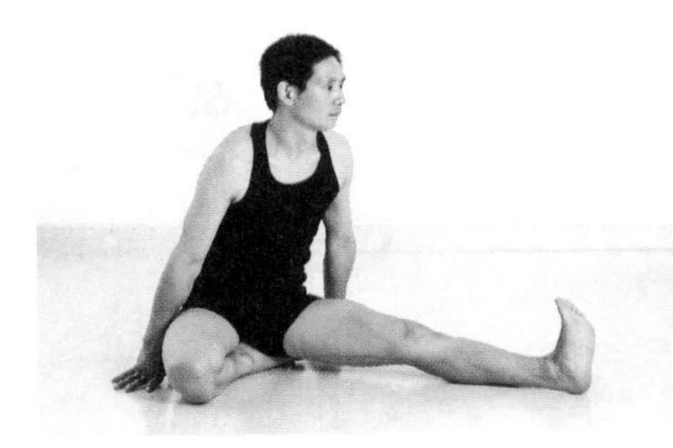

会阴部收束法1（图9–2）

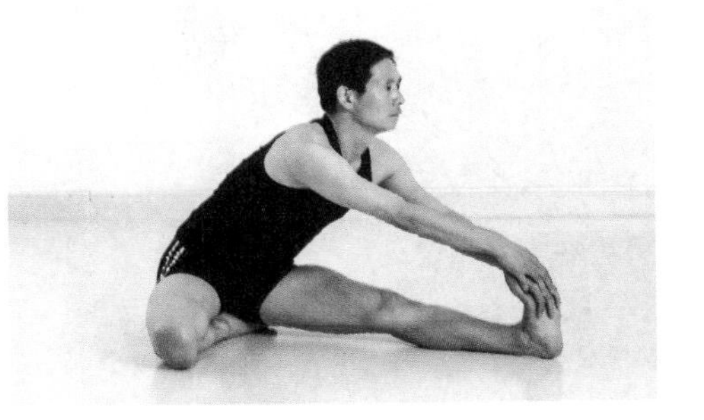

会阴部收束法2（图9–3）

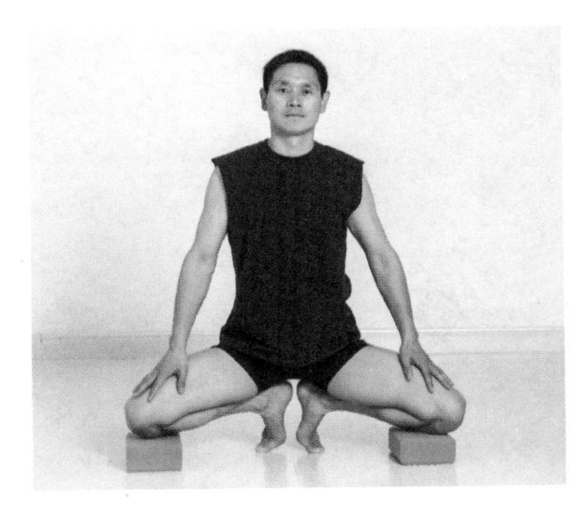

根式（图9–5）

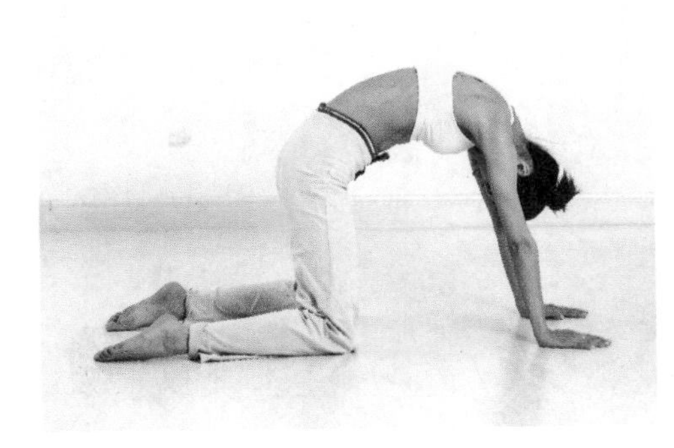

猫式1（图9–6）

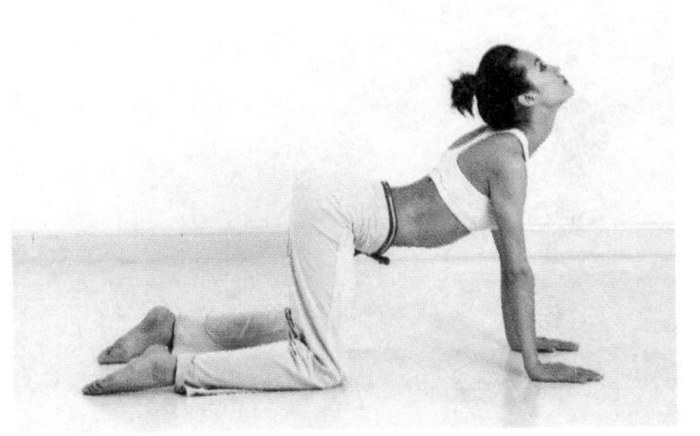

猫式2（图9–7）

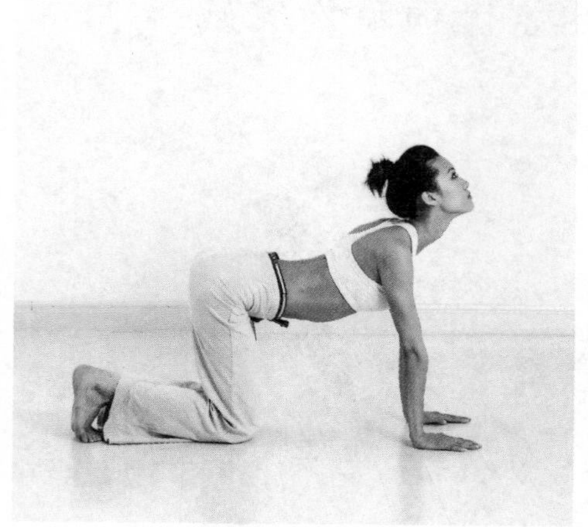

虎式1(图9–9)

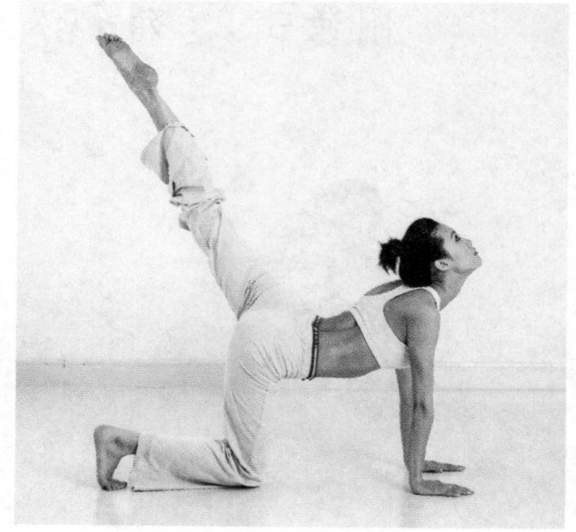

虎式2(图9–10)

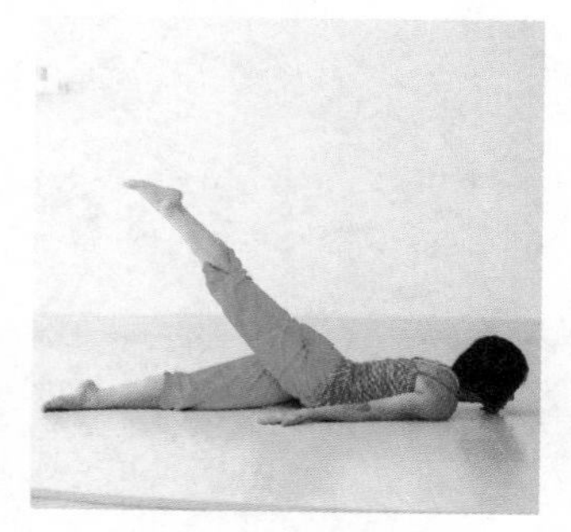

蝗虫式1(图9–11)

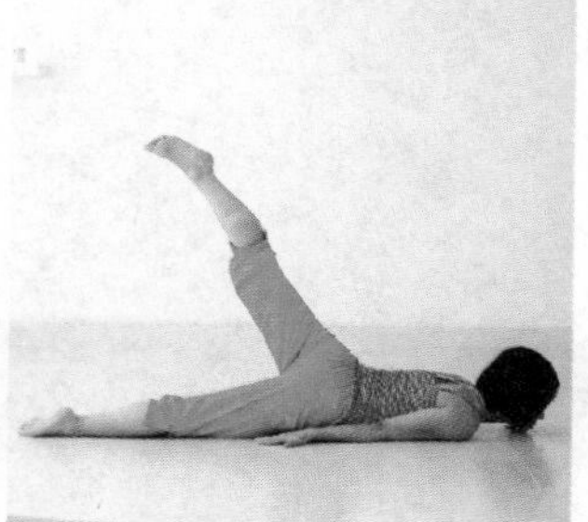

蝗虫式2(图9–12)

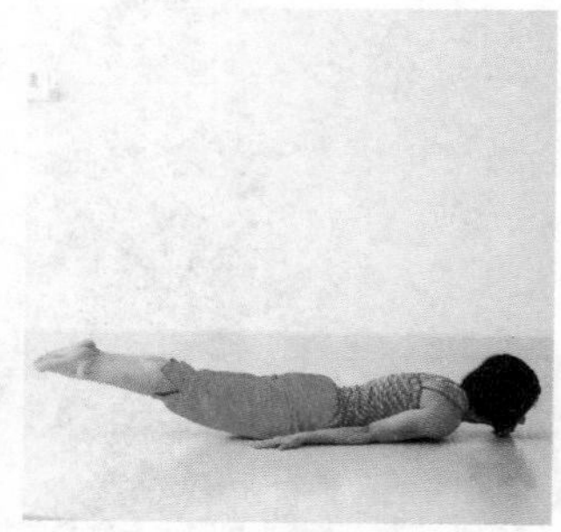

蝗虫式3(图9–13)

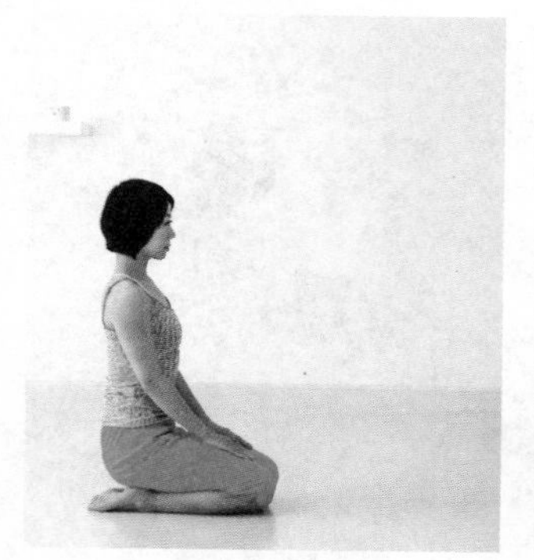

蛇击式1(图9–14)

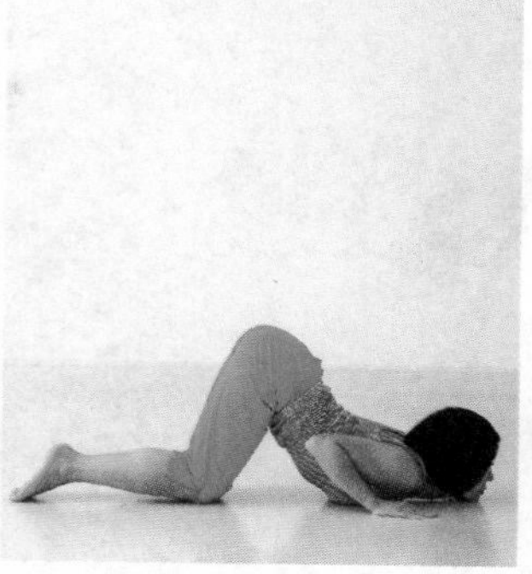

蛇击式2(图9–15)

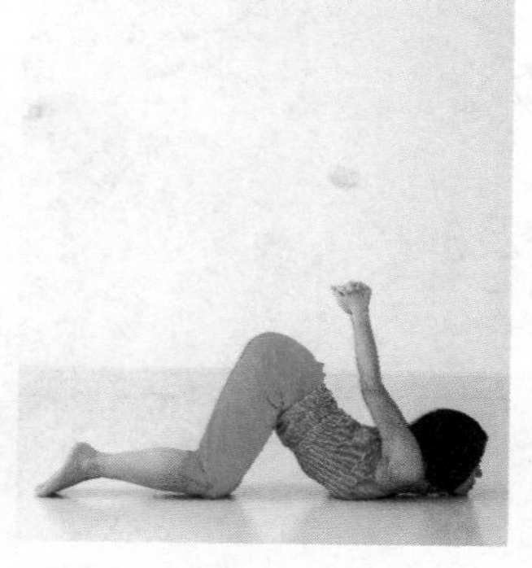

蛇击式3(图9–16)

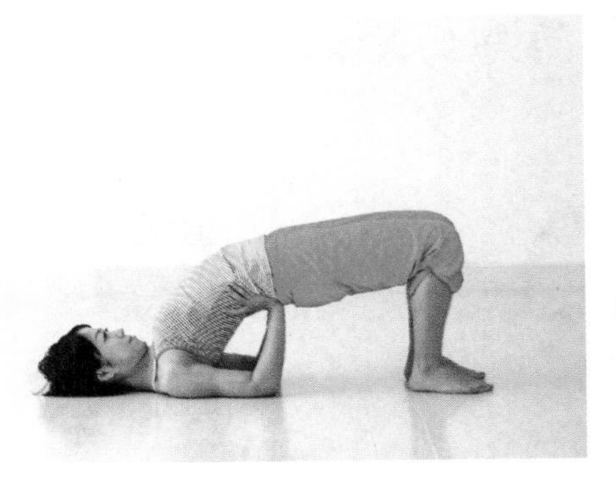

桥式1（图9–17）

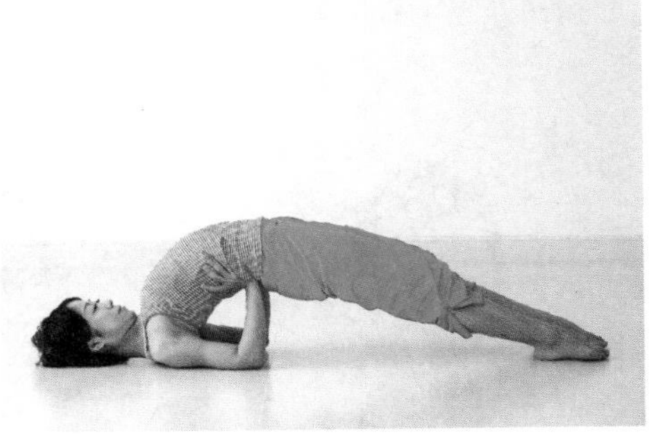

桥式2（图9–18）

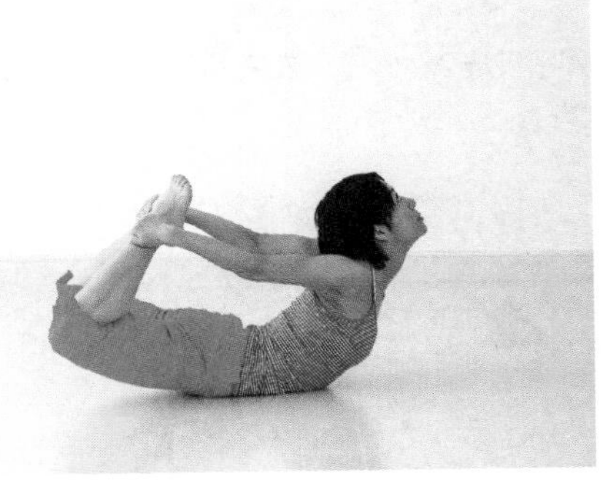

弓式的变化1（图9–19）

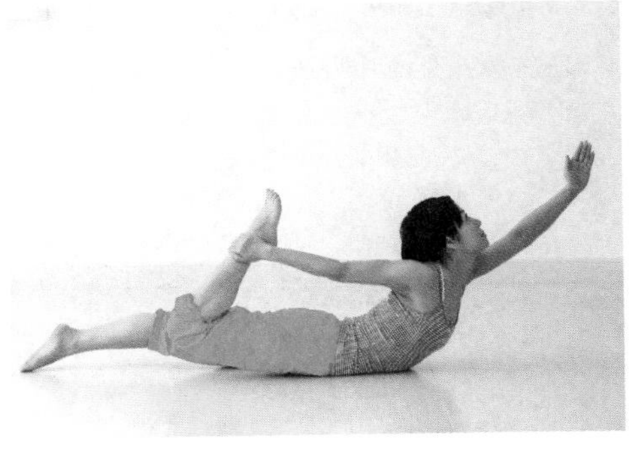

弓式的变化2（图9–20）

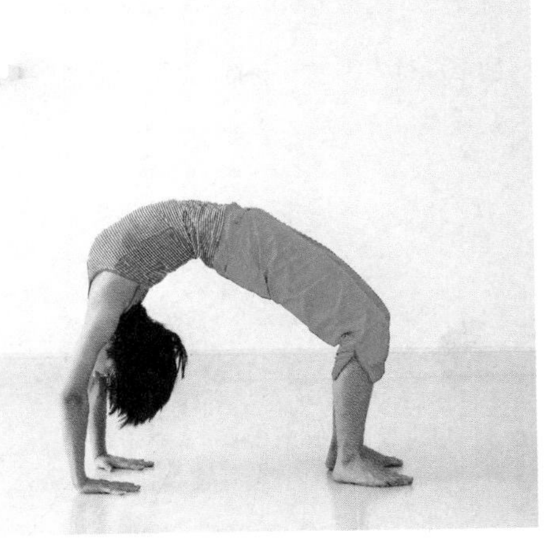

轮式1（图9–21）

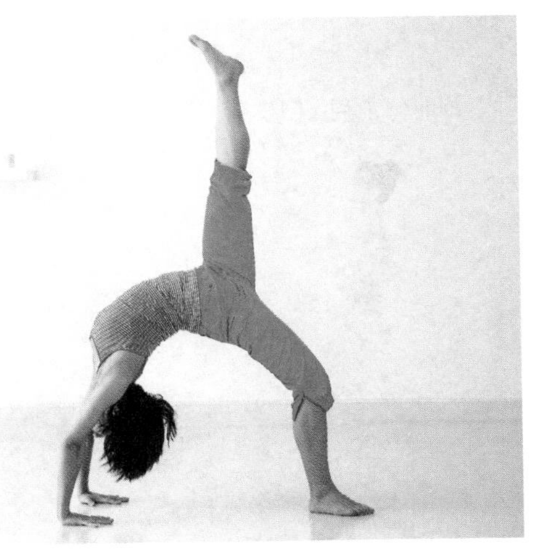

轮式2（图9–22）

附录6 心理情志问题的瑜伽实践

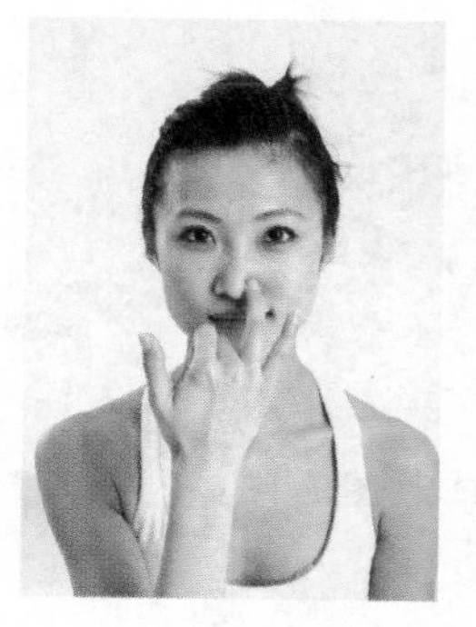
左右鼻孔交换呼吸法1
（图10–4）

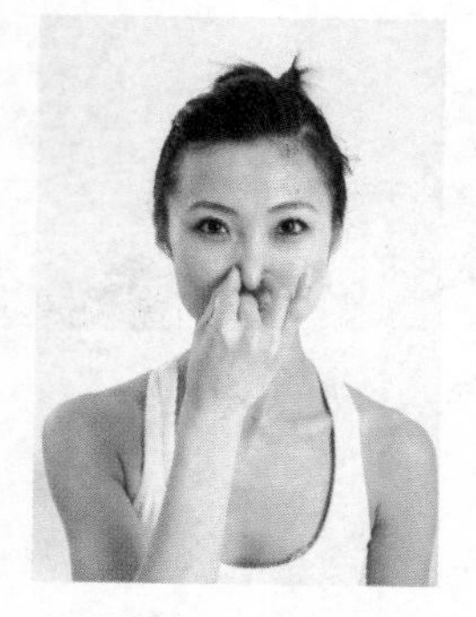
左右鼻孔交换呼吸法2
（图10–5）

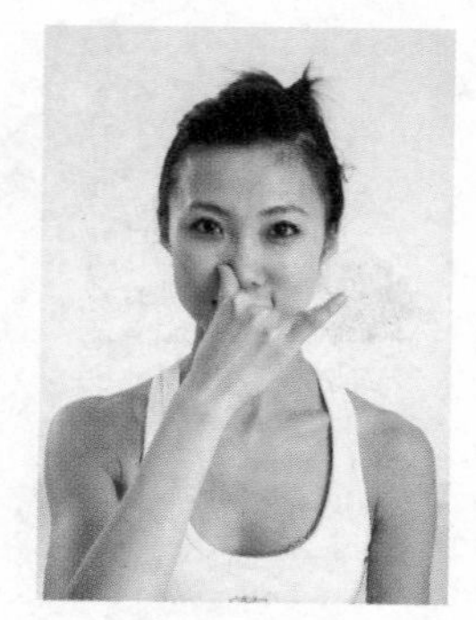
左右鼻孔交换呼吸法3
（图10–6）

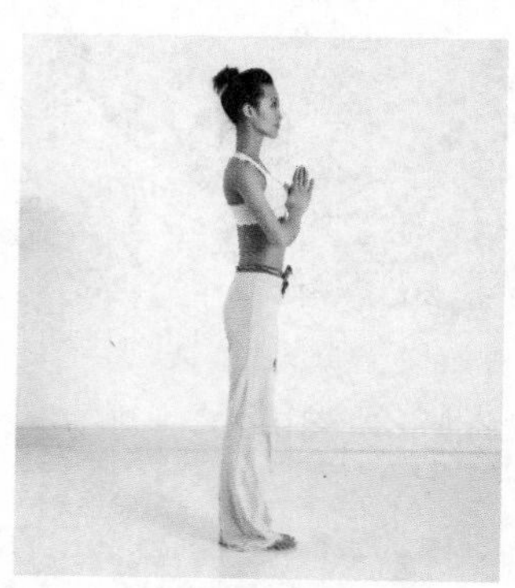
抱肘体前屈1（10–7）

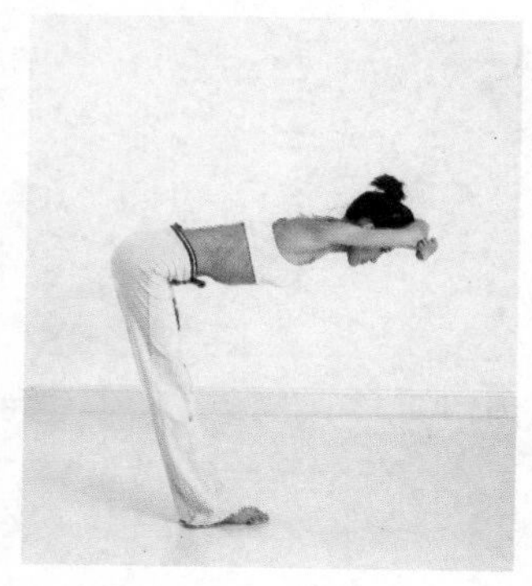
抱肘体前屈2（图10–8）

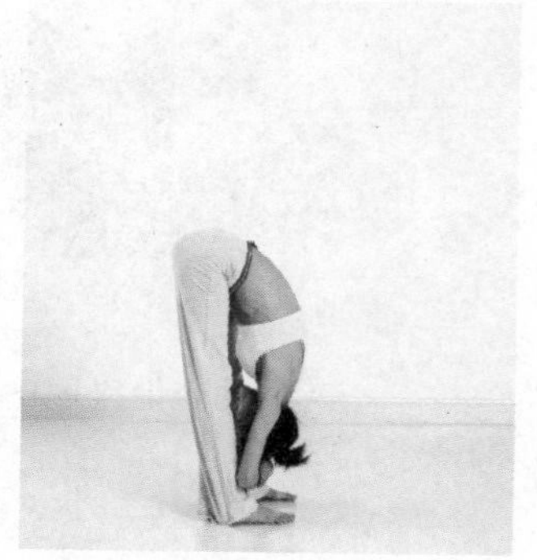
抱肘体前屈3（图10–9）

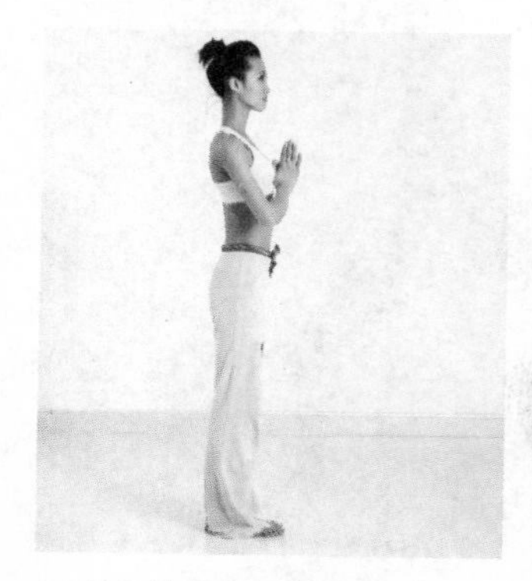
直立体前屈1（图10–11）

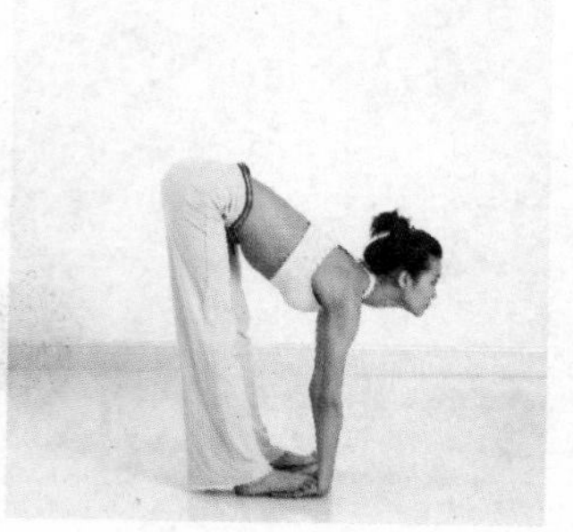
直立体前屈2（图10–12）

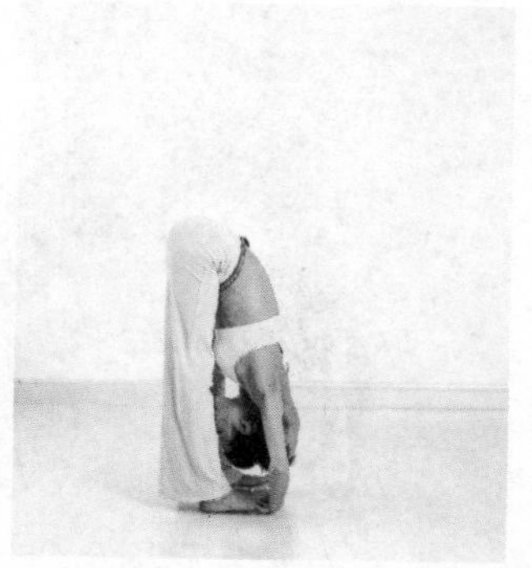
直立体前屈3（图10–13）

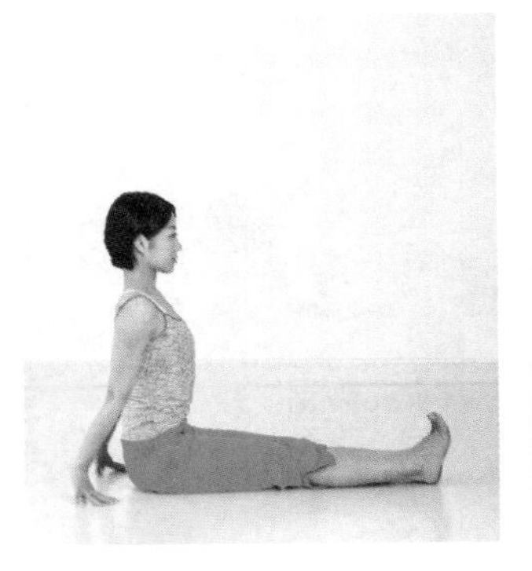
脊柱扭转式1（图10-14）

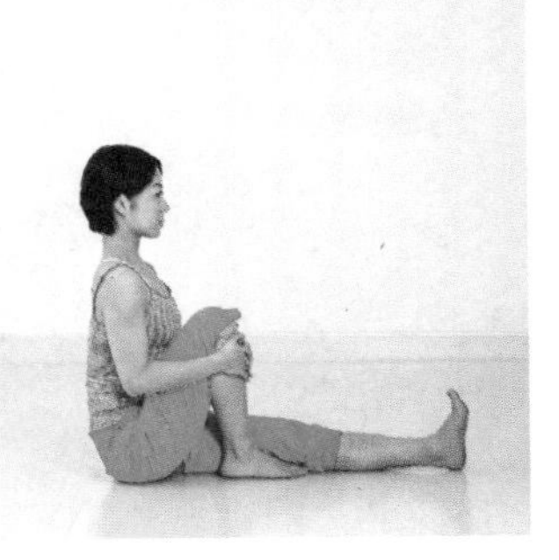
脊柱扭转式2（图10-15）

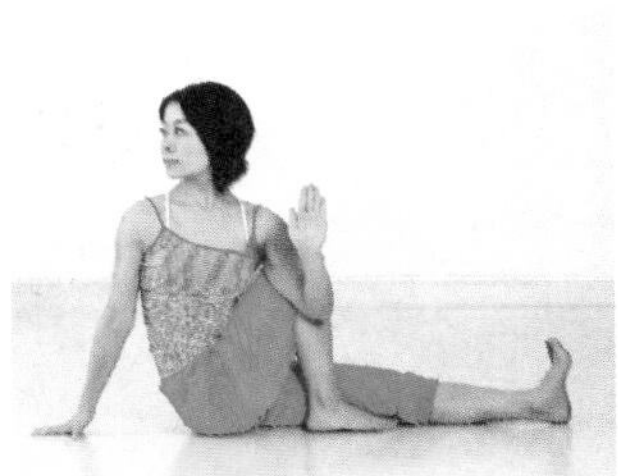
脊柱扭转式3（图10-16）

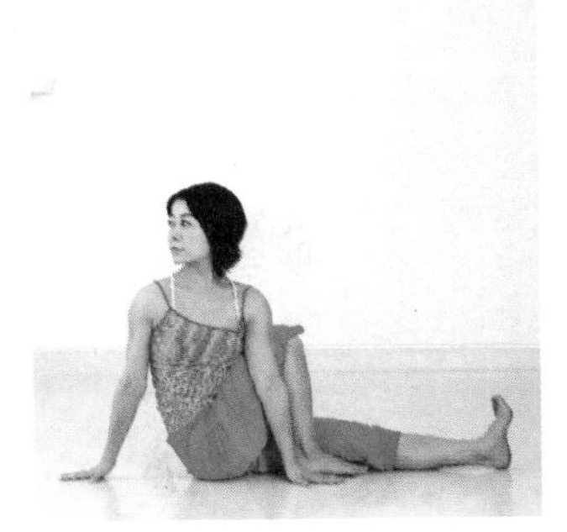
脊柱扭转式4（图10-17）

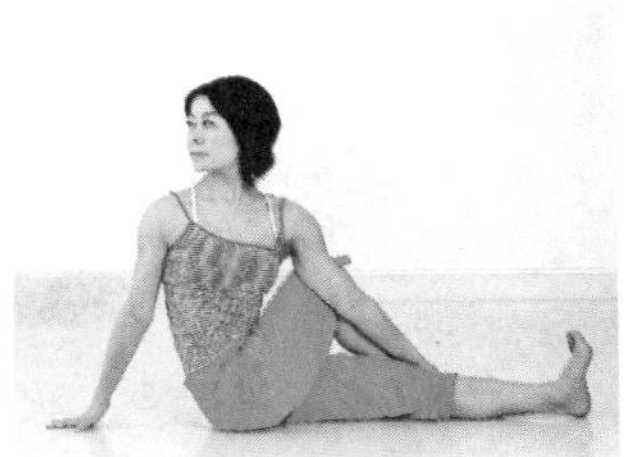
脊柱扭转式5（图10-18）

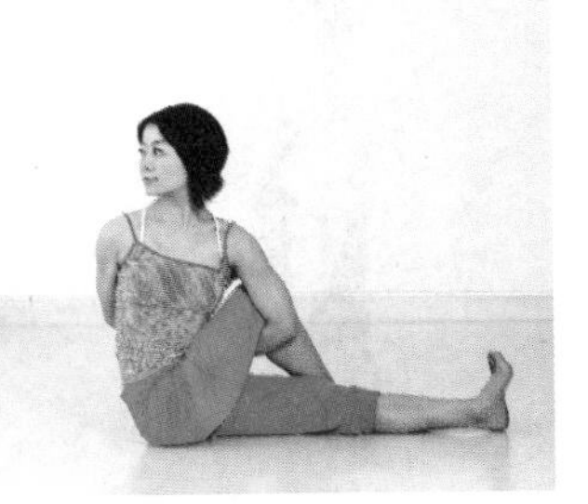
脊柱扭转式6（图10-19）

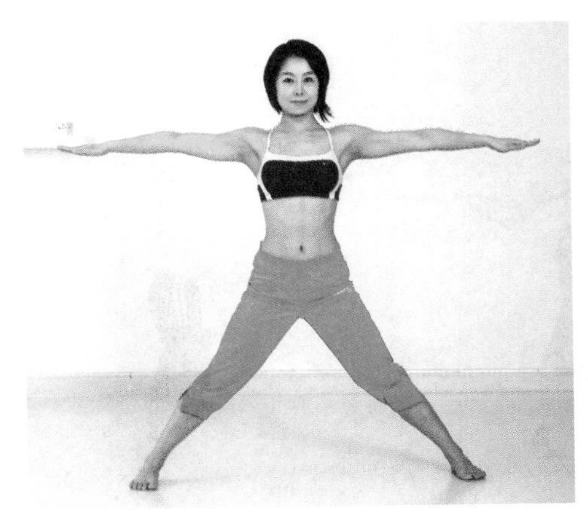
战士第一式1（图10-21）

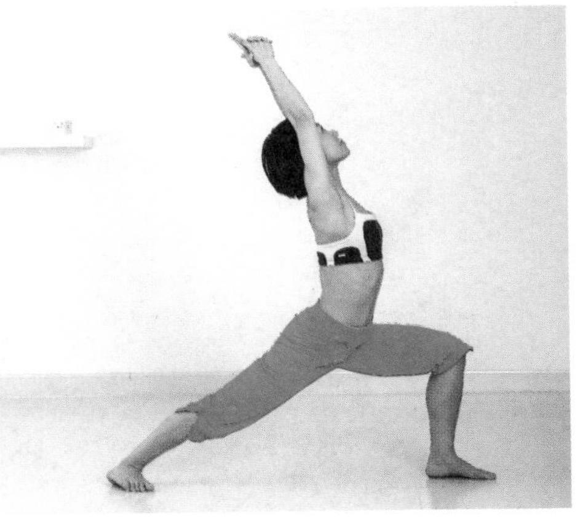
战士第一式2（图10-22）

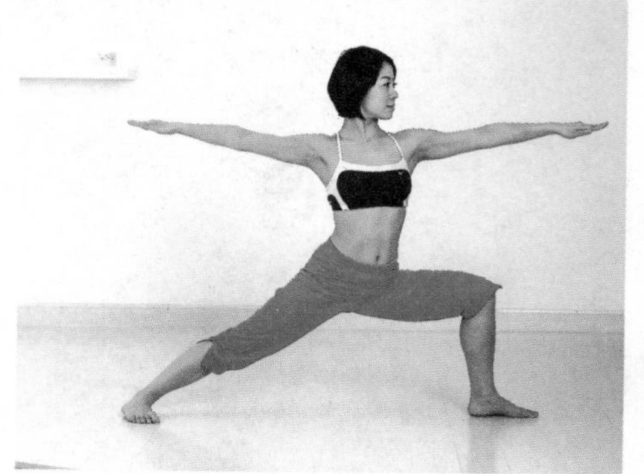

战士第二式（图10-23）

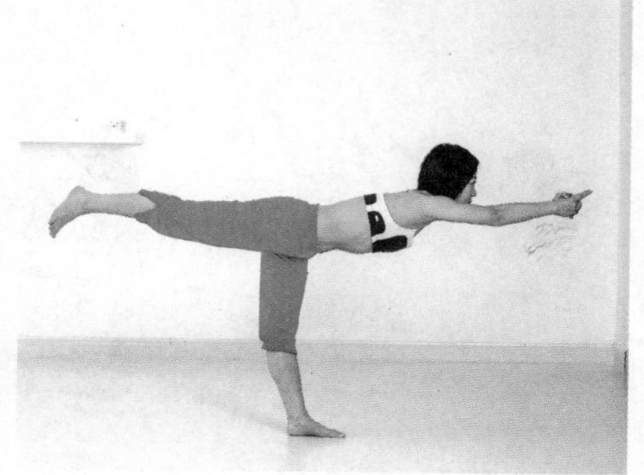

战士第三式（图10-24）

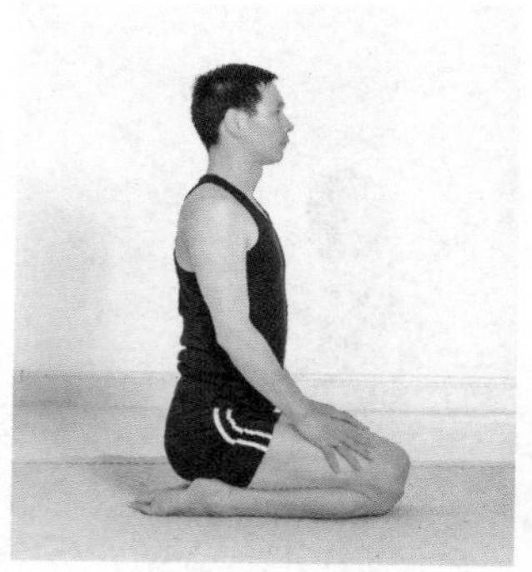

抱头倒立1（图10-25）

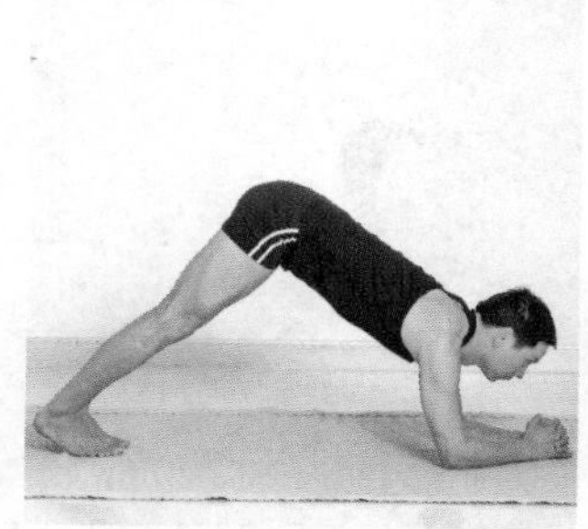

抱头倒立3（图10-27）

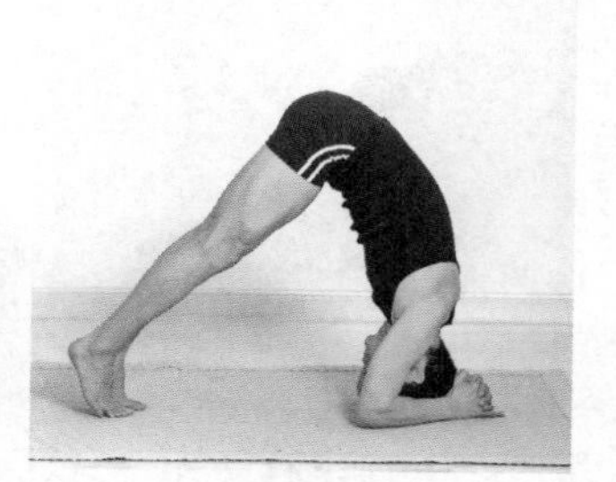

抱头倒立4（图10-28）

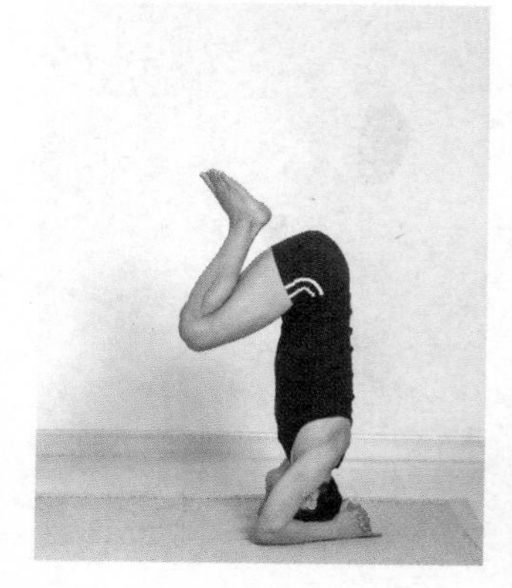

抱头倒立5（图10-29）

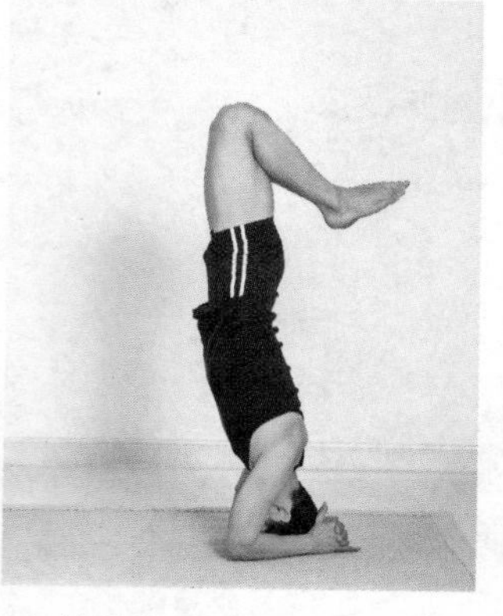

抱头倒立6（图10-30）

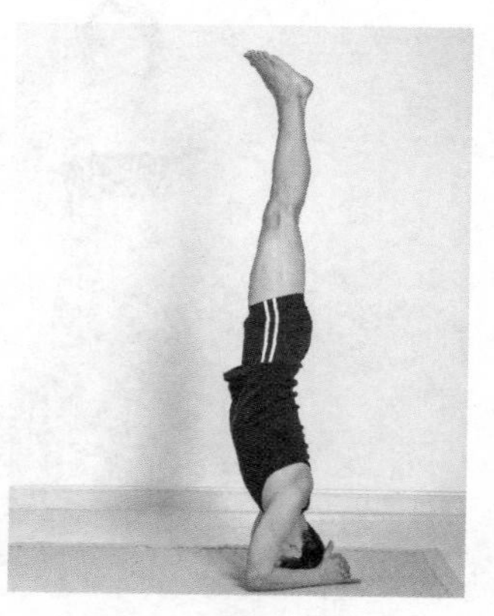

抱头倒立7（图10-31）